超声科
速查

主　编　张宇虹

副主编　马春燕　解丽梅

编　者（按姓氏笔画排序）

马春燕（中国医科大学附属第一医院）

王永槐（中国医科大学附属第一医院）

石莎莎（大连医科大学附属第二医院）

李　阳（大连医科大学附属第二医院）

李　潭（中国医科大学附属第一医院）

张　美（大连医科大学附属第二医院）

张宇虹（大连医科大学附属第二医院）

赵　丹（中国医科大学附属盛京医院）

姜　罗（中国医科大学附属盛京医院）

宣健媛（大连医科大学附属第二医院）

解丽梅　（沈阳安联妇婴医院）

人民卫生出版社

图书在版编目（CIP）数据

超声科速查/张宇虹主编．—北京：人民卫生出版社，2020

ISBN 978-7-117-29523-9

Ⅰ.①超… Ⅱ.①张… Ⅲ.①超声波诊断 Ⅳ.①R445.1

中国版本图书馆 CIP 数据核字（2020）第 074086 号

| 人卫智网 | **www.ipmph.com** | 医学教育、学术、考试、健康，购书智慧智能综合服务平台 |
| 人卫官网 | **www.pmph.com** | 人卫官方资讯发布平台 |

超声科速查

主　　编：张宇虹
出版发行：人民卫生出版社（中继线 010-59780011）
地　　址：北京市朝阳区潘家园南里 19 号
邮　　编：100021
E - mail：pmph @ pmph.com
购书热线：010-59787592　010-59787584　010-65264830
印　　刷：廊坊一二〇六印刷厂
经　　销：新华书店
开　　本：787 × 1092　1/32　印张：14
字　　数：254 千字
版　　次：2020 年 11 月第 1 版　2022 年 9 月第 1 版第 2 次印刷
标准书号：ISBN 978-7-117-29523-9
定　　价：88.00 元

打击盗版举报电话：010-59787491　E-mail：WQ @ pmph.com
质量问题联系电话：010-59787234　E-mail：zhiliang @ pmph.com

前　言

　　超声医学的飞速发展使其成为临床上重要的影像学检查方法之一，是目前应用最广泛的医学影像学检查手段。本书是一本超声医学的口袋书，具有携带方便、内容精炼实用，易于快速查阅、随时翻阅等特点。主要内容涵盖心脏、腹部、妇产、浅表脏器及血管超声，具体内容包括超声扫查方法及常用扫查切面、正常超声测值、相关急症超声诊断要点、经验分享及相关诊断标准。本书在编写过程中参考了国内外诸多超声专著、文献及最新指南，其中超声正常参考值和相关诊断标准主要依据中国医师协会超声医师分会和中华医学会超声医学分会编写的超声诊断指南以及权威的超声专著，力求准确性和权威性。由于篇幅限制，本书主要以急、危重疾病的超声诊断为主，并未包括常见病的超声诊断、介入超声及超声新技术等内容。在经验分享及相关诊断标准部分，总结了编者自身积累的或参考相关文献得出的关于超声诊断的注意事项、经验总结，甚至教训，与大家分享。其中还包括了相关疾病的诊断思路、超声诊断和鉴别诊断要点（包括部分疑难、罕见病）以及最新的诊断指南。本书可作为超声医生、超声专业的学生及相关临床医生的常备参考书。感谢大连医科大学附属第二医院、中国医科大学附属第一医院、中国医科大学附属盛京医院超声科的年轻医生、研究生们在本书编写过程中所做的贡献。为了进一步提高本书的质量，以供再版时修改，诚恳地希望各位读者、专家提出宝贵意见。

张宇虹

2020 年 8 月

目　录

第一章 心 脏

第一节 超声心动图常用扫查方法

超声心动图是利用超声的声波物理学特性，检查心脏和大血管的结构及功能的一种无创技术，是临床检测心血管疾病的首选检查方法。目前，超声心动图常用的扫查方法主要有三种：M 型超声、二维超声和多普勒超声。

一、M 型超声

M 型超声是在一条超声波束上成像的检查方法，显示组织结构的动态变化曲线。随着超声技术的发展，目前 M 型超声临床应用较少。但 M 型超声具有高时相分辨力的独特优势，可在某些心脏病诊断中提供一些重要信息，补充二维超声的不足，如主动脉瓣关闭不全时，观察舒张期主动脉瓣反流冲击二尖瓣前叶导致的高速颤动；肺动脉高压时，观察室间隔与左心室后壁的同向运动；二尖瓣狭窄时，观察二尖瓣前、后叶的同向运动；冠心病时，观察局部心肌的室壁运动；左心室流出道梗阻时，观察二尖瓣前叶的收缩期前向运动等。

二、二维超声

超声波在人体组织中会产生多种物理现象，主要为反射、折射和散射等。超声在人体组织中传播，如遇到界面时，可得到界面的反射回声和组织内部细微结构的散射回声。超声诊断主要是应用反射和折射原理显示体表和内部器官的表面形态，并利用散射原理显示组织内部细微结构。

二维超声将回声信号显示为图像辉度，观察组织和病变的解剖结构、空间关系和毗邻关系，并评价功能。二维超声是超声诊断的基础，也是超声最重要的检查方法。

三、多普勒超声

多普勒超声技术是应用超声波的多普勒效应评价心脏及大血管内结构运动的技术，一般分为两大类：第一类为血流多普勒成像，包括彩色多普勒血流成像和频谱多普勒血流成像，频谱多普勒血流成像又包括脉冲波多普勒和连续波多普勒；第二类为组织多普勒成像，包括彩色组织多普勒成像和脉冲波组织多普勒成像。血流多普勒成像主要应用于血流动力学检测，而组织多普勒成像主要应用于心肌组织运动检测。

（一）血流多普勒成像

1. 彩色多普勒血流成像　彩色多普勒血流成像能直观地显示血流的方向、速度、性质、时相和走行等，对血流的空间定位能力强。彩色多普勒血流成像的临床应用范围很广，可识别某些疾病特征性的血流改变，包括血流来源、方向、走行及与周围结构的相互关系等。

2. 频谱多普勒血流成像　频谱多普勒为血流动力学定量诊断的首选方法。

临床超声诊断常用脉冲波多普勒（pulse wave Doppler，PW）和连续波多普勒（continuous wave Doppler，CW）两种。

脉冲波多普勒：由同一换能器间断发射短瞬高频超声，发射一定时间后，接收回波的频移大小及方向。可以通过选择性的时间延迟，接收来自人体不同深度的某一区域超声反射信号，对靶目标定位，这种定位探查的能力称为距离选通，对于血流的定位诊断具有十分重要的意义，但不可检测高速血流。

连续波多普勒：换能器的晶片分为两部分，一部分晶片持续发射高频超声，其余部分晶片持续接收回波信号，记录超声束内所有回波信号的频移。脉冲重复频率（pulse repetition frequency，PRF）是指每秒钟超声脉冲群发射的次数。理论上连续波多普勒 PRF 为无限大，在进行频谱显示时，不受血流速度的限制，可检测高速血流。同时，由于沿超声束内所有回波信号均被记录下来，无法确定声束内回波信号的位置，无距离选通功能，因而不能用于定位诊断。

脉冲波多普勒和连续波多普勒技术互相补充，两者灵活地结合，既可测量高速血流，又可对其定位。

（二）组织多普勒成像

1. 彩色组织多普勒成像 在彩色组织多普勒成像中，将组织运动速度编码为不同的颜色，并将组织运动的彩色多普勒信号重叠在二维灰阶图像上。因而，彩色组织多普勒成像可以有效直观地显示心肌组织运动的方向与速度，来评价局部心肌运动。

2. 脉冲波组织多普勒成像 在脉冲波组织多普勒成像中，横轴代表时间，纵轴代表速度，在某一时刻的频谱宽度代表了取样容积内所有组织运动速度的瞬时空间分布。因而，脉冲波组织多普勒成像可准确测量取样容积内的组织运动速度。

四、经验分享及相关诊断标准

1. M型超声虽然临床应用较少，但有高时相分辨力的独特优势，应与二维超声补充使用。

2. 超声伪像在临床工作中不可避免，且十分常见。应准确识别二维超声及多普勒超声伪像，并积极克服伪像干扰，避免因伪像引起的误诊及漏诊。

3. 组织多普勒成像存在角度依赖性，且评价局部心肌功能时，易受邻近心肌组织牵拉的影响。目前临床主要用于检测二尖瓣环及三尖瓣环的运动速度，以评价左心室整体舒张功能和右心室收缩功能。

第二节 超声心动图常用扫查切面

心脏位于胸腔内，从体表探测心脏结构时易受到多种器官和组织的影响，如胸骨、肋骨和肺等。因而，需要选择特定的体表或体内探测部位，避开这些结构的干扰，以获得清晰的心脏超声图像。心脏是一个立体的结构，为统一标准及方便交流，需要通过常用的心脏超声标准切面来观察及测量心脏内部结构。

一、常用探测部位

常用超声心动图探测部位包括胸骨旁、心尖、剑突下、胸骨上窝、胸骨右旁和食管内，其中前四种为临床常用探测部位，见图 1-1。

通常在患者左侧卧位获得胸骨旁和心尖图像，平卧位时获得剑突下和胸骨上窝图像。

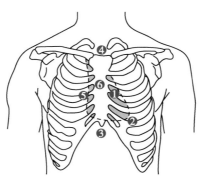

图 1-1　常用超声心动图探测部位

①胸骨旁；②心尖；③剑突下；④胸骨上窝；⑤胸骨右旁；⑥食管内

二、M 型超声

目前临床应用较少，一般在二维超声指导下进行。

M型超声曲线图常在二维超声胸骨旁左心室长轴切面的基础上获得,主要观察心腔内径、室壁厚度及室壁运动情况;二尖瓣前后叶开放和关闭的形态和幅度;主动脉瓣开放和关闭的形态和幅度;升主动脉内径和主动脉壁运动幅度等,见图1-2。

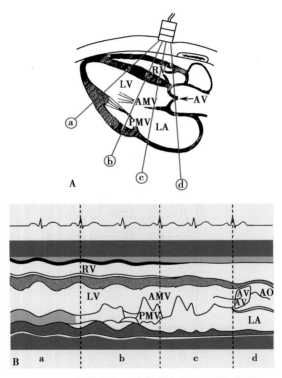

图 1-2 胸骨旁左心室长轴切面 M 型曲线图

A. 二维超声引导下 M 型取样线示意图;B. M 型曲线;
RV:右心室;LA:左心房;LV:左心室;AMV:二尖瓣前叶;PMV:二尖瓣后叶;AV:主动脉瓣;AO:主动脉

三、二维超声

常用二维心脏超声切面主要分为长轴、短轴和四腔切面。长轴代表心脏的矢状面，短轴代表横断面，四腔代表冠状面，三个切面相互垂直，见图 1-3。

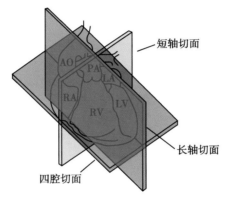

图 1-3　心脏长轴、短轴和四腔切面
RA：右心房；RV：右心室；LA：左心房；LV：左心室；
AO：主动脉；PA：肺动脉

二维心脏超声的常用扫查切面如下：①胸骨旁探测部位：可探测长轴和短轴切面。长轴切面主要包括左心室长轴切面、右心室流入道长轴切面和右心室流出道长轴切面；短轴切面包括大动脉短轴切面、二尖瓣水平左心室短轴切面、乳头肌水平左心室短轴切面和心尖水平左心室短轴切面。②心尖探测部位：四腔心切面、二腔心切面、心尖长轴切面和五腔心切面。③剑突下探测部位：四腔心切面、右心室流出道长轴切面、下腔静脉长轴切面和双心房切面等。④胸骨上窝探测部位：主动脉弓长轴切面、主动脉弓短轴切面和上腔静脉长轴切面等，见图1-4～图1-8。

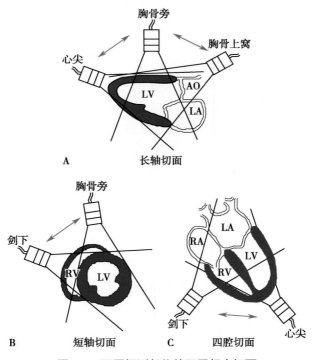

图 1-4 不同探测部位的不同超声切面
A．长轴切面；B．短轴切面；C．四腔切面；RA：右心房；
RV：右心室；LA：左心房；LV：左心室；AO：主动脉

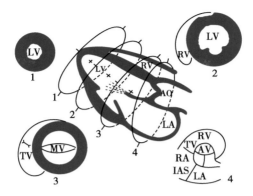

图 1-5　胸骨旁左心室长轴和短轴切面示意图

RA：右心房；RV：右心室；LA：左心房；LV：左心室；
MV：二尖瓣；AV：主动脉瓣；TV：三尖瓣；AO：主动脉；
IAS：房间隔

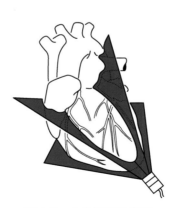

图 1-6　心尖切面示意图

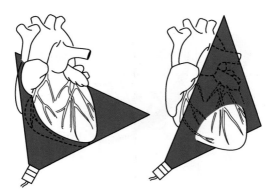

图 1-7　剑突下切面示意图

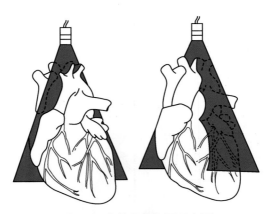

图 1-8　胸骨上窝切面示意图

四、多普勒超声

（一）血流多普勒成像

1. 彩色多普勒血流成像　彩色多普勒血流成像主要包括以下分析内容，见图 1-9。

（1）血流时相：结合同步心电图，判断血流出现在收缩期、舒张期或全心动周期。

（2）血流方向：通常朝向探头的血流显示为红色，背离探头的血流显示为蓝色。

（3）血流速度：用红蓝两种颜色的亮度表示速度大小，速度越快，颜色越鲜亮。

（4）血流离散度：可探测血流状态，如为层流，则色彩单纯；如果血流离散度极大，如高速射流或狭窄后管腔内的血流，可出现五彩镶嵌的图像。同时，可判断血流的紊乱程度。根据三原色原理，红色加绿色为黄色，蓝色加绿色为青色，因此朝向探头的紊乱血流显示为黄色，而背离探头的紊乱血流显示为青色，紊乱程度越重颜色越亮。

（5）血流范围：可以显示血流的起始、走行、面积等，有助于判断分流和反流，并半定量判断反流程度，并能显示管腔界限和血栓轮廓等。

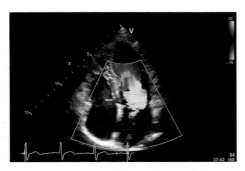

图 1-9　二尖瓣彩色多普勒血流成像图

2.频谱多普勒血流成像　频谱多普勒血流成像主要包括以下分析内容,见图 1-10。

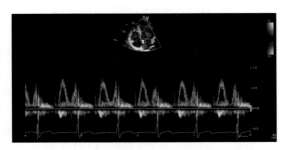

图 1-10　二尖瓣血流脉冲波多普勒频谱图

(1)频移的方向:频谱图中央是基线,又称为零线。通常在基线上方的多普勒频移(f_d)为正值,表示朝向探头的血流,基线下方为负值,表示背向探头的血流。

(2)频移的时相:以横坐标表示,配合同步心电图显示,区分收缩期和舒张期。

(3)频移的速度:以纵坐标的数值表示,代表血流速度。包括最大收缩期速度、最大舒张期速度和平均速度。

(4)频谱的形态:指单峰、双峰或三峰等。

(5)频谱离散度:频谱离散度指某一瞬间频谱曲线在纵坐标上的宽度,它代表某一特定时间取样容积或探查声束内红细胞速度分布范围。如果速度分布范围大,频谱就增宽,反之,频谱就变窄。正确识别频谱性质,有助于判断血流性质。

(6)频谱辉度:代表某一特定时间取样容积或

探查声束内相同速度红细胞的多少。频谱辉度越大，表示速度相同的红细胞数量越多，反之亦然。对于连续波多普勒频谱，由于它接收取样线上所有红细胞的信息，因此频谱呈充填状。

（二）组织多普勒成像

1. 彩色组织多普勒成像　彩色组织多普勒成像主要包括以下分析内容，见图1-11。

（1）心肌运动方向：通常朝向探头运动的心肌显示为红色，背离探头运动的心肌显示为蓝色。

（2）心肌运动速度：用红蓝两种颜色的亮度表示速度大小，速度越快，颜色越鲜亮。

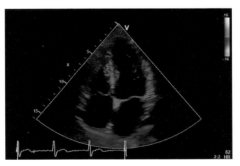

图1-11　心尖四腔心切面彩色组织多普勒成像图

2. 脉冲波组织多普勒成像　脉冲波组织多普勒成像主要包括以下分析内容，见图1-12。

（1）频移的方向：频谱图中央是基线，又称为零线。通常在基线上方的 f_d 为正值，表示心肌运动朝向探头，基线下方为负值，表示心肌运动背离探头。

（2）频移的时相：以横坐标表示，配合同步心电图区分等容收缩期、射血期、等容舒张期、舒张早期和舒张晚期。

（3）频移的速度：以纵坐标的数值表示，代表心肌组织运动的瞬时速度。包括等容收缩期速度、射血期速度、等容舒张期速度、舒张早期速度和舒张晚期速度。

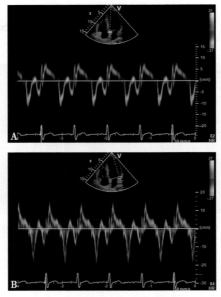

图 1-12 二尖瓣环脉冲波组织多普勒成像图

A. 二尖瓣环室间隔部位脉冲波组织多普勒成像图；B. 二尖瓣环侧壁部位脉冲波组织多普勒成像图

五、经验分享及相关诊断标准

1．心脏是一个立体结构，可以通过不同的探测部位，运用不同的切面，从不同的角度观察同一心脏结构。应合理应用标准切面及非标准切面，充分考虑超声束与心脏结构之间的角度关系，寻求最佳切面探查。

2．超声心动图检查常以左侧卧位左心室长轴切面探查开始，而后顺时针旋转探头 90°显示左心室短轴切面，之后探头置于心尖部显示心尖部切面，最后平卧位分别探查剑突下切面及胸骨上窝切面。

3．心脏位置受呼吸和体位影响，个体间心脏位置差异亦较大。探头位置应因人而异，肥胖体型的人，探头位置略偏上；瘦长体型的人，探头位置略偏下。

4．左心室长轴切面上主要观察心脏大小及形态、室间隔和左室后壁心肌厚度及运动情况、二尖瓣和主动脉瓣形态、主动脉前壁与室间隔的连续性、主动脉后壁与二尖瓣前叶连续性、冠状静脉窦等。该切面是心腔及主动脉定量测量的主要切面。

5．大动脉短轴切面主要观察右心室流出道有无增宽或狭窄、肺动脉瓣和三尖瓣形态及活动情况、主肺动脉及其分支有无增宽或狭窄、动脉导管位有无大动脉水平分流、室间隔有无室水平分流、房间隔有无房水平分流、主动脉瓣形态及活动情况、冠状动脉有无增宽或者局限性扩张等。该切面是诊断常见先天性心脏病（如房间隔缺损、室间隔缺损、动脉导管未闭和肺动脉瓣狭窄等）和主动脉瓣病变必不可少的切面之一。

6. 当大动脉短轴切面显示远场的肺动脉分叉部困难时，可以通过调整体位或者上移探头等方法辅助显示。

7. 大动脉短轴切面需要右上倾斜探头，探头平面与左腰 - 右肩平面平行，此时图像的左右方位与解剖一致，但上下位置已颠倒，在超声描述肺动脉瓣上或者瓣下时应注意。如肺动脉分叉在图像上显示在肺动脉瓣的下方，位于肺动脉瓣血流动力学的下游，但解剖方位上属于瓣上；而右室流出道在图像上显示在肺动脉瓣的上方，位于肺动脉瓣血流动力学的上游，但解剖方位上属于瓣下。

8. 探测左心室短轴切面时，应保持超声束垂直于左心室腔，而不是垂直于胸壁，尽可能使左心室的短轴切面呈圆形，防止高估或者低估局部心肌厚度，避免心肌节段性运动异常的误诊。

9. 心尖切面主要观察二尖瓣和三尖瓣的形态及有无反流、室壁运动有无异常、肺静脉连接是否正常、房室连接是否正常等。

10. 对于瘦小体型的患者，肋间隙较窄，在探测心尖四腔心切面时，向上倾斜的声束透过肋间隙时容易被阻断，此时可以向内侧移动探头，采用胸骨旁四腔心切面继续探测。

11. 在胸骨旁四腔心切面上，超声束与房间隔和室间隔有一定的角度，在诊断房间隔缺损和室间隔缺损时,具有重要的价值。

12．剑突下扫查可以避开肺组织的遮挡以及肋间隙的限制,对于小儿患者,剑突下是诊断先天性心脏病的重要扫查部位。此外,剑突下切面也是诊断房间隔缺损必不可少的切面。但剑突下切面常处于超声束的远场,需要通过吸气动作配合检查。

13．胸骨上窝切面主要观察主动脉有无缩窄、有无动脉导管未闭、上腔静脉有无增宽、主动脉弓旁有无异常管道(排除左位上腔静脉和肺静脉畸形引流)和主动脉夹层等。

第三节　超声心动图测量方法及其正常值

个体之间心脏位置及结构存在很大的差异,因而,除了标准的心脏超声切面以外,还需要标准化的测量方法,包括 M 型超声、二维超声和多普勒超声。

一、M 型超声

目前,心腔定量测量主要采用二维超声,M 型超声已较少使用。部分 M 型超声是在二维超声切面的基础转换而成,如胸骨旁左心室长轴切面与由此转换的 M 型超声。因而,M 型超声也可以测量右心室前壁厚度、右心室前后径、室间隔厚度、左心室内径、左心室后壁厚度和下腔静脉内径等,且其正常参考值与二维超声是一致的。对于瓣膜的细微运动和主动脉壁的观察，M 型超声比二维超声更具优势，见图 1-13。

部分心脏结构与 M 型取样线垂直或者存在角度，如心房横径、主肺动脉横径及冠状静脉窦内径等，M 型超声无法测量，需要应用二维超声切面准确测量。

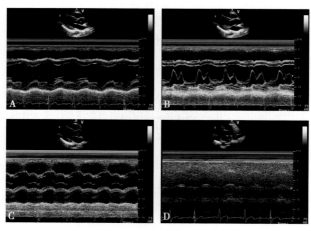

图 1-13 M 型超声曲线

A. 心腔定量测量 M 型曲线；B. 二尖瓣运动 M 型曲线；C. 主动脉瓣运动 M 型曲线；D. 主动脉壁 M 型曲线

二、二维超声

（一）测量方法

1. 左心室 主要在胸骨旁左心室长轴切面测量，测量参数包括左心室内径及室壁厚度。

左心室舒张末期内径（left ventricular end-diastolic

diameter，LVEDD）、室间隔厚度（interventricular septal thickness，IVS）和左心室后壁厚度（posterior wall thickness，PW）在舒张末期二尖瓣腱索水平测量，见图1-14A。

左心室收缩末期内径（left ventricular end-systolic diameter，LVESD）在收缩末期二尖瓣腱索水平测量，见图1-14B。

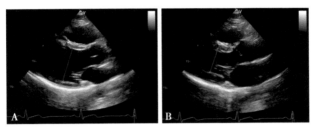

图1-14　左心室内径及室壁厚度测量方法

A. 室间隔厚度（1号标注线）、左心室舒张末径（2号标注线）和左心室后壁厚度（3号标注线）测量方法；B. 左心室收缩末期内径测量方法

左心室流出道内径（left ventricular outflow tract diameter，LVOT）在舒张末期距主动脉瓣下1cm处测量，见图1-15。

2．左心房　主要在胸骨旁左心室长轴和心尖切面测量，测量参数包括左心房内径及容积。

左心房前后径（left atrial anteroposterior diameter，LA-ap）在胸骨旁左心室长轴切面收缩末期测量，为从主动脉后壁到左心房后壁的距离，需垂直于主动脉后壁，见图1-16A。

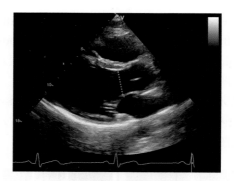

图 1-15　左心室流出道内径测量方法

左心房长径（left atrial long-axis length，LA-l）在心尖四腔心切面收缩末期测量，为从二尖瓣环平面中点到左心房顶的距离，无需垂直于二尖瓣环平面，见图 1-16B。

左心房横径（left atrial transverse diameter，LA-t）在心尖四腔心切面收缩末期测量，为从房间隔中点到左心房侧壁的距离，需垂直于左心房长径，见图 1-16B。

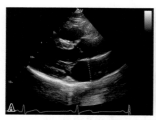 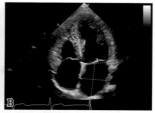

图 1-16　左心房内径测量方法

A．左心房前后径测量方法；B．左心房长径（2 号标注线）和左心房横径（3 号标注线）测量方法，1 号标注线为瓣环平面标注线左心房容积（left atrial volume，LAV）在心尖四腔心及二腔心切面收缩末期采用双平面 Simpson 法测量，见图 1-17。

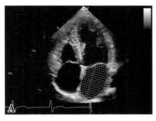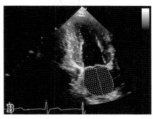

图 1-17　左心房容积测量方法

A. 心尖四腔心切面；B. 心尖二腔心切面

3．右心室　主要测量参数包括右心室内径及室壁厚度。

右心室前后径（right ventricular anteroposterior diameter，RV-ap）在胸骨旁左心室长轴切面舒张末期测量，见图 1-18A。

右心室长径（right ventricular long-axis diameter，RV-1）、右心室中部横径（right ventricular middle diameter，RV-m）及右心室基底部横径（right ventricular basal diameter，RV-b）在聚焦右心室的心尖四腔心切面舒张末期测量，见图 1-18B。

右心室前壁厚度（right ventricular anterior wall thickness，RV-aw）在胸骨旁左心室长轴切面舒张末期测量，见图 1-19A。

右心室游离壁厚度（right ventricular free wall thickness，RV-fw）在剑突下切面舒张末期三尖瓣腱索水平测量，见图 1-19B。

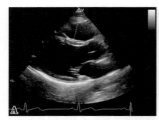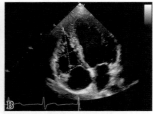

图 1-18 右心室内径测量方法

A. 右心室前后径测量方法；B. 右心室基底部横径（1 号标注线）、右心室中部横径（2 号标注线）和右心室长径（3 号标注线）测量方法

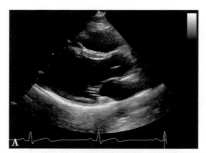

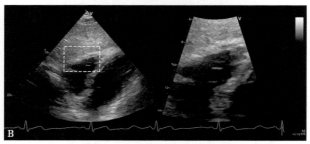

图 1-19 右心室心肌厚度测量方法

A. 右心室前壁厚度测量方法；B. 右心室游离壁厚度测量方法

右心室流出道内径（right ventricular outflow tract diameter，RVOT）在胸骨旁大动脉短轴切面舒张末期肺动脉瓣下约 2cm 处测量，见图 1-20。

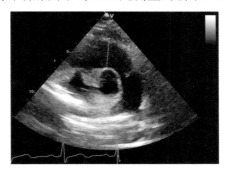

图 1-20　右心室流出道内径测量方法

4．右心房　主要在心尖四腔心切面测量，见图 1-21。

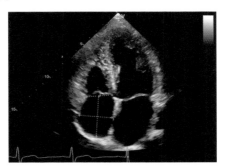

图 1-21　右心房长径和横径测量方法

1 号标注线：瓣环平面标记线；2 号标注线：右心房长径；
3 号标注线：右心房横径

右心房长径（right atrial long-axis diameter，RA-l）在心尖四腔心切面收缩末期测量，为从三尖瓣环平面中点到右心房顶的距离。

右心房横径（right atrial transverse diameter，RA-t）在心尖四腔心切面收缩末期测量，为从房间隔中点到右心房侧壁的距离，需垂直于右心房长径。

5. 主动脉 主要在胸骨旁左心室长轴切面和胸骨上窝主动脉弓长轴切面测量。

主动脉瓣环内径（aortic annular diameter，Ao-a）、主动脉窦部内径（aortic sinus diameter，Ao-s）及升主动脉内径（ascending aortic diameter，Ao-asc）在胸骨旁左心室长轴切面舒张末期测量，其中升主动脉内径在窦管交界处上方2cm处测量，见图1-22A。

主动脉弓内径（aortic arch diameter，Ao-ar）在胸骨上窝主动脉弓长轴切面无名动脉与左颈总动脉开口位置之间收缩末期测量，见图1-22B。

降主动脉内径（descending aortic diameter，Ao-d）在胸骨上窝主动脉弓长轴切面左锁骨下动脉远心端1cm处收缩末期测量，见图1-22B。

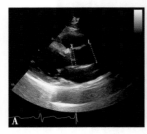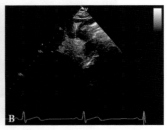

图 1-22 主动脉内径测量方法

A. 主动脉瓣环内径（1 号标注线）、主动脉窦部内径（2 号标注线）及升主动脉内径（3 号标注线）测量方法；B. 主动脉弓内径（1 号标注线）和降主动脉内径（2 号标注线）测量方法

6．肺动脉　主要在胸骨旁大动脉短轴切面测量，见图 1-23。

肺动脉瓣环内径（pulmonary valve annular diameter，PV-a）在舒张末期测量；主肺动脉内径（main pulmonary artery diameter，MPA）在肺动脉瓣环远端 1cm 处测量；左肺动脉内径（left pulmonary artery diameter，LPA）和右肺动脉内径（right pulmonary artery diameter，RPA）在肺动脉分叉远端 1cm 处测量。

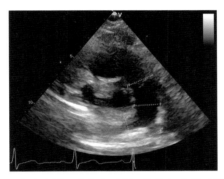

图 1-23　肺动脉瓣环内径（1 号标注线）、主肺动脉内径（2 号标注线）、右肺动脉内径（3 号标注线）和左肺动脉内径（4 号标注线）测量方法

7．下腔静脉　主要在剑突下下腔静脉长轴切面测量。

下腔静脉内径（inferior vena cava diameter，IVC）在距右心房入口 1～2cm 处呼气末测量，测量时应垂直于下腔静脉长轴，见图 1-24A。下腔静脉内径随呼吸变化，下腔静脉随呼吸塌陷率 =（呼气末 IVC －吸气末 IVC）/ 呼气末 IVC，正常参考值 >50%。

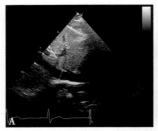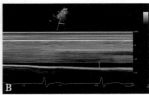

图 1-24 下腔静脉内径测量方法

A.下腔静脉内径测量方法;B.M型超声下腔静脉内径随呼吸变化

(二)正常参考值

详见表 1-1。

表 1-1 二维超声参数的正常参考值

参数	男性	女性
LA-ap/mm	23.5～38.7	22.0～36.8
LA-l/mm	35.2～58.4	33.7～56.5
LA-t/mm	26.7～44.7	26.2～43.0
LAV/ml	15.3～60.7	13.8～55.8
LVOT/mm	13.6～25.0	12.0～23.0
IVS/mm	6.4～11.4	5.6～10.6
PW/mm	6.3～11.1	5.5～10.3
LVEDD/mm	38.4～54.0	36.7～49.7
LVESD/mm	22.6～38.6	20.8～35.4
RA-l/mm	35.2～53.6	32.3～50.7
RA-t/mm	26.4～44.4	23.9～40.7
RV-aw/mm	2.1～6.1	2.2～5.8

续表

参数	男性	女性
RV-fw/mm	2.2～6.6	2.2～6.2
RVOT/mm	15.0～31.8	14.6～29.8
RV-ap/mm	14.7～29.9	14.0～28.2
RV-l/mm	37.1～75.1	34.8～68.6
RV-m/mm	16.5～36.9	14.8～33.6
RV-b/mm	22.2～42.2	19.6～39.2
Ao-a/mm	16.4～26.2	15.1～24.1
Ao-s/mm	23.8～36.4	21.3～33.5
Ao-asc/mm	20.4～35.0	19.0～32.8
Ao-ar/mm	17.1～31.7	16.4～29.8
Ao-d/mm	12.8～27.0	12.4～25.0
PV-a/mm	13.8～26.4	13.1～25.3
MPA/mm	15.2～26.2	14.3～26.1
RPA/mm	7.6～17.4	7.0～16.8
LPA/mm	8.0～17.4	7.5～16.9
IVC/mm	12.0～21.0	12.0～21.0

LA-ap: 左心房前后径; LA-l: 左心房长径; LA-t: 左心房横径; LAV: 左心房容积; LVOT: 左心室流出道内径; IVS: 室间隔厚度; PW: 左心室后壁厚度; LVEDD: 左心室舒张末期内径; LVESD: 左心室收缩末期内径; RA-l: 右心房长径; RA-t: 右心房横径; RV-aw: 右心室前壁厚度; RV-fw: 右心室游离壁厚度; RVOT: 右心室流出道内径; RV-ap: 右心室前后径; RV-l: 右心室长径; RV-m: 右心室中部横径; RV-b: 右心室基底横径; Ao-a: 主动脉瓣环内径; Ao-s: 主动脉窦部内径; Ao-asc: 近端升主动脉内径; Ao-ar: 主动脉弓内径; Ao-d: 降主动脉内径; PV-a: 肺动脉瓣环内径; MPA: 主肺动脉内径; RPA: 右肺动脉内径; LPA: 左肺动脉内径; IVC: 下腔静脉内径

三、多普勒超声

二尖瓣口、三尖瓣口、主动脉瓣口、肺动脉瓣口、左心室流出道和右心室流出道等特定位置的血流速度需要采用脉冲波多普勒血流成像技术定位检测。

测量瓣膜狭窄处血流速度及压力阶差、心腔及大血管间分流速度及压力阶差和人工瓣膜功能评价等需要采用连续波多普勒血流成像技术，其取样线上的聚焦点应放置于待检测血流束缩流颈部。

（一）常用脉冲波多普勒血流频谱测量方法

1. 二尖瓣口　在心尖四腔心切面，将取样容积置于二尖瓣瓣尖，探测二尖瓣口血流频谱，见图 1-25A。

主要测量二尖瓣舒张早期峰值血流速度（mitral valve early-diastolic velocity，MV E）、二尖瓣舒张晚期峰值血流速度（mitral valve late-diastolic velocity，MV A）、二尖瓣 E 峰减速时间（mitral valve deceleration time of E，MV DT）和 A 峰持续时间（A duration）；并获取二尖瓣 E 与 A 的比值（mitral valve E/A ratio，MV E/A）。

2. 三尖瓣口　在心尖四腔心切面，将取样容积置于三尖瓣瓣尖，探测三尖瓣口血流频谱，见图 1-25B。

主要测量三尖瓣舒张早期峰值血流速度（tricuspid valve early-diastolic velocity，TV E）、三尖瓣舒张晚期峰值血流速度（tricuspid valve late-diastolic velocity，TV A）和三尖瓣 E 峰减速时间（tricuspid valve deceleration time of E，TV DT）；并获取三尖瓣 E 与 A 的比值（tricuspid valve E/A ratio，TV E/A）。

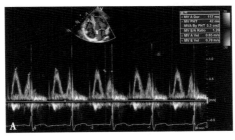

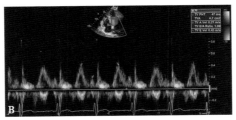

图 1-25　房室瓣口血流频谱测量方法

A．二尖瓣口血流频谱测量方法；B．三尖瓣口血流频谱测量方法

　　3．主动脉瓣口　　在心尖五腔心切面，将取样容积置于主动脉瓣上恰好超过收缩期开放瓣叶的顶部位置，探测主动脉瓣口血流频谱，见图 1-26A。

　　主要测量主动脉瓣口收缩期峰值血流速度（aortic valve velocity，AV velocity）。

　　4．肺动脉瓣口　　在胸骨旁大动脉短轴切面，将取样容积置于主肺动脉腔内肺动脉瓣上 1cm 处恰好超过收缩期开放瓣叶的顶部位置，探测肺动脉瓣口血流频谱,见图1-26B。

主要测量肺动脉瓣口收缩期峰值血流速度(pulmonary valve velocity,PV velocity)。

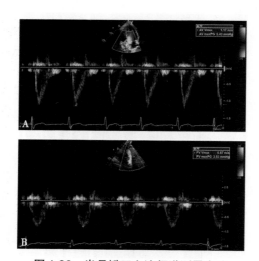

图1-26 半月瓣口血流频谱测量方法

A. 主动脉瓣口血流频谱测量方法;B. 肺动脉瓣口血流频谱测量方法

5. 左心室流出道 在心尖五腔心切面,将取样容积置于主动脉瓣下左心室流出道侧,即主动脉瓣关闭平面的近心端,探测左心室流出道血流频谱,见图1-27A。

主要测量左心室流出道收缩期峰值血流速度(left ventricular outflow tract velocity,LVOT velocity)。

6. 右心室流出道 在胸骨旁大动脉短轴切面,将取样容积置于右心室流出道内肺动脉瓣下2cm

处，探测右心室流出道血流频谱，见图1-27B。

主要测量右心室流出道收缩期峰值血流速度（right ventricular outflow tract velocity，RVOT velocity）。

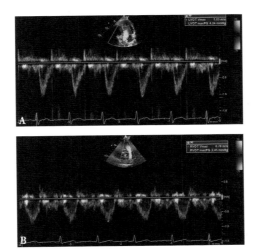

图1-27　心室流出道血流频谱测量方法
A. 左心室流出道血流频谱测量方法；B. 右心室流出道血流频谱测量方法

7. 右上肺静脉入口　在心尖四腔心切面，将取样容积置于右上肺静脉内距入口1～2cm处，探测右上肺静脉血流频谱，见图1-28。

主要测量肺静脉收缩期峰值血流速度（pulmonary vein systolic velocity，P-S）、肺静脉舒张早期峰值血流速度（pulmonary vein early-diastolic velocity，P-D）、肺静脉心房收缩时反向血流峰值速度（pulmonary vein atrial flow reversal velocity，Ar）和Ar峰

持续时间（Ar duration）；并获取 P-S 与 P-D 的比值（P-S/D）和 Ar duration 与 MV A duration 的差值（Ar-A duration）。

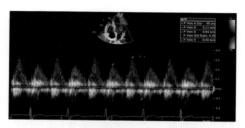

图 1-28　右上肺静脉血流频谱测量方法

（二）常用脉冲波组织多普勒频谱测量方法

1. 二尖瓣环　在心尖四腔心切面，将取样容积分别置于二尖瓣环室间隔部位和侧壁部位，分别探测组织多普勒频谱，见图 1-29。

主要测量二尖瓣环室间隔部位和侧壁部位收缩期峰值速度（Septal s' 和 Lateral s'）、舒张早期峰值速度（Septal e' 和 Lateral e'）和等容舒张时间（isovolumic relaxation time，IVRT）；并获取 Septal e' 与 Lateral e' 的平均值（Average e'）和 MV E 与 Average e' 的比值（Average E/e'）。

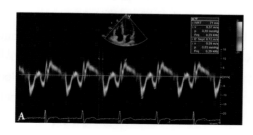

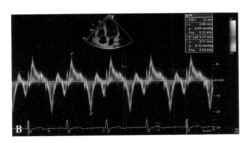

图 1-29　二尖瓣环脉冲波组织多普勒频谱测量方法

A. 二尖瓣环室间隔部位脉冲波组织多普勒频谱测量方法；
B. 二尖瓣环侧壁部位脉冲波组织多普勒频谱测量方法

2. 三尖瓣环　在心尖四腔心切面，将取样容积置于三尖瓣环侧壁，探测三尖瓣环组织多普勒频谱，见图 1-30。

主要测量三尖瓣环收缩期峰值速度（Tricuspid s'）、三尖瓣环舒张早期峰值速度（Tricuspid e'）；并获取 TV E 与 Tricuspid e' 的比值（Tricuspid E/e'）。

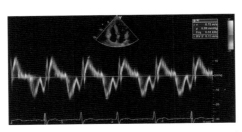

图 1-30　三尖瓣环脉冲波组织多普勒频谱测量方法

（三）正常参考值

具体见表 1-2。

表1-2 多普勒超声参数的正常参考值

参数	男性	女性
MV E/（m/s）	0.44～1.18	0.48～1.30
MV A/（m/s）	0.28～1.06	0.27～1.17
MV E/A	0.42～2.22	0.36～2.36
MV DT/ms	79～264	81～254
Septal s'/（cm/s）	5.5～12.1	5.1～11.7
Septal e'/（cm/s）	4.0～15.8	3.8～16.4
Lateral s'/（cm/s）	5.7～15.9	5.5～15.3
Lateral e'/（cm/s）	5.4～20.6	5.2～21.2
A duration/ms	61～240	49～262
Ar duration/ms	60～163	64～160
Ar-A duration/ms	−131～52	−151～63
LVOT velocity/（m/s）	0.56～1.42	0.57～1.43
AV velocity/（m/s）	0.79～1.65	0.84～1.74
RVOT velocity/（m/s）	0.41～1.07	0.43～1.05
PV velocity/（m/s）	0.63～1.37	0.62～1.32
TV E/（m/s）	0.31～0.81	0.32～0.86
TV A/（m/s）	0.20～0.64	0.19～0.67
TV E/A	0.6～2.2	0.5～2.5
TV DT/ms	119～242	119～242
Tricuspid s'/（cm/s）	8.1～17.9	8.1～17.5
Tricuspid e'/（cm/s）	5.4～18.4	5.4～20.0
Tricuspid E/e'	1.9～8.1	1.9～8.1

MV：二尖瓣；E：舒张早期峰值血流速度；A：舒张晚期峰值血流速度；E/A：E 与 A 比值；DT：E 峰减速时间；s'：瓣环收缩期峰值速度；e'：瓣环舒张早期峰值速度；E/e'：E 与 e' 比值；P-S：右上肺静脉入口处心室收缩期峰值血流速度；P-D：右上肺静脉入口处心室舒张早期峰值血流速度；P-S/D：P-S 与 P-D 的比值；Ar：右上肺静脉入口处心房收缩时反向血流峰值速度；LVOT：左心室流出道；AV：主动脉瓣；RVOT：右心室流出道；PV：肺动脉瓣；TV：三尖瓣

四、经验分享及相关诊断标准

1. 标准的二维心脏切面和恰当的检测透声窗是准确进行心腔结构测量的基础。此外，尽量采用最小检测深度并保证足够的图像帧频。

2. 避免心尖切面"心尖缩短"对观测心房及心室的影响，应尽量调整探头，在左心室最大长轴切面进行测量。

3. 应同时结合心脏瓣膜的运动、心腔内径的变化以及心电图确定心室的舒张末期和收缩末期，确保在准确的心动周期时相进行各心腔结构测量。

4. 对心房颤动患者进行心腔结构测量时，应在连续观测 5 个心动周期后取平均值。

5. 建议下腔静脉内径在剑突下下腔静脉长轴切面距右心房入口 1～2cm 的位置测量，但是对于下腔静脉入口解剖变异较大的患者，可在距离入口稍远处进行测量。

6. 在传统心尖四腔心切面（主要显示左心室），轻微旋转探头时，右心室大小和面积会发生较大变化，应在聚焦右心室的心尖四腔心切面（主要显示右心室）测量右心室的大小，以减小测量误差，增加测量重复性。

7. 各心腔大小、大动脉内径及多普勒参数随年龄、种族及体表面积变化，本章中提供的各个参数正常参考值仅适用于中国汉族成年人，且需结合患者体表面积。本章仅提供了各参数正常参考值的平均水平，各个年龄段的参考值详见中国成年人超声心动图检查测量指南。

8. 所有频谱多普勒取样线方向与血流或组织运动方向之间夹角应小于20°。

9. 最佳的频谱波形应该锐利清晰，无毛刺、羽化或重影等。

第四节 超声心动图心脏功能测定

超声心动图不仅可以实时显示心脏的解剖结构，而且能够简便、准确、快捷和无创地评价心脏功能，主要包括左、右心室的收缩和舒张功能。

一、左心室收缩功能

（一）左心室整体收缩功能

1. 缩短分数 缩短分数（fractional shortening, FS）评价左心室在短轴方向上的收缩功能。FS = (LVEDD − LVESD)/LVEDD × 100%。

2. 左心室射血分数 左心室射血分数（left ventricular ejection fraction, LVEF）是临床评价左心室整体收缩功能最常用的可靠指标。在心尖四腔心及二腔心切面采用双平面 Simpson 法测量左心室舒张末期容积（left ventricular end-diastolic volume, LVEDV）、左心室收缩末期容积（left ventricular end-systolic volume, LVESV）和 LVEF，见图 1-31。LVEF = (LVEDV − LVESV)/LVEDV × 100%。

3. 左心室整体纵向应变 应用二维斑点追踪技术，自动追踪左心室心尖四腔心、心尖二腔心及

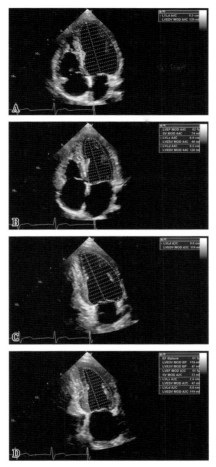

图 1-31　左心室射血分数测量方法

A．心尖四腔心切面左心室舒张末期容积测量方法；B．心尖四腔心切面左心室收缩末期容积测量方法；C．心尖二腔心切面左心室舒张末期容积测量方法；D．心尖二腔心切面左心室收缩末期容积测量方法心尖长轴标准切面感兴趣区心肌斑点，获得左心室18个节段心肌的纵向应变 - 时间曲线，软件自动计算左心室整体纵向应变（global longitudinal strain，GLS），见图 1-32。

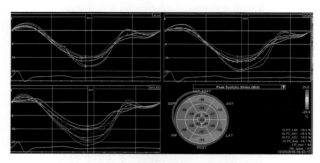

图 1-32 左心室整体纵向应变测量方法

4. 正常参考值 左心室整体收缩功能正常参考值见表 1-3。

表 1-3 左心室整体收缩功能正常参考值

参数	男性	女性
FS/%	≥25%	≥25%
LVEDV/ml	45.9～127.5	37.7～106.7
LVESV/ml	12.4～50.0	8.4～43.6
LVEF/%	52.6～76.2	52.8～77.2
GLS/%	≤−20	≤−20

FS：缩短分数；LVEDV：左心室舒张末期容积；LVESV：左心室收缩末期容积；LVEF：左心室射血分数；GLS：左心室整体纵向应变

（二）左心室局部收缩功能

1. 室壁运动评分指数　采用目测法，对左心室每一心肌节段的室壁运动进行半定量的评分：运动正常或增强计 1 分；运动减弱计 2 分；运动消失计 3 分；矛盾运动计 4 分。将所有节段的记分总和除以节段数，计算出室壁运动评分指数（wall motion score index，WMSI）。

2. 正常参考值　WMSI 正常参考值如下：

（1）WMSI 为 1：左心室收缩功能正常。

（2）WMSI 为 1.0～1.5：左心室收缩功能轻度减低。

（3）WMSI 大于 2：左心室收缩功能重度减低。

（三）经验分享及相关诊断标准

1. 目前 LVEF 是临床评价左心室整体收缩功能最常用的指标。

2. 当图像质量不好时，建议使用超声增强剂增强左心室心内膜，辅助 LVEF 的测量。

3. 三维超声心动图测量 LVEF 的准确性优于二维超声，但仪器需要配置三维探头及程序，且方法略繁琐，耗时较长，限制了临床应用。目前，二维超声双平面 Simpson 法是临床测量 LVEF 最常用的方法，不推荐采用 M 型超声测量。

4. 二维斑点追踪技术是近年来发展起来的一项新技术，应用该技术测量的 GLS 可以更敏感、准确反映左心室心肌收缩功能。GLS 被 2016 年美国超声心动图学会提出的心脏超声指南推荐为评价左心室收缩功能的重要参数，主要应用于评价放化疗对心肌的损伤、冠心病早期心肌缺血及亚临床心肌病等。

5. 室壁运动评分为目测方法，主观性较强，依赖于检查者经验。

二、左心室舒张功能

（一）评价左心室舒张功能的参数

1. 主要参数

（1）二尖瓣口脉冲波多普勒血流频谱：MV E、MV A、MV E/A 和 MV DT。

（2）二尖瓣环脉冲波组织多普勒频谱：Septal e'、Lateral e' 和 Average E/e'。

（3）左心房大小：左心房容积指数（left atrial volume index，LAVI）。LAVI 为 LAV 与体表面积（body surface area，BSA）的比值。

（4）三尖瓣反流：三尖瓣反流峰值速度（tricuspid regurgitation peak velocity，TR）。

（5）右上肺静脉入口血流频谱：P-S、P-D 和 P-S/D。

2. 次要参数

（1）二尖瓣环脉冲波组织多普勒频谱：等容舒张时间（IVRT）。

（2）右上肺静脉入口血流频谱：Ar-A duration。

（二）左心室舒张功能不全的诊断

1. LVEF 正常　诊断左心室舒张功能不全的四个指标及其临界值为：① Septal e' < 7cm/s 或 Lateral e' < 10cm/s；② Average E/e' > 14；③ LAVI > 34ml/m²；④ TR > 2.8m/s。

诊断左心室舒张功能不全的方法：在上述四个指标中，两项以上均未达临界值，提示左室舒张功能正常；两项以上均超过临界值，提示左心室舒张功能异常；如果恰好两项指标未达到临界值，则结论不能确定，见图 1-33、图 1-34。

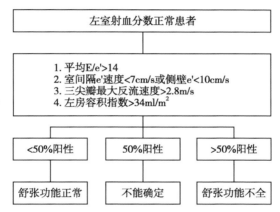

图 1-33　左心室射血分数正常的左心室舒张功能不全诊断流程图

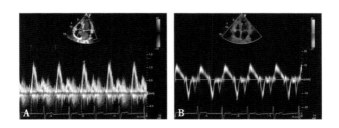

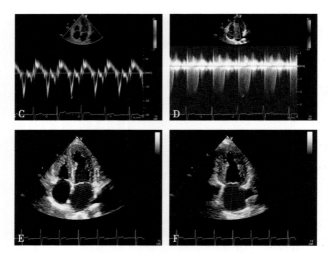

图 1-34　左心室射血分数正常的左心室舒张功能不全诊断示例

A．二尖瓣口脉冲波多普勒血流频谱；B．二尖瓣环室间隔部位脉冲波组织多普勒频谱；C．二尖瓣环侧壁部位脉冲波组织多普勒频谱；D．三尖瓣反流频谱；E．心尖四腔心左心房容积；F．心尖二腔心左心房容积；男性患者，BSA = 1.75m², LVEF = 60%, MV E = 121cm/s, Septal e' = 14.2cm/s, Lateral e' = 18.6cm/s, Average e' = 16.4cm/s, Average E/e' = 7.4, TR = 2.4m/s, LAV = 52ml, LAVI = 29.7ml/m²。结论：左心室舒张功能正常

2．LVEF 减低　评价 LVEF 减低患者左心室舒张功能的主要目的是估测左心室充盈压；LVEF 减低患者的左心室舒张功能几乎都减低。

（三）左心室舒张功能不全的分级

对于 LVEF 正常和减低的患者，均可采用以下方法进一步进行左心室舒张功能不全的分级：

如果 MV E/A≤0.8 且 MV E≤50cm/s 时，左心室舒张功能不全为 I 级；

如果 MV E/A≥2 时，左心室舒张功能不全为 III 级；

如果 MV E/A≤0.8 且 MV E>50cm/s，或 0.8<MV E/A<2 时，需要结合 TR，Average E/e' 和 LAVI 进行评估。上述三个指标中，提示左心房压力增高的临界值分别为：TR>2.8m/s，Average E/e'>14 和 LAVI>34ml/m²。上述三个指标中，若只有一个指标达到临界值，左心室舒张功能不全为 I 级；若有两个或三个指标达到临界值，左心室舒张功能不全为 II 级；若只有两个指标可使用而这两个指标提供的信息相矛盾，或者只有一个指标可分析时，左心室舒张功能不全分级不能确定，见图 1-35。

（四）经验分享及相关诊断标准

1. 左心室舒张功能评价方法适用于大多数患者，但不适用于某些特殊疾病，例如心房颤动、肥厚型心肌病、限制型心肌病、严重二尖瓣及主动脉瓣病变、心脏移植、人工机械瓣、房室传导阻滞和起搏器等。

2. 进行左心室舒张功能评价时，需要保证多普勒频谱参数的质量，否则不能用来评价左心室舒张功能。

3. 每一个参数都有其局限性，不能孤立应用于左心室舒张功能的评价。

4. 对于年龄小于 40 岁的患者，E/A>2 可能是正常表现。

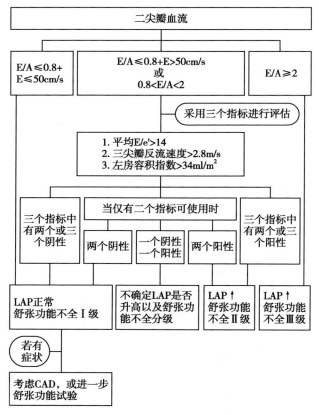

图 1-35　左心室舒张功能不全分级流程图

5. 在左心室舒张功能不全早期，或左心室充盈压急剧增高时，左心房容积可能正常。

6. 运动员也可能出现左心房扩大，但左心室充盈压不增高。

三、右心室功能

（一）右心室收缩功能

1. 右心室面积变化率 在聚焦右心室的心尖四腔心切面，采用描记法测量右心室舒张末期面积（right ventricular end-diastolic area，RVEDA）和右心室收缩末期面积（right ventricular end-systolic area，RVESA），获取右心室面积变化率（right ventricular fractional area change，RVFAC），RVFAC =（RVEDA－RVESA）/RVEDA×100%，见图 1-36。

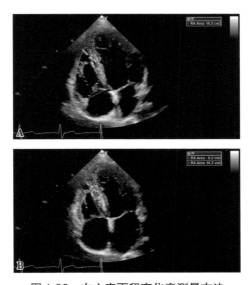

图 1-36 右心室面积变化率测量方法

A. 右心室舒张末期面积测量方法；B. 右心室收缩末期面积测量方法

2. 三尖瓣环收缩期位移 在聚焦右心室的心尖四腔心切面，将 M 型取样线置于三尖瓣侧壁瓣环上，测量三尖瓣侧壁瓣环在收缩达峰时纵向移动的距离，即为三尖瓣环收缩期位移（tricuspid annular plane systolic excursion，TAPSE），见图 1-37。

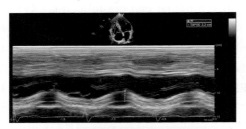

图 1-37 三尖瓣环收缩期位移测量方法

3. 三尖瓣环收缩期峰值速度（Tricuspid s'），测量方法见第一章第三节。

4. 正常参考值

（1）RVFAC：≥35%

（2）TAPSE：≥17mm

（3）Tricuspid s'：≥9.5cm/s

（二）右心室舒张功能

1. 主要参数 评价右心室舒张功能的主要参数包括：TV E、TV E/A 和 TV DT。

2. 诊断方法 右心室舒张功能不全的诊断方法见表 1-4。

（三）经验分享及相关诊断标准

1. 右心室收缩功能参数均在聚焦右心室的心尖四腔心切面测量。

表 1-4　右心室舒张功能不全的诊断方法

参数	右心室舒张功能不全
TV E/A < 0.8	右心室松弛功能受损
0.8≤TV E/A≤2.1 伴 TV E/e' > 6 或伴肝静脉明显的舒张期血流	右心室舒张功能中度受损（假性正常化）
TV E/A > 2.1 伴 TV DT < 120ms	右心室呈限制型充盈障碍

　　TV：三尖瓣；E：舒张早期峰值血流速度；A：舒张晚期峰值血流速度；E/A：E 与 A 比值；DT：E 峰减速时间

　　2. 三尖瓣环收缩期位移反映右心室纵向收缩功能，应尽量保证三尖瓣侧壁瓣环纵向位移的方向与 M 型取样线平行。

　　3. 三尖瓣环收缩期峰值速度测量需注意是否存在三尖瓣环钙化。如有钙化，需结合其他参数。

四、肺动脉压力评估

（一）三尖瓣反流峰值速度评估肺动脉收缩压

　　当无右心室流出梗阻时，肺动脉收缩压（pulmonary artery systolic pressure，PASP）约等于右心室收缩压（right ventricular systolic pressure，RVSP），RVSP 通过三尖瓣反流峰值压差（TR peak pressure，P_{TR}）以及右心房压力（right atrial pressure，P_{RA}）间接评估，即 $PASP = RVSP = P_{TR} + P_{RA}$，$P_{TR} = 4(TR)^2$。

　　P_{RA} 通过下腔静脉内径及其随呼吸塌陷率评估，具体方法为：① IVC≤21mm 且随呼吸塌陷率 > 50% 时，P_{RA} 范围为 0～5mmHg（平均值 3mmHg）；② IVC > 21mm 且随呼吸塌陷率 < 50%，P_{RA} 范围为

10～20mmHg（平均值15mmHg）；③ IVC＞21mm
且随呼吸塌陷率＞50%时，或者IVC≤21mm且随
呼吸塌陷率＜50%时，P_{RA}范围为5～10mmHg（平
均值8mmHg）。

由于PASP通过TR及P_{RA}间接获得，测量误
差容易被放大，并且P_{RA}估测值不十分准确，因而，
2015年ESC推荐直接采用TR评估PASP，具体方
法见表1-5、表1-6及图1-38。

表1-5 三尖瓣反流峰值速度评估肺动脉收缩压的方法

TR测量值	肺动脉高压其他超声征象	肺动脉高压可能性
≤2.8m/s或无法测量	否	肺动脉高压低度可能
≤2.8m/s或无法测量	是	肺动脉高压中度可能
2.9～3.4m/s	否	肺动脉高压中度可能
2.9～3.4m/s	是	肺动脉高压高度可能
＞3.4m/s	不需要	肺动脉高压高度可能

表1-6 肺动脉高压其他超声征象

A. 心室	RV/LV基底部横径＞1.0；室间隔平直（收缩期和/或舒张期LV偏心指数＞1.1）
B. 肺动脉	RVOT加速时间＜105ms和/或收缩中期切迹波；舒张早期肺动脉瓣反流速度＞2.2m/s；PA内径＞25mm
C. 下腔静脉和右房	IVC＞21mm且深吸气塌陷率＜50%或平静吸气塌陷率＜20%；RA面积＞18cm^2

至少出现A、B、C中两类以上的超声征象，才改变肺动脉高压可能性的等级。RV：右心室；LV：左心室；RVOT：右心室流出道；IVC：下腔静脉内径

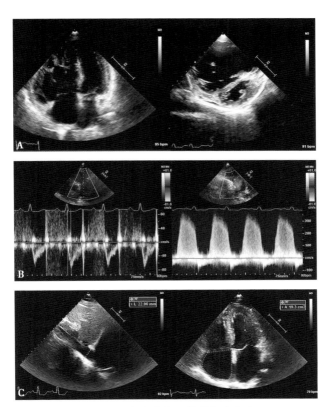

图 1-38　肺动脉高压其他超声征象

A. 左图示右心室 / 左心室基底部横径 >1.0，右图示室间隔平直；B. 左图示右心室流出道加速时间 <105ms 和收缩中期切迹波，右图示舒张早期肺动脉瓣反流速度 >2.2m/s；C. 左图示下腔静脉内径 >21mm，右图示右心房面积 >18cm²

（二）肺动脉瓣反流频谱评估肺动脉平均压和舒张压

肺动脉平均压（mean pulmonary arterial pressure，

mPAP）和肺动脉舒张压（pulmonary arterial diastolic pressure，PADP）分别通过舒张期早期肺动脉瓣反流速度（early-diastolic pulmonary arterial regurgitation velocity，PR_{early}）和舒张期晚期肺动脉瓣反流速度（late-diastolic pulmonary arterial regurgitation velocity，PR_{end}）评估，即 $mPAP = 4(PR_{early})^2 + P_{RA}$；$PADP = 4(PR_{end})^2 + P_{RA}$。

（三）存在心内外分流时肺动脉压力评估

在先天性心脏病存在心内外分流时，肺动脉收缩压多采用分流速度及压差进行评估。如室间隔缺损（ventricular septal defect，VSD）时，当无右心室流出梗阻时，PASP 通过肱动脉收缩压（systolic blood pressure，SBP）及室间隔缺损最大分流速度（VSD maximum shunt velocity，VSDmax）评估，即 $PASP = SBP - 4(VSD_{max})^2$；动脉导管未闭（patent ductus arteriosus，PDA）时，当无右心室流出梗阻时，PASP 通过 SBP 及动脉导管未闭最大分流速度（PDA maximum shunt velocity，PDA_{max}）评估，即 $PASP = SBP - 4(PDA_{max})^2$，见图 1-39。

（四）经验分享及相关诊断标准

1. 三尖瓣反流的方向变异较大，需要多角度、多切面探测，且尽量保证连续多普勒取样线与反流方向平行。

2. 当三尖瓣重度反流时，三尖瓣反流峰速可能会被低估。

3. 当三尖瓣反流的多普勒信号欠佳，可以用超声增强剂辅助增强多普勒信号。

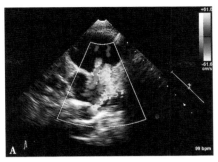

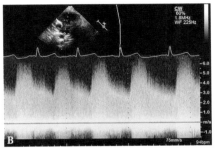

图 1-39　评估动脉导管未闭肺动脉收缩压

A. 彩色多普勒图像显示动脉导管未闭左向右分流；B. 连续波多普勒图像显示动脉导管未闭左向右分流速度；男性患者，肱动脉收缩压 160mmHg，动脉导管未闭最大分流速度 5.8m/s，最大分流压差 135mmHg，估测肺动脉收缩压约25mmHg

　　4. 测量室间隔缺损及动脉导管未闭的最大分流压差时，尽量保证连续多普勒取样线与分流方向平行。

　　5. 有研究提出，超声估测的肺动脉压力与有创右心导管测量结果相关性较差，诊断时需注意结合患者临床情况。

第五节　心脏急危重症超声表现

心脏急危重症具有死亡率高、病因复杂、临床表现多变和治疗时间窗窄的特点,因此快速、准确的诊断是医学影像学检查的关键。超声心动图具有便捷、实时、安全、无创及准确的特点,是心脏急危重症的首选检查方法。超声心动图通过评价心内结构、血流状态、室壁运动情况及心脏功能等,为临床诊断及治疗提供有效信息。

一、急性心肌梗死

(一)常用切面

胸骨旁左心室长轴切面,左心室短轴切面(二尖瓣水平、乳头肌水平及心尖水平),左心室心尖四腔心切面、心尖二腔心切面及心尖长轴切面。

(二)超声诊断要点

1. 局部室壁运动的评价　正常心肌收缩期增厚率 >30%。当室壁运动异常时,左心室心肌收缩期增厚率减低,并可采用室壁运动评分进行半定量评价(参见第一章第四节)。

2. 超声心动图表现　心肌梗死的程度和位置不同,超声心动图表现亦不同。

(1)梗死心肌厚度可变薄或正常,室壁运动异常,室壁运动评分指数增大,而非梗死心肌室壁运动可代偿性增强。

(2)急性心肌梗死后可出现左心室重构,表现为梗死区扩张和心室增大。心肌梗死区面积较大时，左心室整体收缩功能减低。

（3）右心室心肌梗死很少单独发生，多与左心室下壁心肌梗死合并存在，常表现为右心室游离壁运动异常、右心室增大和三尖瓣反流。

3．并发症　包括真性室壁瘤、心室游离壁破裂、室间隔穿孔、心室附壁血栓形成、乳头肌功能不全或断裂和心包积液。

（1）真性室壁瘤：心肌梗死后局部室壁收缩期及舒张期均呈瘤样向外膨出，与正常室壁相延续，呈矛盾运动，瘤内可有血栓形成，见图1-40。

（2）心室游离壁破裂（假性室壁瘤）：心室壁破裂处可见回声中断，彩色多普勒显示破裂处五彩镶嵌的血流信号，破口周围形成包裹性血肿，即假性室壁瘤。瘤壁为血栓机化形成的包裹和粘连心包，瘤内可有血栓形成，见图1-41。

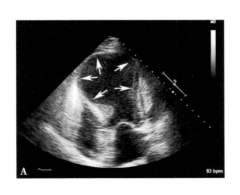

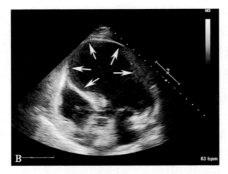

图 1-40 急性广泛前壁心肌梗死合并心尖部真性室壁瘤形成
心尖四腔心切面显示收缩期（A）和舒张期（B）左心室心尖部呈瘤样向外膨出（箭头示）

（3）室间隔穿孔：多继发于前间壁、下壁心肌梗死，常发生于室间隔近心尖部。超声表现为梗死心肌室间隔变薄、运动异常，非梗死心肌室壁运动增强，局部室间隔连续中断，彩色多普勒显示收缩期室水平左向右分流信号，见图 1-42。

（4）心室附壁血栓形成：心腔内附着于梗死心肌心内膜表面的不规则团块状回声，最常位于心尖部。新鲜血栓回声弱，陈旧血栓回声强。血栓形态多不规则，大部分呈宽基底扁平状，无明显活动度；也可呈球形凸向心腔，活动度较大，易脱落形成体肺循环栓子。二维图像显示不清晰时可采用心腔声学造影明确诊断，见图 1-43～图 1-45。

（5）乳头肌功能不全或断裂：左心室乳头肌功能不全表现为二尖瓣前后叶对合欠佳伴二尖瓣反流。当左心室内乳头肌发生断裂时，左心室内可见连于腱索的断裂的乳头肌回声,二尖瓣叶呈"连枷样"运动,收缩期可脱入左心房,彩色多普勒显示二尖瓣不同程度反流,见图1-46。

（6）心包积液:一般少量,可并发胸腔积液。

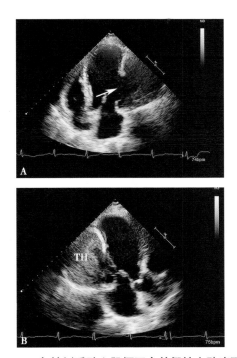

图1-41　急性侧后壁心肌梗死合并假性室壁瘤形成

A.心尖四腔心切面显示左心室侧后壁中上部心肌回声失落（箭头示）,其侧后方可见一巨大假性室壁瘤;B.心尖长轴切面显示假性室壁瘤内弥漫血栓（TH）形成

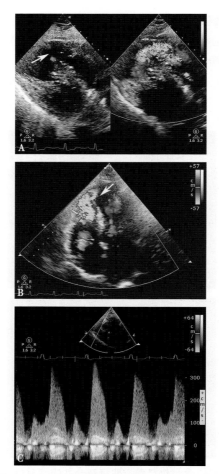

图 1-42　急性前壁心肌梗死合并室间隔穿孔

A. 非标准切面显示心尖部室间隔连续中断（箭头示）；B. 心
尖四腔心切面彩色多普勒显示心尖部室间隔穿孔处左向右
分流信号（箭头示）；C. 连续波多普勒显示室间隔穿孔处分
流频谱

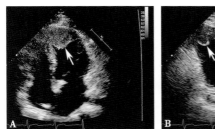
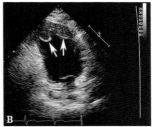

图 1-43　急性心肌梗死合并心尖部多发血栓形成

A. 心尖四腔心切面血栓形成（箭头示）；B. 心尖长轴切面血栓形成（箭头示）

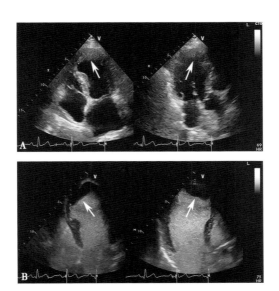

图 1-44　急性心肌梗死合并心尖部血栓形成

A. 心尖四腔心切面（左图）及心尖长轴切面（右图）隐约显示左心室心尖部血栓（箭头示）；B. 超声造影后左心室心尖部增强剂充盈缺损，清晰显示血栓轮廓

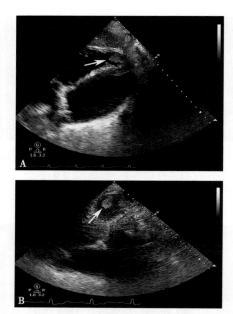

图 1-45　急性下壁合并右心室心肌梗死伴右心室心尖部血栓形成

A. 剑突下四腔心切面（箭头示）；B. 非标准右心室心尖部短轴切面（箭头示）

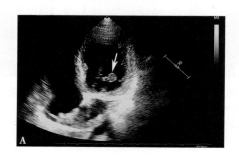

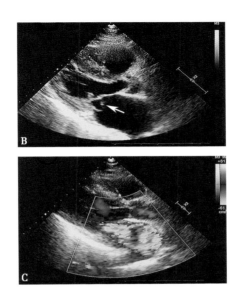

图1-46　急性下后壁心肌梗死合并乳头肌断裂

A. 心尖四腔心切面显示左心室内乳头肌回声（箭头示）;

B. 胸骨旁左心室长轴切面显示二尖瓣后叶脱垂（箭头示）;

C. 彩色多普勒显示二尖瓣重度反流

（三）经验分享及相关诊断标准

1. 超声发现室壁节段性运动异常时，需结合心电图、心肌酶学及冠状动脉造影等检查明确诊断。

2. 依据室壁运动异常的节段，可以大致判断冠状动脉的病变位置：下壁心肌运动异常提示右冠状动脉后降支或左冠状动脉回旋支远端病变；室间隔、心尖区和前壁心肌运动异常提示左冠状动脉前降支病变；侧壁和后壁心肌运动异常提示左冠状动脉回旋支病变。

3.需与临床表现相似的其他疾病鉴别,如主动脉夹层、肺栓塞、心包炎和心肌炎等。

二、急性肺栓塞

（一）常用切面

胸骨旁左心室长轴切面,大动脉短轴切面,左心室短轴切面(二尖瓣水平、乳头肌水平及心尖水平),心尖四腔心切面及剑突下切面。

（二）超声诊断要点

1.直接征象 主肺动脉及左、右肺动脉或右心房、右心室内可见血栓形成。新鲜血栓多为低回声,活动度较高;陈旧血栓多为强回声,活动度较低。血栓处彩色血流充盈缺损或不规则变细。需多切面扫查明确血栓发生的位置、大小、形态、回声及活动度,见图 1-47。

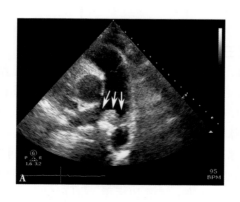

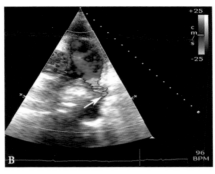

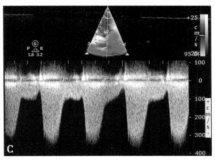

图 1-47　急性肺栓塞直接超声征象

A. 大动脉短轴切面显示肺动脉分叉部及左、右肺动脉腔内充填低回声（箭头示）；B. 右肺动脉无彩色血流显示，左肺动脉彩色血流变细（箭头示）；C. 连续波多普勒显示左肺动脉低回声充填狭窄处血流频谱

　　2. 间接征象　　主肺动脉及左、右肺动脉内径增宽。右心增大，右心室游离壁基底段和中间段运动减低而心尖部运动正常。室间隔平直，左心室短轴切面显示左心室由"O"型变为"D"型，左心室内径减小，见图 1-48。肺动脉高压，当肺动脉收缩压

＞60mmHg 时提示肺栓塞慢性过程。下腔静脉内径增宽（＞21mm）且随呼吸塌陷率减低（＜50%）。

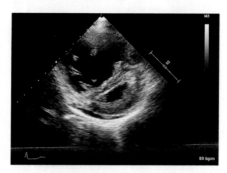

图 1-48　左心室短轴切面显示左心室呈"D"型

（三）经验分享及相关诊断标准

1．肺栓塞常表现为突发的呼吸困难、胸痛及循环衰竭，需与急性右心室心肌梗死、慢性肺源性心脏病急性加重、主动脉夹层和心包填塞等疾病相鉴别。肺栓塞还应与其他引起肺动脉高压的疾病相鉴别，包括肺心病、肺纤维化、原发性肺动脉高压、房间隔缺损及肺静脉畸形引流等。

2．当超声检查发现主肺动脉及左、右肺动脉内可见血栓样回声时，可以直接诊断肺栓塞。而对于直接征象不确切但存在间接征象的患者，需进一步结合其他影像学检查（肺动脉 CT、肺动脉造影、磁共振等）以明确诊断。

3．下肢深静脉血栓脱落是肺栓塞的主要病因之一。因此，诊断肺栓塞时需结合下肢深静脉超声检查。

4．在观察三尖瓣反流时，不但要明确反流程度，还应仔细测量反流速度，以免漏诊肺动脉高压。

三、急性主动脉夹层

（一）常用切面

胸骨旁长轴切面，胸骨右旁切面，大动脉短轴切面，心尖五腔心切面，心尖长轴切面，胸骨上窝切面及剑突下切面。

（二）超声诊断要点

1．分型　常用的分型方法为 Debakey 分型和 Stanford 分型。

（1）Debakey 分型：① Debakey Ⅰ型，起源于升主动脉，夹层经主动脉弓扩展至降主动脉；② Debakey Ⅱ型，起源于升主动脉，夹层局限于升主动脉；③ Debakey Ⅲ型，起源于左锁骨下动脉起始处，夹层向下扩展至胸降主动脉或腹主动脉。

（2）Stanford 分型：① Stanford A 型，相当于 Debakey Ⅰ型和Ⅱ型；② Stanford B 型，相当于 Debakey Ⅲ型，见图 1-49。

2．超声心动图表现　超声心动图检查对主动脉根部和升主动脉的病变显示较好，病变部位的主动脉内径增宽，其内可见撕脱的主动脉内膜，呈带状回声，随心动周期摆动，见图 1-50。撕脱内膜将增宽的主动脉分为真、假两腔，连续扫查可见撕裂的内膜破口（内膜回声局部连续中断）。彩色多普勒显示破口处收缩期从真腔到假腔、舒张期从假腔到真腔的双向血流，见图 1-51。真腔内径多小于假腔，收缩期真腔增宽、假腔塌陷，撕脱内膜移向假腔。真腔内血流速度较快，色彩明亮；而假腔内血流速度较慢，颜色暗淡或不易显示。假腔内可见云雾状回声或附壁血栓。

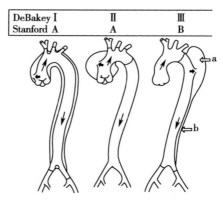

图 1-49　主动脉夹层 Debakey 分型和 Stanford 分型

引自王新房，谢明星. 超声心动图学. 5 版. 北京：人民卫生出版社

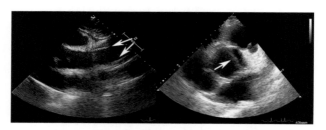

图 1-50　升主动脉纵切面（左图）及横切面（右图）可见撕脱内膜回声（箭头示）

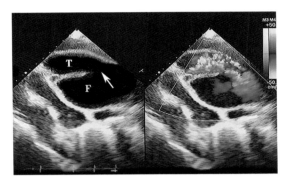

图 1-51　主动脉夹层超声图像
升主动脉内径增宽，其内可见撕脱内膜回声（左图，箭头
示），将主动脉分为真腔（T）和假腔（F），彩色多普勒显示破
口处收缩期从真腔到假腔的血流信号（右图）

3．并发症　主动脉夹层常见并发症如下。

（1）血性心包积液：心包积液是由于假腔内血
液破入心包引起，在主动脉夹层中出现心包积液
是预后不良的表现。

（2）主动脉瓣关闭不全：可能机制主要包括急
性主动脉瓣环扩张、夹层累及主动脉根部引起主
动脉瓣叶脱垂或夹层累及主动脉瓣引起瓣叶撕裂
等，见图 1-52。

（3）分支动脉受累情况：判断冠状动脉、头臂
干、左颈总动脉、左锁骨下动脉和腹腔干等分支动
脉源自真腔或假腔，以及夹层是否累及分支动脉，
见图 1-53。

4．左心室局部和整体功能评价　若主动脉夹
层累及冠状动脉时，可出现左心室节段性运动异

常。若主动脉夹层合并高血压性心脏病时，还可出现左心室整体功能减低。

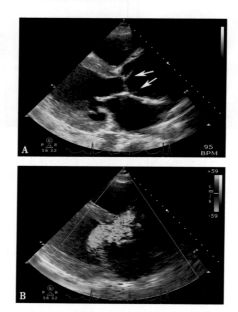

图 1-52　主动脉夹层累及主动脉瓣超声图像

A. 升主动脉内可见撕脱内膜回声并累及主动脉瓣(箭头示)；

B. 彩色多普勒显示主动脉瓣重度反流

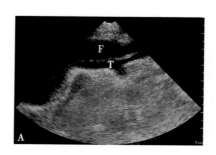

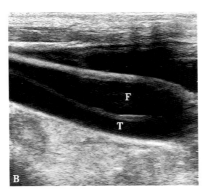

图 1-53 主动脉夹层累及头臂干和右颈总动脉图像
A. 主动脉夹层累及头臂干,分为真腔(T)和假腔(F);B. 主动脉夹层累及右颈总动脉,分为真腔(T)和假腔(F)

(三)经验分享及相关诊断标准

1. 需与临床表现相似的其他疾病相鉴别,如急性心肌梗死、急性肺栓塞等。

2. 主动脉夹层累及范围常较广泛,应多部位、多切面地扫查胸腹主动脉。胸骨旁切面和胸骨右旁切面可观察主动脉根部及升主动脉近端,心尖切面可观察位于心脏后方的胸主动脉,胸骨上窝切面可观察主动脉弓与胸主动脉起始部,剑突下切面和腹部切面可观察腹主动脉。

3. 对于累及升主动脉的夹层,经胸超声心动图具有较高的诊断敏感性和特异性;但对于累及主动脉弓及降主动脉的夹层,经胸超声心动图难以完整显示,需结合 CT 或 MRI 等影像学检查明确诊断。

四、心包填塞

（一）常用切面

胸骨旁左心室长轴切面，左心室短轴切面（二尖瓣水平、乳头肌水平及心尖水平），心尖四腔心切面及剑突下切面。

（二）超声诊断要点

1. 心脏结构及功能改变　心包脏层和壁层分离，心包腔内可见大量无回声区，舒张期深度多>20mm。心脏摆动，心脏舒张受限，可见右心室舒张期塌陷及右心房收缩期塌陷。下腔静脉内径增宽，随呼吸塌陷率明显减低。心输出量下降。

2. 血流动力学改变　吸气时二尖瓣和主动脉瓣血流速度减低、左心室变小，三尖瓣血流速度增加、右心室增大；呼气时相反。如果二尖瓣、主动脉瓣和／或三尖瓣的流速随呼吸的变异度>25%则提示心包填塞，见图1-54。

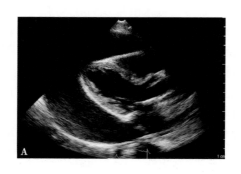

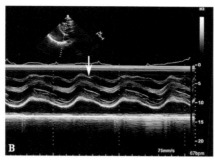

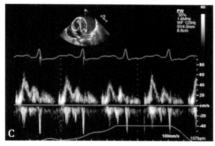

图1-54　心包填塞超声图像

A. 胸骨旁左心室长轴切面显示心包腔弥漫大量无回声区；B. M型超声显示右心室游离壁舒张期塌陷（箭头示）；C. 脉冲波多普勒显示二尖瓣口血流速度随呼吸变化

3. **心包积液性质判断**　可根据不同超声表现判断心包积液性质。

（1）浆液性积液：无回声区较纯净，其位置随体位的变化较大。

（2）纤维渗出性积液：无回声区内漂浮纤维素形成的带状强回声，呈水草状或飘带状，有时带状回声将心包脏层与壁层连接起来，形成多个小的间隔。

（3）化脓性或血性积液：无回声区较混浊，其内可见较多的细密点状或絮状回声。

（三）经验分享及相关诊断标准

1．心包积液应与左侧胸腔积液、心包脂肪垫鉴别。

2．快速少量心包积液亦可导致心包填塞，诊断时需结合临床表现。

3．多切面扫查并测量舒张末期左心室后壁后方、右心室前壁前方、左心室侧壁侧方、心尖部及右心室下壁下方等部位的心包积液。

4．心包穿刺时，超声心动图可实时监测穿刺针的位置和残余积液量。

五、急性二尖瓣关闭不全

（一）常用切面

胸骨旁左心室长轴切面，左心室短轴切面（二尖瓣水平、乳头肌水平），心尖四腔心切面，心尖二腔心切面及心尖长轴切面。

（二）超声诊断要点

1．分型　　目前普遍应用 Carpentier 分型法，基于瓣叶活动的不同将二尖瓣关闭不全分为三型。

（1）Ⅰ型：瓣叶活动正常，见于瓣环退行性变、瓣环扩张和心内膜炎导致的瓣叶穿孔。

（2）Ⅱ型：瓣叶活动过度，见于腱索或乳头肌断裂，表现为瓣叶松软，瓣叶脱垂或连枷。

（3）Ⅲ型：瓣叶活动受限，Ⅲa 见于由风湿性心脏病等器质性病变导致的瓣叶在收缩期和舒张期活动均受限；Ⅲb 见于由扩张型心肌病等功能性病变导致的瓣叶在收缩期活动受限，而舒张期活动正常，见图 1-55。

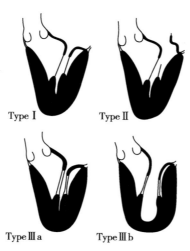

图 1-55　二尖瓣关闭不全 Carpentier 分型模式图
引自王新房，谢明星. 超声心动图学. 5 版. 北京：人民卫生出版社

　　2．病因　包括急性腱索断裂、感染性心内膜炎、急性心肌梗死、急性心力衰竭或人工二尖瓣功能异常等。

　　3．超声心动图表现　单纯二尖瓣脱垂时，二尖瓣对合区高于瓣环连线 2mm 以上，但瓣尖仍指向左心室；当出现腱索断裂时，二尖瓣瓣叶收缩期翻转入左心房，呈"连枷样"运动，常伴有偏心性反流，见图 1-56。左心内径可正常或轻度增大，左心室心肌运动代偿增强,左心室收缩和舒张功能多正常。中度以上二尖瓣反流可合并肺静脉血流逆转及肺动脉高压。

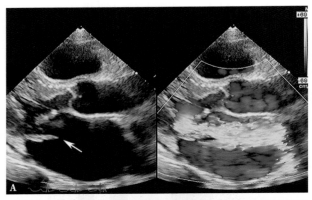

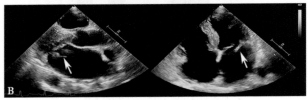

图 1-56 二尖瓣脱垂超声图像

A. 胸骨旁左心室长轴切面显示二尖瓣后叶脱垂、连枷(左图,箭头示),彩色多普勒显示二尖瓣重度偏心性反流(右图);B. 胸骨旁左心室长轴切面显示腱索断裂(箭头示),心尖四腔心切面显示二尖瓣后叶脱垂、连枷(箭头示)

4. 二尖瓣反流程度评估 推荐采用缩流径宽度法和近端等速表面积法(proximal isovelocity surface area, PISA)定量评价二尖瓣反流程度。

（1）缩流径宽度法：是测量反流束最狭窄处的宽度，不受血流动力学变化影响，适用于中心性反流和偏心性反流。二尖瓣反流缩流径宽度＜3mm提示轻度反流，≥7mm提示重度反流。

（2）PISA 法：建立在血流汇聚和连续性方程的基础之上。通过调节彩色量程基线得到奈奎斯特（Nyquist）极限速度 Va，并获得二尖瓣反流口的同心等速半球面的径线 r，机器软件根据 r、Va 及反流速度，自动计算二尖瓣有效反流口面积。二尖瓣有效反流口面积＜20mm² 提示轻度反流，≥40mm²提示重度反流，见图 1-57。

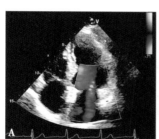
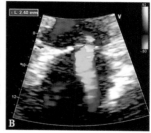
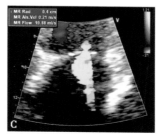

图 1-57　缩流径宽度法和 PISA 法
A. 心尖四腔心二尖瓣反流；B. 缩流径宽度法；C. PISA 法

（三）经验分享及相关诊断标准

1. 对急性二尖瓣关闭不全，应鉴别其病因。

2. 当经胸超声心动图图像质量欠佳时，经食管超声心动图可明确二尖瓣关闭不全的病因，确定二尖瓣病变分区，准确判断反流程度，对手术决策有极大帮助。

3. 采用缩流径宽度法和 PISA 法测量二尖瓣反流程度时，应尽量减小彩色多普勒检查角度，以提高测量准确性。

4. 当二尖瓣反流程度为中度以上时，左心室射血分数 <60% 提示左心室整体收缩功能减低。

六、急性主动脉瓣关闭不全

（一）常用切面

胸骨旁左心室长轴切面，大动脉短轴切面，心尖五腔心切面，心尖长轴切面，胸骨上窝切面及剑突下切面。

（二）超声诊断要点

1. 病因　包括感染性心内膜炎、急性主动脉夹层或人工主动脉瓣功能异常等。

2. 超声心动图表现　主动脉瓣脱垂时超声表现为舒张期主动脉瓣呈吊床样脱入左心室流出道，超过主动脉瓣根部附着点连线以下，见图 1-58。当主动脉瓣严重破坏时，脱垂的主动脉瓣叶活动幅度增大，可呈"连枷样"运动，舒张期主动脉瓣脱入左心室流出道，收缩期返回主动脉腔内，彩色多普勒可显示主动脉瓣偏心性反流，反流束冲击二尖瓣前叶或室间隔，见图 1-59。主动脉瓣重度关闭不全时主动脉瓣舒张期提前开放，二尖瓣收缩期提前关闭，可伴有舒张期二尖瓣反流。左心室大小和功能多正常，左心房压力增高，三尖瓣可出现反流及肺动脉高压。

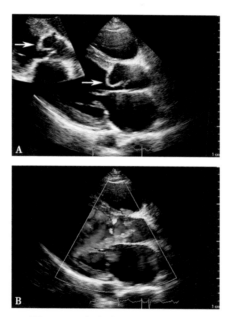

图 1-58　主动脉瓣脱垂超声图像

A. 胸骨旁左心室长轴切面显示主动脉瓣右冠瓣舒张期呈吊床样脱入左心室流出道（箭头示），左上角为主动脉瓣放大图像；B. 彩色多普勒显示主动脉瓣偏心性反流，冲击二尖瓣前叶

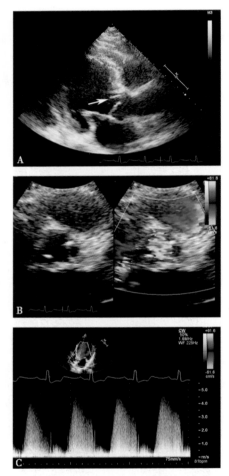

图 1-59　主动脉瓣"连枷样"运动超声图像

A. 胸骨旁左心室长轴切面显示主动脉右冠瓣"连枷样"运动（箭头示）；B. 大动脉短轴切面显示主动脉瓣反流；C. 连续波多普勒显示主动脉瓣反流频谱

3．主动脉瓣反流程度评估　推荐采用缩流径宽度法和 PISA 法定量评价主动脉瓣反流程度。缩流径宽度 <3mm 提示轻度反流，缩流径宽度 >6mm 或有效反流口面积≥30mm^2 提示重度反流。此外，压差减半时间 <200ms，降主动脉内舒张期血流逆转且速度 >20cm/s 提示重度主动脉瓣反流。

（三）经验分享及相关诊断标准

1．应与慢性主动脉瓣反流病因鉴别，如主动脉瓣钙化、风湿性主动脉瓣病变、先天性主动脉瓣畸形及升主动脉扩张等。

2．急性中重度的主动脉瓣反流多不出现左心增大，左心室容量负荷增加是慢性主动脉瓣反流的典型征象之一。

3．主动脉瓣脱垂时应观察脱垂瓣叶是否附着赘生物，必要时结合经食管超声心动图检查。

七、急性心力衰竭

（一）常用切面

胸骨旁左心室长轴切面，左心室短轴切面（二尖瓣水平、乳头肌水平及心尖水平），心尖四腔心切面，心尖二腔心切面及心尖长轴切面。

（二）超声诊断要点

急性心力衰竭主要是指由于急性心脏病变引起心排血量急骤降低导致组织器官灌注不足或急性淤血综合征。急性左心室心力衰竭最常见，发展迅速，而急性右心室心力衰竭常继发于大面积肺栓塞或急性右心室心肌梗死。

1．病因　急性心力衰竭常见病因如下。

（1）心肌病变：缺血性心肌病，心脏毒性心肌病，免疫相关和炎症损伤所致心肌病变，肿瘤浸润性心肌病，代谢异常性心肌病或基因异常性心肌病等。

（2）心脏负荷过重：高血压，瓣膜病变或心内结构缺损，心包病变，高动力状态或容量负荷过重。

（3）心律失常：心动过速或心动过缓。

2．左心室收缩性心力衰竭　左心增大，左心室舒张末期内径＞55mm 和 / 或左心室舒张末期内径指数＞32mm/m^2，左心室收缩末期内径＞45mm 和 / 或左心室收缩末期内径指数＞25mm/m^2，左心室舒张末期容积指数＞97ml/m^2，左心室收缩末期容积指数＞43ml/m^2。左心室室壁运动减弱，可合并附壁血栓形成。彩色多普勒显示二尖瓣和 / 或三尖瓣反流。左心室舒张功能减低。左心室收缩功能减低，当 LVEF＜30% 时，左心室收缩功能重度减低。

3．左心室射血分数保留的心力衰竭　左心室射血分数≥50%，左心室舒张末期容积指数＜97ml/m^2，左心室收缩末期容积指数＜43ml/m^2。E/e'≥13 和二尖瓣环室间隔与侧壁 e' 平均值＜9cm/s；Ar-A 时间≥30 毫秒；左心房容积指数≥34ml/m^2；三尖瓣反流峰速＞2.8m/s。

（三）经验分享及相关诊断标准

1．应鉴别引起急性心力衰竭的原因。

2．全面观察各房室腔大小、瓣膜形态和功能、室壁运动以及左心室收缩和舒张功能。

八、肥厚型梗阻性心肌病

（一）常用切面

胸骨旁左心室长轴切面，左心室短轴切面（二尖瓣水平、乳头肌水平及心尖水平），心尖四腔心切面及心尖五腔心切面。

（二）超声诊断要点

根据有无梗阻，将肥厚型心肌病分为肥厚型梗阻性心肌病和肥厚型非梗阻性心肌病，肥厚型梗阻性心肌病易发生猝死。

1. 心肌厚度及回声　左心室心肌非对称性肥厚，厚度≥15mm，多以室间隔中上部显著，凸向LVOT。乳头肌亦可增粗，位置前移。肥厚部位心肌回声不均匀，呈颗粒状或斑点状回声增强，见图1-60。

2. 心腔大小　左心室减小，左心房增大。

3. 左心室流出道梗阻　LVOT梗阻时，LVOT内径变窄（＜20mm），彩色多普勒显示收缩期LVOT五彩镶嵌的血流信号，频谱多普勒显示收缩中晚期高速血流，频谱峰值后移，形态呈"匕首"样。

当静息状态下LVOT峰值压差＜30mmHg，运动或药物诱导下峰值压差≥30mmHg时称为动力性梗阻；当静息或诱导下LVOT压差≥50mmHg且无法用药物控制症状时需要外科或介入干预治疗。

LVOT梗阻常合并SAM征，即二尖瓣前叶收缩期前向运动（systolic anterior motion，SAM）。因LVOT狭窄，流速增快，流出道内相对负压，吸引二尖瓣前叶及腱索向前运动，加重 LVOT 梗阻。同时导致二尖瓣前后叶对合不良，彩色多普勒显示二尖瓣偏心性反流，见图 1-61。

4. 左心室功能 左心室舒张功能多减低，而收缩功能多为正常，但左心室舒张末容积减小，每搏输出量下降。2%～5% 的肥厚型心肌病患者会伴有左心室收缩功能异常（LVEF < 50%），称为进展期肥厚型心肌病或终末期肥厚型心肌病。

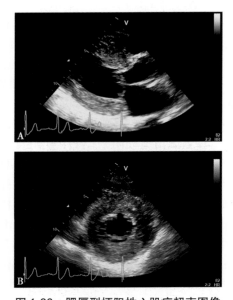

图 1-60 肥厚型梗阻性心肌病超声图像
A. 胸骨旁左心室长轴切面；B. 二尖瓣水平左心室短轴切面

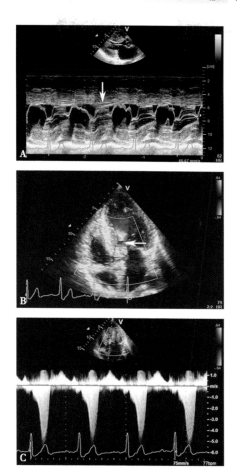

图 1-61　肥厚型梗阻性心肌病

A. M 型超声显示 SAM 征（箭头示）；B. 心尖五腔心切面彩色多普勒显示左心室流出道五彩镶嵌血流信号（箭头示）；C. 连续波多普勒显示左心室流出道高速血流频谱，峰值后移

（三）经验分享及相关诊断标准

1. 应与超声表现为心肌肥厚的其他疾病鉴别，如高血压性心脏病、主动脉瓣狭窄性病变及尿毒症性心肌病等。

2. 并非所有肥厚型梗阻性心肌病的二尖瓣反流均与 SAM 征有关，需鉴别肥厚型心肌病合并瓣膜异常，如继发于损伤或感染引起的二尖瓣脱垂。

3. 虽然梗阻部位常发生在左心室流出道，但也可发生在左心室中部。梗阻程度可根据负荷状态和室壁收缩强度的变化而变化，心肌收缩力增加，心室容量下降或后负荷减低会加重梗阻程度。

4. 探测左心室流出道梗阻部位血流时，应避开二尖瓣反流信号，避免二尖瓣反流对梗阻处频谱测量的影响。

九、感染性心内膜炎

（一）常用切面

胸骨旁左心室长轴切面，大动脉短轴切面，左心室短轴切面（二尖瓣水平），心尖四腔心切面，心尖五腔心切面，心尖二腔心切面及心尖长轴切面。

（二）超声诊断要点

1. 超声心动图主要表现　主要表现为赘生物形成。赘生物的声像图特征为大小不等、形态不一、数目不等的附着于瓣叶游离缘的中等回声。陈旧赘生物回声增强，且有明显的自主活动度。赘生物常累及二尖瓣和主动脉瓣，多位于房室瓣心房面、主动脉瓣和肺动脉瓣心室面、人工瓣膜的缝环、生物瓣的瓣尖、封堵器及起搏器导线等处,见图1-62。

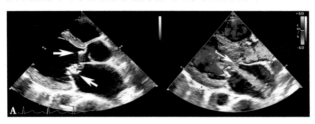

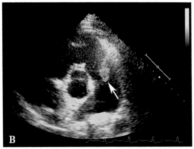

图1-62　感染性心内膜炎赘生物超声图像
A.胸骨旁左心室长轴切面显示二尖瓣和主动脉瓣多发赘
生物形成(粗箭头示),主动脉瓣右冠瓣脱垂,彩色多普勒
显示二尖瓣前叶穿孔(细箭头示);B.大动脉短轴切面显示
肺动脉瓣赘生物形成(箭头示)

2.伴随征象　感染性心内膜炎常见伴随征象
如下:

(1)腱索、乳头肌断裂:瓣叶脱垂或连枷样运动。

(2)瓣膜穿孔:瓣膜粗糙,瓣叶可见回声中断,
穿孔处可出现反流,见图1-63。

(3)瓣周脓肿:瓣周组织增厚或瓣周显示形态
不一的不均匀回声或无回声区,其内可有或无彩
色血流充填,见图1-64。

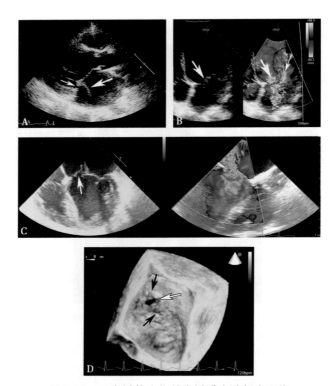

图 1-63　二尖瓣赘生物并发瓣膜穿孔超声图像

A. 经胸超声心动图胸骨旁左心室长轴切面显示二尖瓣左心房面附着条索样回声(粗箭头示),二尖瓣前叶回声中断(细箭头示);B. 彩色多普勒显示二尖瓣反流为两束,分别起源于二尖瓣前叶回声中断处(粗箭头示)及前后叶对合处(细箭头示);C. 经食管超声心动图显示二尖瓣前叶 A3 区穿孔(箭头示),附着条状赘生物,彩色多普勒显示穿孔处二尖瓣反流;D. 经食管三维超声心动图左心房面清晰显示二尖瓣前叶 A3 区裂缺(白色箭头示),近似椭圆形,边缘不整,周边附着2～3个条状赘生物(黑色箭头示)

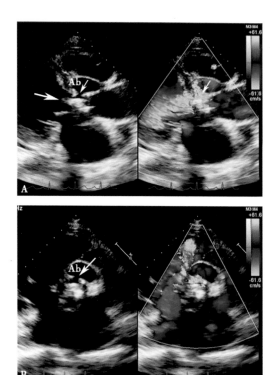

图 1-64　主动脉瓣赘生物并发瓣周脓肿超声图像

A. 胸骨旁左心室长轴切面显示主动脉瓣赘生物形成（粗箭头示），右冠窦窦壁回声失落（细箭头示），主动脉瓣瓣周脓肿（Ab），彩色多普勒显示主动脉血流与瓣周囊腔沟通（细箭头示）；B. 大动脉短轴切面显示主动脉右冠窦左前方主动脉瓣瓣周脓肿（Ab），右冠窦窦壁回声失落（箭头示），彩色多普勒显示瓣周脓肿内充填彩色血流

（4）瘘道形成：主动脉 - 左心室瘘或主动脉 - 心房瘘，可见彩色血流通过瘘道。

（5）瓣膜瘤：瓣膜组织呈囊状改变，可合并穿孔，见图 1-65。

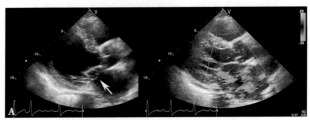

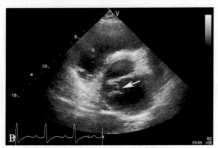

图 1-65 二尖瓣瓣膜瘤形成伴破坏超声图像

A. 胸骨旁左心室长轴切面显示二尖瓣局部呈瘤样改变，收缩期脱向左心房（箭头示），彩色多普勒显示瓣膜瘤破坏伴二尖瓣重度反流；B. 二尖瓣水平左心室短轴切面显示二尖瓣后内联合瓣膜瘤形成，顶端可见破口（箭头示）

（6）人工瓣膜瓣周漏：人工瓣膜瓣周反流，可伴有或不伴有人工瓣架活动，见图 1-66。

3. 受累瓣膜出现不同程度反流和 / 或狭窄，见图 1-67 及图 1-68。

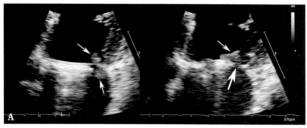

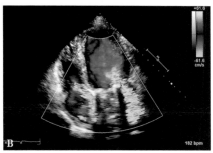

图 1-66　二尖瓣位人工机械瓣瓣周漏超声图像

A. 心尖四腔心切面显示二尖瓣位人工机械瓣瓣架后外侧
与瓣环之间缝隙（粗箭头），周围瓣架及瓣环多发赘生物形
成（细箭头）；B. 彩色多普勒显示二尖瓣位人工机械瓣明显
的瓣周反流束

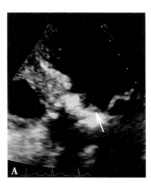

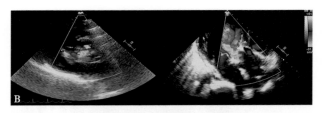

图 1-67　主动脉瓣位人工生物瓣瓣膜反流超声图像
A. 经胸超声心动图心尖五腔心切面显示主动脉瓣位人工
生物瓣赘生物（箭头示）；B. 大动脉短轴及心尖长轴切面显
示主动脉瓣位人工生物瓣反流

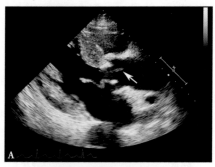

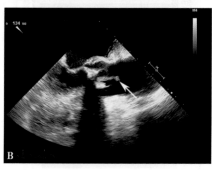

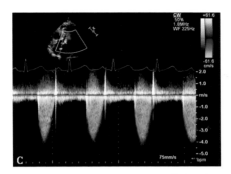

图 1-68　主动脉瓣位人工生物瓣瓣膜狭窄超声图像
A. 经胸超声心动图胸骨旁左心室长轴切面显示主动脉瓣位人工生物瓣条索状赘生物（箭头示）；B. 经食管超声心动图显示主动脉瓣位人工生物瓣条索状赘生物（箭头示）；C. 连续波多普勒显示主动脉瓣位人工生物瓣口血流速度加快

（三）经验分享及相关诊断标准

1. 感染性心内膜炎需与风湿性心脏病、老年性瓣膜钙化、心房黏液瘤和二尖瓣腱索断裂等鉴别。

2. 经胸超声心动图难以识别直径小于 2～3mm 赘生物。当临床高度怀疑感染性心内膜炎，但经胸超声心动图检查阴性时，建议进一步经食管超声心动图检查，或 5～7 天内复查经胸超声心动图。

3. 右心系统的赘生物比较少见，多见于静脉注射、右心导管或起搏器置入术后，赘生物数目较多且形状多不规则，可导致三尖瓣和肺动脉瓣破坏及功能异常。

十、急性主动脉窦瘤破裂

（一）常用切面

胸骨旁左心室长轴切面，大动脉短轴切面，心尖五腔心切面及心尖长轴切面。

（二）超声诊断要点

1. 超声心动图表现　主动脉窦部明显增宽、扩张，局限性呈瘤样膨出，瘤体根部位于主动脉瓣环水平以上。瘤壁上可见回声中断，破口常位于瘤体顶端，于破口处探及五彩镶嵌的血流信号。当窦瘤破入右心及左心房时，分流频谱为连续性湍流频谱，破入左心室时为舒张期分流频谱，见图1-69。

2. 房室腔随窦瘤破入部位不同而有不同程度扩大　窦瘤破入右心房时，左、右心腔均增大，肺动脉增宽；窦瘤破入右心室时，右心室、左心房、左心室增大，肺动脉增宽；窦瘤破入左心房时，左心房、左心室增大；窦瘤破入左心室时，血流动力学类似主动脉瓣关闭不全；窦瘤破入心包腔时，引起急性心包填塞；窦瘤破入肺动脉时，血流动力学类似主-肺动脉间隔缺损；窦瘤破入室间隔形成室间隔夹层时，夹层可破入左心室形成窦瘤-室间隔-左心室腔的通路。

3. 并发症　窦瘤向右心分流量大时，可引起肺动脉高压。同时可合并室间隔缺损、主动脉瓣脱垂或主动脉瓣关闭不全等。

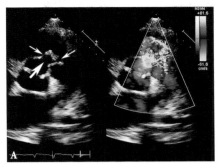

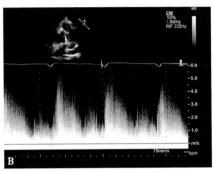

图 1-69　主动脉窦瘤破裂超声图像

A. 大动脉短轴切面显示主动脉右冠窦呈瘤样膨出（粗箭头），其顶端可见多个破口（细箭头），彩色多普勒显示右冠窦破入肺动脉瓣下的五彩镶嵌分流信号；B. 连续波多普勒显示破口处全心动周期右冠窦至肺动脉的分流频谱

（三）经验分享及相关诊断标准

1. 急性主动脉窦瘤破裂需与室间隔缺损伴主动脉瓣脱垂、室间隔缺损伴肺动脉瓣关闭不全、室间隔缺损合并主动脉瓣膜瘤穿孔、右冠状动脉瘘等相鉴别。

2．彩色多普勒探查主动脉窦瘤破裂时，可调节彩色取样框及速度量程，以减轻高速湍流引起的彩色混叠。

3．主动脉窦瘤最常合并室间隔缺损，当主动脉右冠窦破入右心室时常伴发主动脉右冠瓣脱垂，此时舒张期窦瘤瘤体和脱垂的主动脉瓣可堵塞室间隔缺损处，应避免室间隔缺损的漏诊。

十一、应激性心肌病

（一）常用切面

胸骨旁左心室短轴切面（二尖瓣水平、乳头肌水平及心尖水平），心尖四腔心切面，心尖二腔心切面及心尖长轴切面。

（二）超声诊断要点

应激性心肌病也被称为心尖球囊综合征、章鱼罐综合征或心碎综合征，是一种独特的可逆性的急性心肌病，常由生理或心理性的应激事件引发，可能与儿茶酚胺介导的心肌顿抑有关。

1．超声心动图表现　左心室心尖部和中部室壁运动减弱或消失，而基底部运动正常或增强，左心室心尖部呈球形扩张，左心室射血分数减低，舒张功能也可减低，见图1-70。

2．并发症　应激性心肌病常见并发症如下。

（1）左心室心尖部血栓形成。

（2）左心室流出道梗阻：基底部心肌运动增强，同时可使二尖瓣在收缩期前向运动，两者可导致左心室流出道梗阻，并可合并二尖瓣反流。

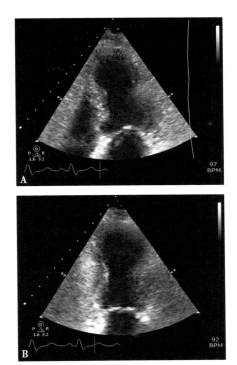

图 1-70　应激性心肌病超声图像

A．心尖四腔心切面显示左心室心尖部扩张；B．心尖二腔心切面显示左心室心尖部扩张

（3）右心室受累：少见，多累及右心室心尖、侧壁和前壁，导致右心室功能减低。

（4）左心室游离壁破裂：少见，好发于老年高血压患者，左心室基底部心肌运动活跃。

（三）经验分享及相关诊断标准

1．典型的应激性心肌病以女性多见，多由机体或者情绪应激刺激诱发。

2.应激性心肌病临床表现及心电图与急性心肌梗死难以区别,其主要特征为无冠状动脉异常的可逆性室壁运动异常,需动态观察。

3.应激性心肌病并发左心室流出道梗阻的高危人群包括:室间隔中上部异常增厚的患者,因向心性左心室肥厚造成左心室减小的高龄女性,高水平儿茶酚胺或急性低血容量的患者。

十二、心源性体循环栓塞

(一)常用切面

胸骨旁左心室长轴切面,大动脉短轴切面,左心室短轴切面(二尖瓣水平、乳头肌水平及心尖水平),心尖四腔心切面,心尖二腔心切面及心尖长轴切面。

(二)超声诊断要点

心源性体循环栓塞栓子可来源于左心房或左心耳血栓、左心室血栓、瓣膜赘生物、人工瓣膜血栓或心脏肿瘤等。

1.左心房或左心耳血栓 主要见于心房颤动、二尖瓣狭窄或二尖瓣位人工瓣置换术后。超声表现为左心房增大,左心房血栓多位于左心房侧后壁,形态可呈球形、椭球形或不规则形,可为附壁血栓或活动性血栓。新鲜血栓回声较低,有一定活动度,较易脱落;当发生机化或钙化时,血栓可呈强回声,见图1-71。

左心耳最常受累,血栓多位于左心耳盲端。

经胸超声心动图很难显示成人患者左心耳内血栓，而经食管超声心动图是首选方法。左心耳血栓需与梳状肌相鉴别，梳状肌在调整探头角度时可展开为平行排列的条状回声。左心耳自发显影或排空速度减低可能预示血栓形成，见图1-72。

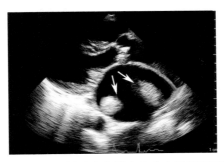

图1-71 二尖瓣狭窄合并左心房血栓超声图像

胸骨旁左心室长轴切面显示左心房内多发血栓形成（箭头示）

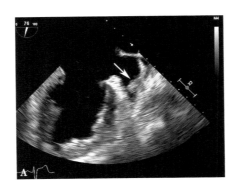

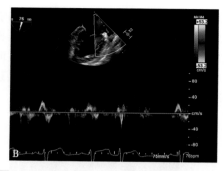

图 1-72 心房颤动合并左心耳血栓超声图像

A. 经食管超声心动图显示左心耳内血栓形成（箭头示）；
B. 脉冲波多普勒显示左心耳血流充盈及排空速度减低

2. 左心室血栓 主要见于心肌梗死和扩张型心肌病患者。左心室前壁心肌梗死更容易合并血栓形成，常附着于左心室心尖部。左心室血栓形态包括附壁血栓（基底较宽，扁平状且平行于心内膜表面，仅一面暴露于心腔内）、凸起性血栓（多于一面暴露于心腔内，凸向左心室腔）及活动性血栓（血栓部分或整体有自主运动），其中活动性血栓有较高的栓塞率而附壁血栓的栓塞率较低，见图 1-73。

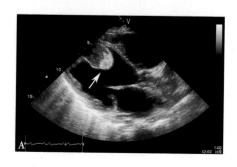

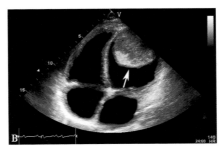

图 1-73　扩张型心肌病合并左心室凸起性血栓超声图像
A. 胸骨旁左心室长轴切面（箭头示）；B. 心尖四腔心切面
（箭头示）

3. 瓣膜赘生物　瓣膜赘生物形成原因如下。

（1）感染性心内膜炎：瓣膜感染性赘生物形成。

（2）非细菌性血栓性心内膜炎：回声类似于感染性心内膜炎的赘生物，但附着部位与感染性心内膜炎不同，多附着于二尖瓣游离缘，也可累及主动脉瓣和三尖瓣。赘生物形状多固定，多为球形，瓣膜破坏少见。以 Libman-Sacks 赘生物为特征的心内膜炎常见于系统性红斑狼疮患者。

（3）Lambl 赘生物：多累及左心瓣膜，位于主动脉瓣左心室面和二尖瓣左心房面。赘生物多位于瓣叶对合处，呈线状或丝状结构，宽度≤2mm，长度约 3～10mm，见图 1-74。

4. 人工瓣膜血栓形成　超声可见瓣叶或瓣架表面有大小不一、回声强弱不等的团块样回声，可伴有人工瓣功能异常（狭窄或反流），其中活动性的血栓更易发生栓塞事件。

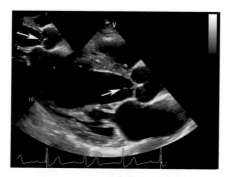

图 1-74 Lambl 赘生物超声图像
胸骨旁左心室长轴切面显示主动脉瓣叶对合线左心室流出
道面的丝状回声(箭头示),左上角为主动脉瓣放大图像

5. 心脏肿瘤 包括良性和恶性肿瘤,大多为良性,良性肿瘤多为黏液瘤。黏液瘤多位于左心房,也可位于左心室和右心房,但很少位于右心室。左心房黏液瘤表现为左心房内附加等回声团块,多有蒂附着于房间隔,表面可呈分叶状,有一定形变,并可有较大活动度,舒张期移向二尖瓣口,收缩期退回至左心房。肿瘤可导致二尖瓣口不同程度的梗阻,或导致二尖瓣关闭不全,肿瘤表面分叶状结构脱落可导致栓塞事件,见图 1-75。

(三)经验分享及相关诊断标准

1. 左心房黏液瘤需与心房血栓、二尖瓣赘生物及房间隔膨出瘤等鉴别,黏液瘤容易脱落而导致体循环栓塞,部分患者以脑血管或肢体血管栓塞为首发症状。

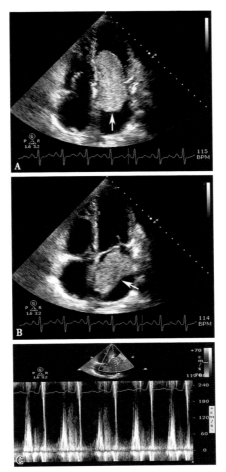

图 1-75　左心房黏液瘤超声图像

A. 心尖四腔心切面显示舒张期约 1/2 瘤体通过二尖瓣口进
入左心室（箭头示）；B. 心尖四腔心切面显示黏液瘤收缩期
退回至左心房（箭头示）；C. 脉冲波多普勒显示二尖瓣口前
向血流速度加快

2．诊断左心室血栓时要在至少两个以上切面证实血栓存在，且注意排除近场伪像、左心室内假腱索和左心室内肌小梁等，必要时行心腔声学造影检查。

3．瓣叶赘生物需与新鲜血栓鉴别，瓣叶赘生物质地较软、回声中等、大小不一且有一定活动度；血栓多有一定的形态且活动度较低。

十三、心脏外伤

（一）常用切面

胸骨旁左心室长轴切面，大动脉短轴切面，左心室短轴切面（二尖瓣水平、乳头肌水平及心尖水平），心尖四腔心切面，心尖二腔心切面，心尖长轴切面、剑突下切面及胸骨上窝切面。

（二）超声诊断要点

心脏外伤分为穿透性心脏损伤和闭合性心脏损伤两大类，可发生房室腔破裂、室间隔穿孔、乳头肌腱索断裂及心包破裂，亦可见主动脉或心脏瓣膜撕裂等。

1．心脏外伤　心房、室壁及房室间隔等回声中断，心内血流发生异常，可有心包腔及心脏周围积液，见图1-76。显著的心脏挫伤表现为节段性或弥漫性室壁运动异常，常合并血栓形成和瓣膜病变等，见图1-77。

2．创伤性主动脉损伤　主要分为内膜出血、内膜撕裂、动脉中层裂伤、完全的主动脉撕裂、假性动脉瘤形成及血管周围出血等。主动脉创伤随着壁内血肿的进展可能导致血管壁内膜撕脱，超声表现与自发性主动脉夹层类似。

　　3．其他　如纵隔血肿以及胸腔积液等。

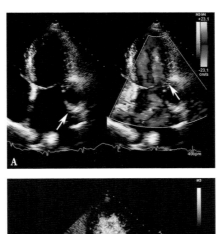

图 1-76　心脏外伤合并假性室壁瘤形成超声图像

A．心尖四腔心切面显示左房室环外侧无回声区（左图，箭头示），边界尚清晰，其内未见确切血流信号，左心室侧壁基底部可见细小低速血流信号与左心室沟通（右图，箭头示）；B．超声造影显示少量增强剂进入左房室环外侧无回声区（箭头示），其内增强剂浓度明显低于左心室

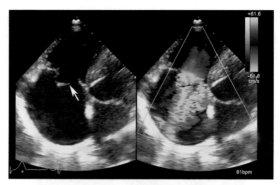

图 1-77 心脏外伤合并三尖瓣腱索断裂超声图像

聚焦右心室的心尖四腔心切面显示三尖瓣前叶腱索断裂，瓣叶大面积脱垂（左图，箭头示），彩色多普勒显示三尖瓣重度反流（右图）

（三）经验分享及相关诊断标准

1. 及时发现心脏和主动脉有无器质性损伤，明确损伤的部位、范围、性质及程度等，可为进一步诊断和治疗提供有价值的依据。

2. 由于右心室距离胸壁最近，因而右心室最易损伤；若左心室损伤，还需进一步探查室间隔和心尖部；当心包、房室壁损伤甚至心腔破裂时常引起心包积液甚至心包填塞；瓣膜损伤形式多样，包括腱索断裂、局部瓣叶破坏甚至整个瓣膜复合体破坏。

3. 降主动脉远端及主动脉弓部难以进行超声扫查，当高度怀疑主动脉创伤时，需结合 CT 等影像学检查。

（马春燕 李 潭 王永槐 孔凡鑫 宁红霞）

第二章 消化系统

<hr>

第一节 肝 脏

一、扫查方法及常用扫查切面

（一）仰卧位

是最常用的超声检查体位。患者仰卧，双手上举置于头上，可使肋间隙增宽，便于探头置放。扫查从左肋下、剑突下、右肋下和右肋间进行。

（二）左侧卧位

左侧卧位时右臂上举置于头上，有利于右肋间扫查，尤其是对肝右叶膈顶部的观察；深吸气时也可从右肋下扫查。

（三）右侧卧位

有助于肝左叶扫查。

（四）半坐位、坐位和站立位

适于肝脏位置较高者，可以使肝脏位置下移，便于检查。同时可检查肝脏活动度。

肝脏扫查切面较多，具体如下。

（一）剑突下纵切面

1. 经腹主动脉纵切面　腹正中线或剑突偏左

的纵切面,显示左肝和腹主动脉长轴。

2. 经下腔静脉纵切面 腹正中线偏右的纵切面,显示左肝和下腔静脉长轴。

(二) 剑突下横切面

探头横置于上腹部,嘱患者深吸气配合,由上至下横断扫查,可观察第二肝门及肝左叶的门静脉左支工字形结构。

(三) 左肋缘下斜切面

探头置于左肋弓下缘,嘱患者深吸气后屏气,紧压腹壁探头朝向患者左肩作侧动扫查,可显示左外叶、肝左静脉及门静脉左支矢状部。

(四) 右肋缘下斜切面

探头置于右肋弓下缘,紧压腹壁使声束朝向右侧肩背部通过肝实质至膈面。该切面扫查是由连续的不同斜切面组成,常需要患者进行吸气配合。主要显示肝右叶全貌、第一肝门、第二肝门(主要是肝中、肝右静脉长轴)。

(五) 右肋间斜切面

探头置于右侧肋间,沿肋间开始由下向上逐个肋间扫查,直至肝缘。主要显示肝右叶肝实质、胆囊、第一肝门、肝右静脉及右肾。

二、正常超声测值

(一) 肝右叶最大斜径

于右叶下缘斜切面扫查,声束指向右肩,显示肝右静脉长轴并见其汇入下腔静脉,同时清晰显示弧度自然的右侧膈肌回声,测量肝表面至膈肌内缘之间最大垂直距离（图 2-1）。

正常参考值　成年人：10～14cm。

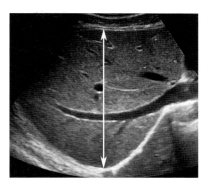

图 2-1　肝右叶最大斜径测量

（二）肝左叶前后径、上下径

剑突下经腹主动脉肝左叶纵切面，显示肝左叶上方的膈肌、肝左叶下缘角和后方腹主动脉长轴。具体测量方法如下：①前后径测量：肝左叶前、后缘包膜之间测量最大垂直距离（包括尾状叶）；②上下径测量：测量点分别置于肝左叶最上、下缘包膜处，并与肝前部表面接近平行，测量其最大上下径。具体测量见图 2-2。

正常参考值：前后径 4.0～6.0cm（≤6cm）；上下径 4.0～9.0cm（≤9cm）。

（三）肝尾状叶测量

于下腔静脉前方和静脉韧带后方显示尾状叶的纵切面，测量其上下径和前后径，上下径：尾状叶上缘顶点至下缘最大距离；前后径：和上下径垂

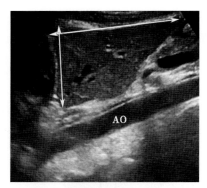

图2-2 肝左叶前后径、上下径测量

AO：腹主动脉

直的前后缘最大距离。在纵切面的基础上转动探头显示尾状叶的横切面，测量其左右径：静脉韧带至下腔静脉之间的最大距离。

正常参考值：上下径≤6cm；前后径≤2.5cm；左右径≤5.5cm。

（四）门静脉

右肋间斜切面显示门静脉主干及右支长轴，测量主干内径（图2-3A）。

正常参考值：主干内径＜1.3cm，平均血流速度：12～40cm/s，流量（882±87）ml/min。

（五）肝静脉

剑突下右侧斜切面扫查，显示第二肝门下腔静脉横切面，三支肝静脉显示汇入下腔静脉，于距离汇入下腔静脉1～2cm处测量三支肝静脉内径。正常参考值：肝左静脉、肝中静脉内径：0.5～0.9cm，肝右静脉内径0.4～0.9cm。

（六）肝动脉（肝固有动脉）

肝动脉于右肋间切面，第一肝门门静脉主干前方可见红色血流，色彩明亮（图 2-3B）。正常参考值：收缩期峰值（PSV）30～40cm/s（禁食状态）。

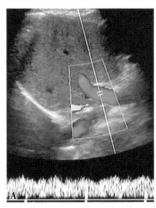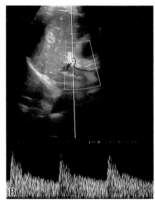

图 2-3 门静脉和肝动脉血流频谱

A. 门静脉；B. 肝动脉

（七）儿科正常参考值

1. 右肝 右锁骨中线，1 岁内：位于肋缘下 1～3cm；3 岁内：肋缘下 1～2cm；3 岁后肋缘下 1cm以内；8 岁后：肋缘下探测不到。

2. 左肝 剑突下，3 岁内：1～2.5cm；3 岁后：1.5～3cm；10 岁后：2～3.5cm。

三、相关急症超声诊断要点

（一）急性肝炎

1. 肝脏肿大，形态饱满。

2．肝实质回声明显低于正常，肝内管道管壁往往回声增强。

3．常伴有胆囊缩小、胆囊壁增厚。

需要注意，急性肝炎，尤其是早期阶段，肝脏本身常缺乏特征性改变，但是胆囊大小及胆囊壁的异常往往很明显。

（二）肝脓肿

1．脓肿早期　病灶呈类圆形或不规则的片状低回声区，边界欠清楚，内部回声尚均匀，后方回声略增强，缺乏肿块的球体感（图2-4A）。此时，需结合患者临床表现，并对病灶动态观察。

2．脓肿形成期　当病灶出现变性、坏死和液化后，形成脓肿。表现为混合性团块，周边为脓肿壁，大多数壁厚而粗糙，外壁边界较清晰，内壁不整齐（图2-4B）。脓肿内部回声主要由液化的程度及脓汁的均匀程度决定。当脓肿液化充分且

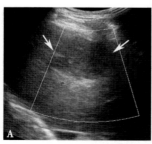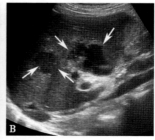

图2-4　肝脓肿

A. 肝脓肿早期；B. 脓肿形成期

箭头示脓肿灶

脓汁稀薄均匀时，表现为无回声区，内可见细点状回声，并可见散在的片状或条索状高回声。当脓汁黏稠且分布均匀时，可表现为均质的低回声团块，此时要与实质性病变相鉴别。脓肿液化不充分，内部可见较大的分隔状高回声，有的呈细小的蜂窝样改变。彩色多普勒血流显像（color Doppler flow imaging，CDFI）：脓肿壁、脓腔分隔以及邻近肝组织可见血流信号。

3．脓肿吸收期　经过治疗后，脓肿内无回声区明显减小甚至消失。如完全治愈，超声可显示正常肝实质回声，但部分可呈片状低回声区或强回声钙化灶。

4．阿米巴肝脓肿　①多为单发、体积较大的病灶；②多位于右肝膈顶部，脓腔壁较薄，无回声区内可见细点状回声；③超声引导下穿刺可抽吸到巧克力样脓液。

（三）肝破裂

1．肝包膜下血肿　肝包膜完整，前缘可向肝表面膨出，于肝包膜与肝实质之间出现梭形无回声区，边界清晰，后方肝实质受挤压。陈旧性血肿内可见细小点状回声、条状分隔和 / 或低回声团块。

2．中央型肝破裂　当肝实质局部挫伤时，肝实质局部可见不规则的高或者低回声区。当形成血肿时，肝实质可见边界欠清晰，形态不规则的血肿回声。根据血肿形成时间的不同，血肿回声各异，从最初的高回声，后来可为低回声、混合回声及无回声（图 2-5）。CDFI：其内无血流信号。

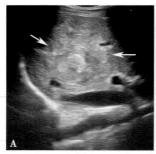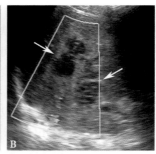

图 2-5 肝破裂

A. 高回声血肿；B. 混合回声血肿；箭头示血肿

3. 真性肝破裂 肝脏局部形态可不规则，肝包膜回声连续性中断，肝实质内见条状低回声或高回声区延伸至包膜中断处，边界模糊不清。肝脏周围或腹腔内见深度不等的无回声区。真性肝破裂有时不易显示破口位置，尤其是膈顶部、肝门部及肝脏脏面较小的破口。因此，肝周围及腹腔积液为重要的间接征象。超声造影检查可以提高真性肝破裂诊断的准确性。

（四）肝移植相关并发症

1. 肝周积液和积血 较常见。主要位于左、右肝下间隙、右膈下、肝包膜下等。

2. 急性排斥反应 超声缺乏特异性征象。以下两个征象对提示移植肝排斥反应有帮助，但缺乏特异性：①门静脉周围环状水肿带；②肝静脉三相波消失，呈连续性平缓波。

3. 血管并发症

（1）肝动脉异常：肝移植术后，肝动脉的正常加速时间（acceleration time，AT）< 80ms，阻力指数（resistant index，RI）：0.55～0.80。但是收缩期峰值速度的正常范围分布较大，国内学者报道：17～152cm/s。

1）肝动脉血栓形成：肝门区及肝内肝动脉血流信号消失，这是判断肝动脉血栓形成的较可靠征象。同时可伴有肝动脉肝外段血流信号中断、肝门区侧支循环形成等表现。

2）肝动脉狭窄：主要发生于吻合口处。CDFI显示局部呈现五彩镶嵌血流信号，脉冲多普勒（pulse wave，PW）显示：局部血流收缩期峰值大于 200cm/s（图 2-6）。肝内肝动脉血流流速减低，AT 延长 >80ms，RI < 0.5。

3）假性动脉瘤形成：较少见，可发生于肝内或

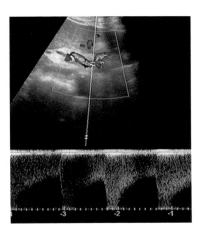

图 2-6　移植肝肝动脉狭窄

吻合口周围。二维超声可见局限无回声区，CDFI
于其内可探及血流信号，呈"阴阳征"改变。

（2）门静脉异常

1）门静脉血栓形成：二维超声于门静脉管腔
内可探及中等或者高回声团块。在血栓急性形成
期，可表现为接近无回声，无法探及血栓的团块状
回声。CDFI：无血流通过或者少量血流通过。

2）门静脉吻合口狭窄：二维超声可见吻合口
管腔局部狭窄（吻合口内径＜4mm 或者与狭窄前
正常内径比较减少＞50%）。CDFI 显示吻合口处
五彩镶嵌血流信号；PW 显示局部血流速度增加，
是狭窄前正常管腔血流速度的3～4 倍（图 2-7）。

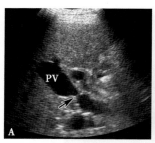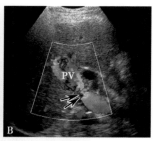

图 2-7　移植肝门静脉狭窄

A. 二维图像；B. CDFI；PV：门静脉，箭头示狭窄部位

4. 胆道并发症　常见的胆道并发症包括胆瘘、
胆道狭窄、胆管结石或胆泥形成及胆汁瘤等。胆
道狭窄按发生部位可分为吻合口狭窄和非吻合口
狭窄，后者属缺血性胆道病变。胆管吻合口狭窄
时可显示吻合口局部管腔变窄。狭窄水平之上胆

总管及肝内胆管可见轻度扩张。非吻合口狭窄常发生在肝门部胆管，表现为胆管腔弥漫性变细、狭窄，局部胆管壁增厚、回声增强。最终需经皮肝穿刺胆道造影或逆行胰胆管造影明确诊断。

需要注意，在肝移植术后马上进行的超声检查（24小时内），由于肝动脉吻合口水肿、痉挛、打结，门静脉压力减低、血流增加及水肿等原因，会造成肝动脉和门静脉出现暂时的、可恢复的异常表现：肝动脉血流 PSV 增高、RI 升高、AT 延长、门静脉的血流速度增高、肝静脉正常三相波消失。在随后观察中，这些改变往往会恢复正常。超声造影可提高移植肝血管并发症诊断的准确性。

四、经验分享及相关诊断标准

（一）扫查技巧和注意事项

1. 肝脏超声扫查切面比较多，目前尚没有统一的扫查顺序。要在常规切面的基础上，按照一定顺序，尽量全面扫查肝脏各叶段，避免遗漏。在实际工作中，如遇到较为肥胖或者腹腔胀气较重的受检者，可以通过下列方法改善扫查效果：①探头加压；②嘱患者吸气、屏气配合；③变换检查体位；④调整探头扫查角度，于非标准切面扫查。

2. 肝脏以下的几个区域需要注意 ①肝脏右后叶近膈肌的膈顶区：由于被肺组织遮掩，常难以清楚显示。右肋下斜切面常可以较清楚地显示该区域；在右肋间切面扫查时，探头可回撤1～2个肋间，再向前翘探头，使垂直切面变成前倾的斜切面，同时嘱受检者深吸气配合,膈顶区会显示更清楚。还可以变换体位进行检查,如左侧卧位。②肝左外叶边缘:在剑突下横切面扫查时,应调整扫查角度对肝左外叶单独进行全面仔细的扫查,以减少该区域的漏诊。肝左叶锐角要扫查到胃时,扫查才会充分、全面。③肝圆韧带周围:由于肝圆韧带回声强,常伴声影,易遮盖其周围病灶,要注意多角度扫查。

(二)相关肝脏变异、易混淆的正常结构

1.里德尔叶(Riedel's lobe) 是肝脏的正常变异,导致肝脏右叶增大,常被误认为肝大,肝左叶正常或者显得较小。

2.肝圆韧带 是脐静脉的残迹,是由脂肪包绕的纤维结构,在剑突下横切面显示为肝左叶的强回声,呈条状,与门静脉左支矢状部相连,易被误认为血管瘤或者钙化灶。

3.膈肌束 为膈肌正常的解剖变异,并不少见。粗大的膈肌束由于紧贴并陷入肝脏表面,走行于肝实质内,如不了解,易被误诊为肝内病变。其好发部位为肝右叶。典型的膈肌束贯穿走行于肝实质内,在长轴切面表现为高低回声相间的多层条带样结构,无肿块效应。

4.肝尾状叶 少部分正常人或者门静脉高压患者,可以出现肝尾状叶增大。由于尾状叶前方存在各种韧带、血管等结构,有时显示其为"回声衰减型"肿块的假象,易被误认为肿瘤回声。多切面、多角度扫查可以避免这种回声衰减的假象。

（三）肝脏疾病相关诊断原则及注意事项

1. 肝脏分叶法　目前有中国法和库氏法。中国法将肝脏根据正中裂、左叶间裂、右叶间裂、右段间裂、左段间裂分为五叶六段。五叶：右前叶、右后叶、左外叶、左内叶及尾状叶，六段：右后叶的上段、下段，左外叶的上段、下段，尾状叶的左段、右段。库氏法是国际上较为通用的分段法。其将肝脏左右叶根据格林森系统和肝静脉分布分为八个区，并以肝段（S）命名，在脏面将尾状叶定为肝段Ⅰ（S1），以此为起点逆时针排列，至肝段Ⅶ（S7），在脏面看不到肝段Ⅷ（S8）。在膈面，以左外叶上段（S2）为起点，顺时针排列至肝段Ⅷ（S8），在膈面看不到肝段Ⅰ（S1）。对于日常超声诊断，中国法较为常用。需要掌握的分叶标志：左叶与右叶：肝中静脉或者胆囊；右前叶与右后叶：肝右静脉；左内叶与左外叶：门静脉左支的矢状部或者肝圆韧带；左内叶与尾状叶：门静脉左支横部；左外叶与尾状叶：肝静脉韧带。中国法和库氏法的相互关系见表 2-1。

2. 肝血管瘤　对于典型肝血管瘤的超声诊断在此不赘述。需要注意的是，对于肝硬化和恶性肿瘤患者，即便肝"血管瘤"的表现很典型，诊断也应十分慎重，一定要注意原发性和转移性肝癌的可能，应该进一步行增强 CT 或者超声造影明确诊断。少数肝血管瘤在随访过程中，其内部回声可以发生改变，如由高回声变为低回声，或者反之。当然，对于不典型的肝血管瘤，如较大的呈混合回

表 2-1　中国法与库氏法肝脏分段比较

	中国法	库氏法
左半肝	左外叶上段	左外叶上段(S2)
	左外叶下段	左外叶下段(S3)
	左内叶	左内叶(S4)
尾状叶	尾状叶左段	尾状叶(S1)
	尾状叶右段	
右半肝	右前叶	右前叶上段(S8)
		右前叶下段(S5)
	右后叶上段	右后叶上段(S7)
	右后叶下段	右后叶下段(S6)

声或者部分低回声型血管瘤,常规超声诊断确实存在困难,需要进一步影像学检查。超声造影对诊断有帮助。

3. 肝硬化　肝硬化的诊断要依据肝脏本身的改变和门静脉高压征象。在临床工作中,有时这两者并不同时出现,或者表现的程度不一致。此时,肝硬化的诊断应该更注重肝脏本身的异常表现,因为随着治疗以及侧支循环的形成,门静脉高压的有些征象是可以消失的,如腹水、门静脉增宽,甚至脾大。如仅具备典型的门静脉高压征象,而缺乏肝脏本身的异常改变,轻易地做出肝硬化的超声诊断就会发生误诊。肝硬化是造成门静脉高压的主要病因,但肝前性和肝后性的病因也可以造成门静脉高压。肝前性门静脉高压主要是门静脉主干由于先天原因造成的闭塞或者后天性血栓、癌栓阻塞所造成。一般情况下，由于门静脉主干的阻塞，其周围会形成大量的侧支循环，为门静脉海绵样变性。肝后性门静脉高压的病因最主要的是巴德 - 吉亚利综合征，即肝静脉流出道和／或下腔静脉阻塞或单纯下腔静脉阻塞引起的以门静脉高压或门静脉和下腔静脉高压为特征的一组综合征。一般情况下，肝前性门静脉主干异常较易发现，因为无法探及正常的门静脉管腔，周围如形成典型蜂窝状的侧支循环也容易发现，不易误诊（注意：门静脉海绵样变性可分为肝外型、肝内型和混合型，其中肝内型仅肝内门静脉分支出现异常，门静脉主干正常，但肝内型较少见）。但是，肝后性的巴德 - 吉亚利综合征有时会被误诊，如果没有考虑到该病的可能，一般不会对肝静脉或者下腔静脉进行仔细扫查。所以肝硬化的超声诊断一定要全面综合考虑，才会做出正确的诊断。当然，有的肝硬化类型，如胆汁性肝硬化，其肝脏的异常改变也不显著，如肝表面常光滑，肝脏缩小有时也不明显。此外，对于肝硬化结节，是增生结节还是癌结节，往往常规超声较难鉴别，超声造影、增强CT 对于鉴别诊断有帮助。

4. 原发性肝癌 对于原发性巨块型肝癌，典型的声像图结合慢性肝病或者肝硬化病史，常规超声大多情况下能够做出正确诊断。但是也有部分巨块型肝癌并不呈膨胀式生长，而呈浸润性生长，无包膜，癌组织边缘呈花朵样侵入周围组织，界限不清，没有典型肝癌的超声表现，如明显的球体感、边界较为清楚、伴有周边晕环等。这种巨块型肝癌超声声像图上常见较大的片状不均匀区,缺乏肿块效应,内部有时可见正常管道走行,较易漏诊或者误诊。行超声造影或者增强 CT 检查可较清楚地显示肿块的边界和轮廓。对于慢性肝病患者,如肝内出现较大范围的片状不均匀区,有的占据某个叶、段,即使缺乏肿块效应,也要建议进一步检查以明确诊断。

5. 转移性肝癌 结合患者恶性肿瘤病史,如超声显示典型征象,如"牛眼征"或者"靶环征",诊断较为容易。但是,要注意并非所有的肝转移癌均呈"牛眼征"或者"靶环征"。即便没有"牛眼征"或者"靶环征",部分患者甚至没有恶性肿瘤病史,对于肝内多发病灶,大小可不一致,但表现相类似,如形态、边界和内部回声等,要高度怀疑肝转移癌的可能。有的特定回声型,如高回声型,多见于结肠或者胃癌的转移灶;混合回声型或者无回声型,多见于胰腺囊腺癌、卵巢囊腺癌的转移灶。但是,多数情况下,仅仅凭超声声像图并不能准确地判定转移癌来源的器官。肝转移癌病灶血流信号的检出率以及合并门静脉癌栓的概率均要低于原发性肝癌。如果声像图不典型,需结合临床及其他影像学方法进一步明确诊断。

6. 肝脏其他不常见肿瘤

(1)肝脏局灶性结节增生:肝脏局灶性结节增生(focal nodular hyperplasia, FNH)是一种肝细胞源性良性肿瘤,发病率仅次于肝血管瘤,其实质为正常的肝细胞以不正常结构排列形成的良性实质性肿块,而非真性肿瘤。FNH 是一种良性、非进展性、非癌前病变。体积小和无症状的 FNH 可定期随访。FNH 根据其病理表现有无中心瘢痕及中心血管可分为经典型和非经典型两种,经典型占多数。经典型 FNH 二维超声表现为肝内的分叶状肿物,大多数为低回声,经典型者能显示中心星状高回声瘢痕,但往往显示率较低。CDFI 显示中心向外放射状分布的血流信号(又称轮辐状血流)是诊断 FNH 的重要依据。对于非经典型 FNH,常规超声诊断困难。进一步检查包括超声造影、增强 CT 和 MRI。

(2)肝脏炎性假瘤:是肝内少见的良性病变,是一种肝脏炎性结节性病变,以纤维组织增殖同时伴随大量炎症细胞浸润为特征。超声、CT 及 MRI 均缺少特征性影像学表现。增强 CT 和 MRI 以及超声造影对于该病的诊断有一定的帮助,最后的确诊有赖于活检或者手术。尽管如此,如果肝内病灶的二维超声和 CDFI 有以下表现,则支持该病的诊断:低回声;形态呈哑铃状、花生节状或不规则状;边界较清晰;内可见点条状强回声;后方回声无改变;内部无血流信号;无慢性肝炎或者肝硬化改变。如能连续随访,有的病灶可以缩小,甚至消失。

(3)肝脏腺瘤:是一种较罕见的肝内良性肿瘤,易出血,有恶变可能,一般无明显临床症状和阳性体征,常在体检中被发现。好发于青壮年,其发生与激素类药品的使用有关,女性与长期服用避孕药物有关,男性与长期服用类固醇激素有关。该病的病理改变十分复杂、多变,这也是其影像学表现多样、诊断困难的原因。常规二维超声及CDFI没有明显的特异性表现,往往只能提示肝内的占位性病变,很难进一步提示性质,因而价值有限。超声造影对于诊断有一定的帮助,增强CT和MRI的诊断价值更大。

第二节 胆 道

一、扫查方法及常用扫查切面

常采取仰卧位,也可根据具体情况采取左右侧卧位,个别可采取半坐位或者坐位。胸膝卧位时,能更清晰显示胆囊颈部和肝外胆管病变,有利于观察胆囊颈部结石的移动。

(一)胆囊超声扫查切面

右肋缘下斜切面和右肋间切面:均可以获得胆囊的长轴和短轴切面。经肋间斜切面可显示胆囊全貌及胆囊颈部。

(二)胆管超声扫查切面

1. 肝内胆管 剑突下横切面,可显示门静脉的左右支,在门静脉左支横部和右支前方为左右肝管。经肋间斜切面显示门静脉的右支及分支,剑突下横切面显示门静脉左支工字形结构,如肝内胆管扩张,在上述切面的门静脉分支旁可显示扩张的肝内胆管。

2．肝外胆管

（1）右肋间切面：沿右肋间斜切面可显示位于门静脉主干右前方的胆总管。

（2）右肋缘下斜切面：门静脉主干前方可显示胆总管回声。

（3）上腹剑突下横切面：显示胰腺长轴切面，在胰头后外方可显示胆总管胰头段的短轴。

二、正常超声测值

（一）胆囊

1．长径和横径　右肋间或者右肋下切面获取胆囊长轴切面，在胆囊长轴最大切面上测量胆囊长径和横径，测量不包括胆囊壁（图 2-8A）。

2．长径　胆囊底部中点至胆囊颈中点的距离。对于折叠胆囊，测量长径时可分段测量并累加。

3．横径　胆囊体部最宽处前后壁之间的距离。

4．胆囊壁厚度　经右肋间胆囊体部长轴切面，声束应垂直于胆囊壁，测量体部前壁最厚处，从外缘测至内缘。

5．正常参考值

（1）成人：长径≤9.0cm；横径≤4.0cm；壁厚度≤0.3cm。

（2）儿科：婴儿各数据如下，长径为 1.3～3.4cm（平均 2.5cm）；横径为 0.5～1.2cm（平均 0.9cm）；壁厚度≤0.3cm。儿童（2～16 岁）：长径为 2.9～8cm（平均 5cm）；横径为 1.4～2.8cm（平均 1.8cm）；壁厚度≤0.3cm。

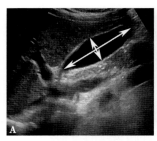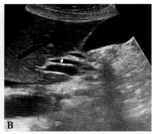

图 2-8 胆囊和肝外胆管测量

A. 胆囊测量；B. 肝外胆管测量

（二）左右肝管

剑突下横切，在门静脉左支横部前方测量左肝管，右肋缘下斜切，于门静脉右支前方测量右肝管。正常参考值：内径＜0.3cm。

（三）肝外胆管

右肋间或者肋下显示肝外胆管长轴（主要是显示肝外胆管的上段），在肝外胆管长轴测量管腔最大内径（内缘至内缘），测量时不包括管壁（图 2-8B）。

正常参考值：成人 0.6～0.8cm，下段常比上段宽。婴幼儿不超过 0.2cm，较大儿童不超过 0.4cm，以后逐渐增宽至青春期不超过 0.7cm。肝外胆管可随年龄增长而增宽，有的可达 1cm，但一般不超过 1cm。

三、相关急症超声诊断要点

（一）急性胆囊炎

1. 急性单纯性胆囊炎　缺乏特征性改变，有时仅表现为胆囊略增大，胆囊壁略增厚。

2．急性化脓性胆囊炎

（1）胆囊增大，形态饱满，与胆囊长径相比，胆囊横径增大更明显，张力增高，更具诊断意义。

（2）胆囊壁呈弥漫性增厚，胆囊壁可呈"双边影"改变：即增厚的高回声胆囊壁中间出现间断或连续的低回声带，此为胆囊壁浆膜下组织出血、坏死及炎细胞浸润所致（图 2-9A）。有的严重者胆囊壁黏膜可发生剥脱，壁回声均匀性减低，剥脱的黏膜在胆囊腔内呈"花边征"。

（3）胆囊腔内有脓汁时，胆汁无回声内可见密集或稀疏的点状或絮状回声，改变体位可有悬浮感。

（4）胆囊周围可出现局限性无回声区，为炎性渗出或胆囊壁穿孔所致。

（5）多数急性胆囊炎合并胆囊结石。

（6）超声墨菲征阳性。

（7）可合并胆囊穿孔：胆囊壁不规则，穿孔处胆囊壁可见连续性中断，出现局限性脓肿回声（图 2-9B）。但直接发现胆囊壁穿孔处的连续中断有时较困难，胆囊周围及腹腔内出现无回声区是其间接征象。

3．急性坏疽性和气肿性胆囊炎　　两者除具有上述急性化脓性胆囊炎的表现外，气性坏疽时，胆囊腔内或壁内出现强回声，后方伴有不稳定声影或出现"彗星尾征"，随呼吸运动闪烁性移动。当胆囊内气体较多时，需与周围肠管相鉴别。

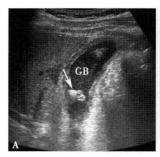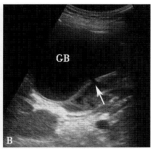

图 2-9 急性胆囊炎

A. 胆囊壁增厚合并胆囊结石；B. 胆囊穿孔；GB：胆囊；箭头：A图示胆囊结石，B图示胆囊壁穿孔处

（二）肝外胆管结石

1. 肝外胆管呈不同程度扩张。

2. 胆管腔内出现团状强回声，形态稳定，后伴声影。少数为中等回声或低回声，结石声影较弱甚至没有明显声影（图2-10）。

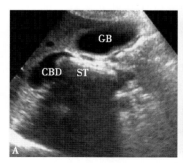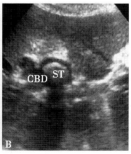

图 2-10 肝外胆管结石

A. 纵切面；B. 横切面；GB：胆囊；CBD：胆总管；ST：结石

3．强回声团与胆管壁分界清楚。胆管扩张明显时，改变体位或脂餐后扫查，部分强回声团可发生移动。

（三）胆道蛔虫症

1．肝外胆管呈不同程度增宽，长轴切面内可见双线状中等或高回声带，与胆管壁分界清楚，中间低回声腔为蛔虫的假体腔，横切面呈"同心圆"状（图2-11）。

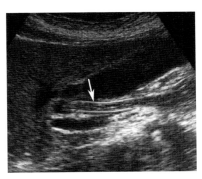

图 2-11　胆道蛔虫
箭头示胆道蛔虫

2．蛔虫存活时，实时超声可见虫体在胆管内蠕动，此征象具有确诊意义。如果蛔虫死亡并长期存留在胆管内，可表现为片状或条索状高回声，与结石回声相似。

3．蛔虫进入胆囊腔后，表现为胆囊腔内弧形或蜷曲样管状回声，无声影。

（四）胆囊扭转

胆囊扭转的临床和超声表现与无结石急性胆

囊炎非常类似，当存在胆囊和胆囊管在网膜上可移动及胆囊有蒂悬挂游离这两种先天异常时，易发生胆囊扭转。主要超声表现：①胆囊显著增大，横径接近于长径；②胆囊位置表浅，在胆囊窝外游离，活动度较大；③胆囊壁增厚，可同时合并胆囊穿孔；④超声墨菲征阳性。

（五）化脓性胆管炎

1．肝外胆管显著增宽，壁增厚，回声增强或模糊，内可见细点状回声或者沉积物状低回声。但由于黏膜肿胀可导致管腔狭窄或显示不清。

2．大多数可在胆管梗阻部位发现结石或蛔虫回声。

3．可见肝内胆管扩张及胆囊增大，若发病时间较短，肝内胆管可无明显扩张。

4．需与硬化性胆管炎及单纯性胆管结石急性梗阻鉴别，前者以进展缓慢的胆管壁增厚为特征，后者发病急，但无血白细胞计数增高等急性感染的证据。

（六）胆囊外伤

腹部外伤后，如发现胆囊周围或肝胆间隙出现无回声区，应高度怀疑胆囊外伤，可能与血管损伤、胆汁泄漏等因素有关。胆囊腔内的血肿表现为强回声团块，经超声随诊，血肿的回声可发生变化。

四、经验分享及相关诊断标准

（一）扫查技巧和注意事项

1．胆囊　胆囊扫查要注意胆囊底和胆囊颈。

（1）胆囊底部：位于近场，常存在混响伪像干扰，改变探头方向，或者改变患者体位可避免或者减少这种伪像的发生。采用高频线阵或者腔内探头，可以更清楚地显示胆囊底的病变。探头要尽量向肝表面方向移动，直至显示肝表面。因为有的胆囊内有分隔，隔上胆囊腔可充满结石，由于声影及胆囊旁的气体干扰，如仅注意胆囊腔的无回声，就会漏诊这种胆囊结石。

（2）胆囊颈：靠近肝门部，位置相对较深，呈 S 形弯曲，在体、颈交界处常膨出漏斗状的囊，称之为哈德曼囊，结石常嵌顿于此。胆囊体在颈部常向上返折，胆囊颈部有时和胆囊底、体不能在一个切面内显示。如怀疑颈部存在结石，要加压探头，必要时变换体位，对颈部重点扫查。变换体位进行扫查很重要，因为隐藏在黏膜皱褶壁内的小结石往往会被漏诊。

2. 胆总管　一般情况下，胆总管上段较易显示，下段病灶显示较为困难，原因如下：①胆总管下段有十二指肠的气体干扰，气体回声遮盖了病灶（如结石）的回声；②由于"球阀效应"，部分胆总管即使存在病变及梗阻，但并不扩张，影响了对病灶的显示；③病变（如结石）周围缺乏胆汁衬托；④少部分结石后方没有声影。改善胆总管下段显示率的方法如下，变：变换体位，左侧卧位扫查；压：探头加压；吸：嘱受检者吸气；改：胆总管下段不与门静脉主干伴行，其走行发生改变，扫查要随之改变方向；追：沿着胆总管的走行尽量追踪扫查。如确实无法显示下段或者仅部分显示，无法确定有无病变，应选择 CT 或者 MRI 检查。

（二）胆囊窝无法探及正常胆囊时应注意的问题

肝正中裂位于门静脉右支分叉处，直接向胆囊窝处走行，可以作为寻找胆囊的线索。如果在正常胆囊窝位置没有探及正常回声的胆囊，应该有以下考虑：

1. 是否进食　要仔细询问，确定受检者检查前 8 小时内处于空腹状态，包括一切含糖的饮料或者牛奶等。

2. 是否手术切除了胆囊　除了注意患者右上腹的切口外，还要仔细询问患者的手术史，有的患者行腹腔镜切除胆囊，右上腹没有明显的切口。此外，有的患者对于自己的胆囊手术史不甚清楚，应该询问其家属或者通过其他方式进行确认。

3. 胆囊萎缩　尽量在胆囊窝处仔细扫查，即使没有正常胆囊腔的存在，要寻找类似胆囊壁的裂隙样结构。但有时萎缩的胆囊形成了较为严重的瘢痕，呈实质性高回声团块或者条索状或者带状回声，此时确认胆囊的存在很困难。可以客观描述胆囊窝的超声所见，不要轻易做出"胆囊缺如"的诊断。因为先天性胆囊缺如是极其罕见的，要排除所有的情况才能做出诊断。

4. 胆囊异位　主要异位于肝左叶下面、肝右后叶下面、肝内及其他部位。

5. 实块型胆囊癌　为胆囊癌的晚期表现。胆囊腔内正常胆汁无回声区消失，呈杂乱的低回声或中等回声实质性团块。部分团块内可见结石的强回声和声影。由于癌肿向肝脏浸润，致使胆囊与肝脏间的正常高回声带发生中断，乃至消失。

（三）胆囊壁增厚的鉴别

除了常见的急、慢性胆囊炎外，下列情况也可以引起胆囊壁增厚：

进食后；急性肝炎、肝硬化；低蛋白血症；多发性骨髓瘤；腹水；右心衰竭；胆囊癌；胆囊腺肌症；AIDS。但是需要注意的是，测量胆囊壁厚度时，如果声束与胆囊壁成角或者偏离胆囊的中心部测量，会造成胆囊壁增厚的假象。此外，有的胆囊体、颈部前部存在脂肪组织，与胆囊壁相融合，造成假性胆囊壁增厚。

（四）胆囊腔/壁强回声的鉴别

1. 胆囊结石　典型的胆囊结石在此不赘述。胆囊充满型结石是非典型胆囊结石的一种。其特征性声像图表现被描述为"WES 征"，即囊壁、结石、声影三合征。具体表现为胆囊壁的回声紧贴着结石的强回声，两者之间可有细薄层胆汁无回声存在，强回声后方伴有宽大的声影。一定要注意寻找胆囊的前壁回声，确认胆囊前壁回声的存在是诊断该病的关键。当胆囊前壁显示不清楚，或者不显示，而结石被声影遮盖，仅仅靠声影诊断该病就会发生误诊，比如陶瓷胆囊。如果实际上胆囊萎缩了，无法显示正常胆囊回声时，容易把胆囊旁的十二指肠的气体回声误认为该病。当然，声影的表现也是重要鉴别点：肠道气体后方的声影与结石的声影明显不同，不是"干净"的声影，是由反射效应引起的，模糊而杂乱，形态不稳定。

2．如果在急性胆囊炎表现的基础上，胆囊腔或者胆囊壁内出现气体强回声，则提示气肿性胆囊炎。

3．胆囊壁内见点状强回声，后方伴彗星尾征，结合胆囊壁增厚，常为胆囊腺肌增生症的表现。

（五）胆泥的鉴别

并非独立疾病，为功能性改变或者病理性改变，超声显示胆囊腔内出现沉积状或者团块状回声。原因：①胆道梗阻；②长期禁食；③急性或慢性胆囊炎；④大量饮酒者；⑤溶血性贫血者；⑥肝炎患者。胆泥为淤积浓缩的胆汁，其内包含胆色素颗粒及胆固醇结晶或者炎性产物，脓液或血细胞成分及脱落的细胞屑。超声主要有三种表现：①为中等回声或高回声沉积带，随体位改变可以缓慢移动，无声影；②胆囊腔内充满点状中等或高回声，无声影；③局限性团块，呈中等回声或高回声附着于胆囊壁，随体位改变可发生移动，无声影。但有时随体位改变移动不明显，与肿瘤鉴别困难。应用 CDFI 观察其内血流情况，如有血流信号，则支持肿瘤，但是没有血流不能除外肿瘤。此时不宜轻易做出"胆泥"的确定诊断，建议近期随诊有帮助。如为胆泥，一般团块的形态位置会发生改变，或者变小、甚至消失。

（六）药物性胆囊结石

临床上使用的头孢类药物种类较多，如头孢

曲松钠、头孢哌酮，这些药物在体内不被代谢，主要经胆汁排泄。这种胆汁中含有高浓度药物，且胆囊固有的生理功能也为这些药物性钙盐形成创造了条件，可形成药物性胆囊结石。药物性胆囊结石有如下特点：①皆有头孢类药物应用史（尤其是头孢曲松钠）；②近期突然发现胆结石但不伴有胆囊炎；③发病年龄较轻，尤其是儿童。超声表现与非药物性胆囊结石有一定的差别：除了典型的结石表现外，更易呈现结构疏松、声影较弱的表现，其中泥沙样结石较常见。另一个重要的鉴别点是停药后短期内大多能自行溶解或排出，呈现"三快"表现，即结石形成快、溶解快、消失快。总之，对于原来经超声检查已经确诊为胆囊结石的患者，尤其是儿童，近期复查结石突然消失，一定要注意询问头孢类药物的使用史。如果对于有这样用药史的胆囊结石患者，如能告知药物性胆囊结石的可能性，嘱其短期复查，也可避免患者不必要的结石药物治疗、甚至手术。当然也避免了由此而引发的患者和临床医生的误解乃至医疗纠纷。

（七）关于胆囊切除术后的"残留胆囊"

胆囊切除术中造成的不完全胆囊切除、胆囊次全切除或术中对已存在的副胆囊未处理，均可产生残留胆囊，其可存在残留结石或复发结石。胆囊残留部分可包括胆囊颈、胆囊壶腹部或过长的胆囊管，甚至整个副胆囊，其残留部分黏膜尚存在，属于胆囊切除术后的并发症，其发生率占肝胆外科手术的 0.3%～5%。但是，胆囊切除术后在原胆囊窝处见到类似胆囊的超声声像图，则有较多命名，如假胆囊、残留（余）胆囊、再生胆囊等，含义大同小异。临床上常见的残留胆囊的原因有如下几种：①胆囊颈、壶腹部与周围组织粘连，为避免损伤大血管或胆总管等而仅施行胆囊部分切除手术，残留的胆囊黏膜继续分泌而形成；②胆囊管的走向存在个体差异，术中未能完整离断、结扎胆囊管；③手术操作不规范造成；④术中的其他意外情况所致。主要与胆囊术后胆囊窝积液进行鉴别。胆囊窝积液多位于胆囊窝区中下部，为不规则的无回声区，无胆囊壁样回声。经过复查，无回声区可减小或者消失。因此，在胆囊切除术后的早期行超声检查，如在胆囊窝内探及无回声，可能多为胆囊床水肿或局限性积液所致，应该进行随诊观察，不宜轻易做出"残留胆囊"的诊断。

（八）胆道闭锁

胆囊表现：多数表现为胆囊缩小，充盈差或者萎缩呈条索状强回声带，少部分可表现正常。胆管表现：在肝门部左右肝管汇合处见三角形纤维块。超声表现为肝门区不能探及明显胆管回声，结构紊乱，门静脉分支前方见三角形、形态不规则的条索状高回声，为"三角形索带征"（triangular cord，TC），为超声诊断的直接征象。国外学者将肝门纤维块厚度以 4mm 作为阳性标准。

（九）胆管错构瘤

为胚胎时期肝内细小胆管发育障碍所致，呈囊样病变，囊壁由胆管上皮构成，周围绕以纤维组织。无明显临床症状，以多发为主，弥漫分布于多个肝段，也可分布于某一肝段或以某一肝段为主。超声表现为肝实质内多发、斑点状的高回声，后伴彗星尾征，是由于扩张的胆管内胆固醇晶体聚集造成的混响伪像，有的可见小的囊肿回声。CDFI：小病灶后可见彩色多普勒快闪伪像。采用图像放大功能能更清晰显示特征性改变。部分可同时合并多发高回声小结节。由于易与多发肝囊肿、Caroli 病、某些多发转移癌相混淆，认识本病具有一定临床意义。

（十）阻塞性黄疸超声判定的局限性

主要是假阴性：①早期的恶性梗阻；②合并弥漫性肝病的胆道梗阻；③原发性硬化性胆管炎。假阳性主要是肝硬化与门静脉伴行的肝动脉代偿性扩张，也会形成"平行管征"，CDFI 显示其内血流可鉴别。

第三节　胰　　腺

一、扫查方法及常用扫查切面

（一）体位

1. 仰卧位　是最常用的检查体位。

2. 坐位或者半坐位　当胃内胀气较重时，采用该体位可使肝脏位置下移，推移胀气的胃，避免胃肠的气体干扰。尤其是饮水后再结合坐位，能够获得更好的效果。

3．侧卧位　当胃和结肠气体较多时，常常导致胰腺尾部扫查不清，如左侧卧位配合饮水，使气体向胃幽门或者十二指肠移动，能更好地显示胰尾。同样，右侧卧位可使气体移向胃底，有利于胰头、胰体的显示。

4．俯卧位　较少使用，从背部经左肾纵断面可显示胰尾。

（二）扫查切面

主要采用腹部的横向和纵向扫查，获得胰腺的长轴和不同水平的短轴切面。

1．横切面　是胰腺最常用的扫查切面。显示胰腺的长轴切面。脾静脉是主要的解剖标志，其长轴位于胰腺长轴的后方，其后方为肠系膜上动脉、左肾静脉、腹主动脉、下腔静脉和脊柱。

2．纵切面　获得不同水平的短轴切面。

（1）经胰头短轴切面：主要显示胰头短轴和下腔静脉。

（2）经胰颈短轴切面：主要显示胰颈短轴、肠系膜上静脉和胰腺钩突部。

（3）经胰体短轴切面：主要显示胰体短轴、腹主动脉、肠系膜上动脉、腹腔动脉干。

（4）经胰尾短轴切面：主要显示胰尾、脾动静脉、左肾。

3．左季肋部斜切面　主要用于显示胰尾和左肾上极。

4．左肋间斜切面　通过脾脏的透声窗显示胰尾。

二、正常超声测值

以测量胰腺厚径为准，具体有两种测量方法。

1. 切线测量法　在胰腺的前后缘，根据胰腺走行的弯曲度，在前缘画出切线，并在胰腺的头、体、尾的测量处（切点）做垂直线测量出胰腺的厚度。具体测量点：于下腔静脉前方测量胰头，在肠系膜上动脉前方测量胰体，在腹主动脉或脊柱左缘测量胰尾（图 2-12A）。注意：胰头在下腔静脉前方测量，横切面应该清楚显示胰头的内侧缘（脾静脉与肠系膜上静脉的汇合处作为标记），不包括钩突部。

2. 胰腺最大前后径测量法　显示胰头最大的胰腺横切面，在下腔静脉前方，胰腺后缘中点向前引垂直线到前缘，测量胰头（图 2-12B）；胰体和胰尾测量同切线法。

两种方法主要的区别是对胰头的测量，而对于胰腺体、尾部测量的方法基本相同。

胰管测量：显示胰腺横切面，垂直于管腔测量，测量时包括管壁。

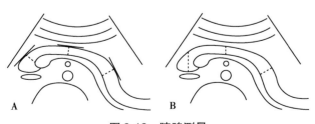

图 2-12　胰腺测量

A. 切线测量法；B. 最大前后径测量法

成人正常参考值（切线测量法）：胰头≤2.5cm；胰体和胰尾≤2cm；主胰管≤0.2cm。儿科正常参考值（切线测量法）见表2-2。

表2-2　小儿胰腺厚径正常值　　单位：cm

年龄组	胰头	胰体	胰尾
新生儿	0.5～1.5	0.5～1.0	0.5～1.5
出生后28天～≤1岁	1.0～2.0	0.8	0.8～1.5
>1岁～≤10岁	1.5～2.0	1.0	1.5～2.0
>10岁	1.5～2.5	0.8～1.5	1.5～2.5

引自中国医师协会超声医师分会. 中国儿科超声检查指南. 北京：人民卫生出版社

三、相关急症超声诊断要点

（一）急性胰腺炎

1. **胰腺肿大**　大多数为胰腺弥漫性肿大，形态饱满，以前后径增大为主。急性出血坏死型胰腺炎的胰腺肿大程度更为严重。

2. **胰腺边缘、形态改变**　急性水肿型胰腺炎多数边缘光滑、清楚，而急性出血坏死型胰腺炎多数边缘模糊不清，形态不规则，与周围组织分界不清。

3. **胰腺内部回声改变**　急性水肿型胰腺炎由于病理改变以水肿和充血为主，胰腺实质回声为低回声，甚至为无回声区，与囊肿回声相似，但部分可呈高回声型；急性出血坏死型胰腺炎存在出血、坏死等复杂病理改变，内部回声增强、增粗、分布不均匀，呈现高回声型，部分可呈高、低回声混杂改变（图2-13）。

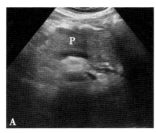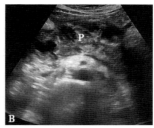

图 2-13 急性胰腺炎

A.胰腺增大,回声增强;B.胰腺回声不均匀,可见无回声区;P:胰腺

4．主胰管改变 大多数正常,少数可呈轻度扩张。

其他间接征象如下:

1．胰腺周围可见无回声区。主要位于小网膜囊、肾前旁间隙及结肠间隙。

2．急性出血坏死型胰腺炎常伴有肠麻痹、肠管积液和积气。

3．急性出血坏死型胰腺炎可伴有腹腔积液和胸腔积液。有的急性出血坏死型胰腺炎腹腔积液较多。

4．胰腺假性囊肿 典型表现为无回声区,边界清晰,多数囊壁欠光滑,内可有分隔,若继发感染,内部可出现点状或片状回声。

（二）胰腺外伤

胰腺外伤的发病率较低,可简单分为挫伤和断裂伤。胰腺挫伤表现为胰腺增大,回声减低或强弱不均,边界模糊,胰腺周围可见积液。胰腺断裂伤：胰腺大小正常或增大，包膜及实质可见连续性中断，断端间可见无回声或混合回声，腹腔可见积液。胰腺外伤可形成假性囊肿。由于外伤患者腹部肌紧张、意识不清以及腹部胀气等原因，超声诊断符合率相对较低，必要时可行 CT 或者 MRI 检查，超声造影有一定的帮助。

四、经验分享及相关诊断标准

（一）扫查技巧和注意事项

作为腹膜后脏器，胰腺位置较深，其前方有胃遮盖，这些因素使胰腺成为超声扫查最困难的腹部脏器之一（尤其是胰腺尾部）。要熟悉胰腺周围的各种重要解剖标志，如脾静脉、肠系膜上动脉、下腔静脉及腹主动脉。如果患者较胖或者胃肠胀气，可通过探头加压显示胰腺。还可以通过饮水改善效果。胰腺的钩突位置较深，即使存在肿物，常不引起梗阻征象，容易漏诊，要注意扫查。胰尾常较难显示，除了常规的上腹横切面，经左肋间斜切或者在脾门部扫查也可显示胰尾。但是如果确实无法显示胰腺的全貌或者某一部分，应该在超声诊断报告上如实描述，并建议其他影像学检查，如 CT、MRI 等。

（二）相关变异、易混淆的正常结构

1. 肝尾状叶有一个向左下方的突起，称之为"乳头突"。乳头突较小，一般不会引起注意。但如果乳头突较大，尤其是横切面有时显示其与肝脏分离，此时易误认为胰腺（尤其是胰腺颈部）的占

位病变。了解肝尾状叶的这个解剖结构,同时多切面扫查,确定其与胰腺的关系一般不难鉴别。

2．不要将扩张的胰管当做脾静脉,CDFI 可鉴别;有时在胰头的后部或者钩突可见局限的片状低回声,系胰腺脂肪局部缺乏所致,无肿块效应,不要误认为肿块回声。

3．胰腺周围的囊性结构不一定都是假性囊肿,也可能是充盈的胃或者结肠。观察其内容物的蠕动有助于鉴别。

4．腹膜后纤维化呈条状高回声,与胰腺回声类似,不要误认为胰腺。其位置多位于胰腺的下方,并不在胰腺的正常位置。

5．老年人胰腺回声增强,不要轻易诊断为胰腺实质回声异常或者慢性胰腺炎,前者边界较光滑,回声较均匀,同时结合年龄及临床表现一般较易鉴别。此外,胰管随着年龄的增大而增宽,部分老年人可达到 0.3cm,甚至 0.5cm。

(三)胰腺疾病相关诊断原则及注意事项

1．胰腺炎　急性胰腺炎的超声声像图改变与临床表现相比有时是滞后的。当有典型的临床表现时,超声改变并不明显,而经过治疗后临床表现不明显或者消失时,超声声像图仍不恢复正常,尤其是出血坏死型胰腺炎,这需要引起注意。慢性胰腺炎的特异性征象包括主胰管呈囊状或串珠状扩张,有时胰管内可见结石回声,后方伴声影。其中胰管内结石对确诊慢性胰腺炎有重要价值。但是并非所有慢性胰腺炎均具备上述超声表现。因此,即使胰腺的大小、形态,甚至内部回声正常,也不能完全排除急、慢性胰腺炎的诊断,要结合临床和其他影像学方法综合判断。

2.当胰腺周围出现腹膜后肿大淋巴结时,不要将之误诊为胰腺来源,尤其是肿大淋巴结紧挨胰腺时。多切面扫查辨别其与胰腺的关系,肿大淋巴结多边界清楚,形态较规则,部分可相互融合。

3.胰岛素细胞瘤 胰岛素细胞瘤的定性诊断主要依据经典的 Whipple 三联征,定位诊断则需依赖多种影像学及侵入性检查。胰岛素细胞瘤的定位可分为术前和术中定位两部分。虽然腹部超声是首选的检查方法,但其检出的灵敏度较低。原因:①大多数的肿瘤直径较小;②部分肿瘤的回声与胰腺实质一致;③超声易受受检者肥胖、消化道气体等的影响。而 CT 和 MRI 则具有较高的诊断价值。此外,腹腔镜超声和超声内镜都具有较好的诊断价值,但是这两项技术并非常规、普及的技术。对于术中定位,术中超声可以在术中清晰地显示肿瘤的部位和大小,尤其是对于多发性内分泌肿瘤,能有效地发现其多发病灶,降低漏诊率。

4.胰腺囊性肿物鉴别诊断 胰腺囊性肿物 (pancreatic cystic neoplasm,PCN)包含种类较多,包括浆液性囊性肿瘤(serous cystic neoplasm,SCN)、黏液性囊性肿瘤(mucinous cystic neoplasm,MCN)、导管内乳头状黏液性肿瘤(intraductal papillary mucinous neoplasm,IPMN)、实性假乳头状肿瘤 (solid pseudo-papillary tumor,SPT)等。PCN 病变

性质涉及良性、交界性和恶性，对有恶变潜能的PCN，需要及时治疗。具体的超声表现如下。

（1）胰腺浆液性囊性肿瘤：内部常见多发分隔，分隔纤细，典型结构为蜂窝状。一般囊腔数≥6个，最大囊直径≤2cm，病灶中央可见钙化。

（2）胰腺黏液性囊性肿瘤：多数为单囊或少囊型，囊腔数＜6个，最大囊直径＞2cm，囊壁厚度各异，内壁欠光滑，可见乳头状高回声实性突起突入腔内，病变无钙化灶或者可见边缘钙化灶。但是对于良、恶性，单凭超声很难鉴别。

（3）胰腺导管内乳头状黏液瘤：多见于老年人，临床通常根据肿瘤的起源不同，将IPMN分为主胰管型、分支胰管型及混合型。病理上分为良性、交界性及恶性。IPMN病理改变为胰管上皮乳头状增生并产生大量黏液，致使主胰管或分支胰管弥漫性或局限性扩张。该病有三个特点：①病变组织产生细胞外黏液；②病变位于胰管系统；③病变形成乳头状突起。判定IPMN病灶与胰管的关系非常重要。超声表现：主胰管可见扩张，部分于扩张的胰管内可见附壁结节（主胰管型）；有的呈多房囊性或囊性为主的混合性病灶，突出于胰腺实质（分支胰管型），病灶与扩张的胰管相连或者位于其内。CDFI：恶性病变可见较丰富的血流信号。但是，经腹超声对于分支型的小囊性病灶和胰管内小的附壁结节显示困难。内镜超声、CT及MRI均可以提供更有价值的诊断信息，联合应用能够提高诊断率。

（4）胰腺假性囊肿：多有胰腺炎病史或胰腺的外伤史。超声表现：囊壁常较厚，多数囊内呈无回声区，如囊内含有坏死组织或者合并出血、感染，囊内可见絮状物漂浮或低回声附着物。

（5）胰腺实性假乳头状瘤：是一种多发生于年轻女性的良性或低度恶性胰腺肿瘤，由于肿瘤内经常发生出血、坏死，影像学多表现为囊、实混合性肿瘤。肿瘤的发生以胰体尾部多见，很少出现胰胆管梗阻征象。超声表现：肿瘤体积较大，呈囊、实混合肿块或者实性肿块，边界清晰，多数有包膜，少数病例可见较粗大钙化灶。CDFI：实质性部分一般无血流信号显示。

5. 自身免疫性胰腺炎　自身免疫性胰腺炎（autoimmune pancreatitis, AIP）是由自身免疫介导、以胰腺肿大和胰管不规则狭窄为特征的一种特殊类型的慢性胰腺炎。淋巴浆细胞浸润伴胰腺组织纤维化，免疫组织化学染色可见大量 IgG4 阳性细胞浸润为其特征性病理表现。目前公认属于 IgG4 相关性疾病的一种。AIP 可分为弥漫型和局灶型，局灶型最常见受累部位为胰头。该病最常见的临床表现为阻塞性黄疸，伴或不伴轻度上腹部疼痛，激素治疗效果良好，往往术前极易误诊为胰头癌而选择手术切除。有关 AIP 超声诊断的文献报道较少，一般超声表现分为弥漫型（约占 70%）和局限型（约占 30%）；而有的文献分为弥漫型、节段型和局灶型。其中弥漫型超声显示胰腺弥漫性肿大，呈"腊肠样"改变；而局限（灶）型则表现为局部腺体肿大或"肿物"形成,常常被误诊为胰腺癌。局灶型 AIP 的诊断是临床上的难点。该病较为罕见,需要多学科,包括消化科、胰腺外科、影像学科以及病理科等各相关科室的密切沟通和合作才能确诊。对于超声医生,了解该病很重要,这样就在胰腺癌的鉴别诊断中多了一个诊断思路。

第四节　脾　脏

一、扫查方法及常用扫查切面

主要体位是右侧卧位,左上肢上举使肋间隙增宽,有利于脾脏的显示。也可采用仰卧位,左侧肋间和肋下进行扫查。很少采用俯卧位,一般用于脾脏较小时,或者其他体位显示不清时。

(一)左肋间斜切面

右侧卧位左侧腋前线至腋后线间的肋间斜切扫查,显示脾脏长轴、脾门和脾门血管。

(二)冠状切面

于腋中线至腋后线间进行,显示脾实质和脾门。

(三)左肋下切面

用于观察脾脏增大的程度。

二、正常超声测量值

(一)脾长径

冠状切面上显示脾脏最大长轴切面,测量其上下端间径。正常参考值:成人＜12cm。

（二）脾厚径

在前倾冠状切面上，脾门处测量至对侧凸面包膜的最短距离（脾门处至对侧缘弧形切线的距离）。正常参考值：成人 <4cm。需要注意的是，前倾冠状切面为在冠状切面基础上使声束平面进一步朝前（腹侧）倾斜。

（三）脾静脉内径

显示脾门部血管，在近脾门部 1～2cm 处测量脾静脉主干内径。正常参考值：<0.8cm。

具体测量方法见图 2-14。

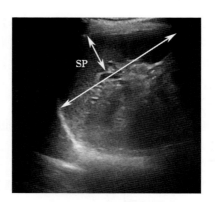

图 2-14　脾脏测量

SP：脾脏

儿科正常参考值如下：

新生儿：≤2cm×6cm（厚径×长径）；1 岁内：≤2.5cm×7cm（厚径×长径）；学龄前：≤3cm×9cm（厚径×长径）；学龄后：≤3.5cm×12cm（厚径×长径）。

三、相关急症超声诊断要点

（一）脾破裂

1. **真性破裂**　脾包膜连续中断，局部回声模糊不清，或有局限性无回声区。严重破裂者脾脏失去正常外形，边界模糊不清，内部回声杂乱。发现脾包膜连续中断为真性脾破裂的直接征象（图 2-15A）。即使脾脏回声正常，并不能完全除外脾破裂，脾脏周围或腹腔内出现异常无回声区，是真性脾破裂重要的间接征象。

2. **中央型破裂**　脾脏不同程度增大，边缘和轮廓清晰、光滑，实质内局部回声不均匀，较重者形成血肿，脾实质内可见单个或多发不规则无回声区，边缘不整（图 2-15B）。

3. **包膜下破裂**　脾包膜完整光滑，脾包膜下可

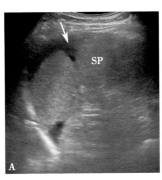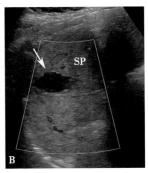

图 2-15　脾破裂

A. 脾真性破裂；B. 脾血肿；SP：脾脏；箭头：A 图示破裂处，B 图示血肿

见月牙状或梭形局限性无回声区，内可见细点状回声，脾实质可受压凹陷。出血时间较长时，其内可见凝血块机化所致的高回声团块或条索。

如果脾外伤的裂口较小或者位于较难显示的上极，超声可无明显异常改变。此时，除了观察脾周围及腹腔有无积液（积血）外，还要进行超声随诊，注意病情变化，以发现隐匿性脾破裂或者迟发性脾破裂。

（二）脾梗死

脾脏大小一般正常，病灶常位于靠近脾切迹的前缘处，典型呈楔形或不规则形，底部朝向脾包膜，尖端指向脾门，边界清楚。梗死早期内部为均质性低回声。随着病程的发展，内部回声逐渐增强，不均匀。当梗死区发生液化坏死时，可见不规则的无回声区。如局部发生钙化，可见强回声伴声影。CDFI：梗死区内无血流信号。具体超声表现见图2-16。

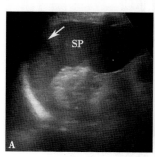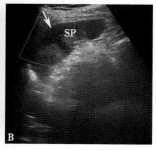

图2-16　脾梗死

A：楔形低回声；B：不规则低回声；SP：脾脏；箭头示梗死灶

急性脾梗死好发于有风湿性心脏瓣膜病，尤其是合并房颤、某些血液病的患者。患者如有突发左上腹痛，并有上述典型超声表现，即可做出明确诊断。

（三）脾脓肿

1．脾脏多肿大。

2．脾内异常回声　脾实质内可见单个或多个圆形、椭圆形或不规则形的低回声区，边缘不整齐，内部回声不均匀。随着病情的进展，病灶内出现坏死、液化，可见不规则的无回声区，内可见点状或者片状的中等或者高回声，周边可见较厚的壁。CDFI：脓肿病灶内无血流信号。如脾内多发性微小脓肿，则见于艾滋病患者（主要由结核分枝杆菌引起）；真菌感染（主要是白色念珠菌）也可表现为多发的微小结节，部分可表现为"牛眼征"（bulls-eye）或者"轮中轮征"（wheel within a wheel）。

四、经验分享及相关诊断标准

（一）扫查技巧和注意事项

1．脾脏上部常被肺脏遮盖，完全显示脾脏全貌存在困难，尤其是上部，嘱受检者深吸气可以获得脾脏的最大切面。脾脏是一曲面体，测量径线时一定要采用标准切面。要在多次测量后进行诊断，尤其是径线在正常值上下略浮动时。

2．如在脾窝处未显示正常脾脏，应了解手术史。还应注意异位脾、游走脾、内脏反位、脾萎缩（老年多见）。脾萎缩标准：脾厚径＜2cm，长径＜5cm，伴脾实质内血流信号减少。

（二）相关变异、易混淆的正常结构

1. 肝脾重叠 肝脾重叠是指肝左叶延伸至脾脏的外上方或上方的一种现象，不常见，多见于体型瘦长及年轻者。如不了解该现象，往往较困惑，容易被误诊为其他疾病。平卧位扫查，显示脾脏上方或外上方见实质回声，呈月牙形，回声均匀，比脾脏回声略低。右侧卧位扫查，经脾脏外上方沿肋弓向右侧扫查，该现象仍存在。经连续扫查发现，该实质回声与肝左叶相连并回声一致，呼吸时与肝脏同步运动。此外，如果在脾脏手术切除后的患者存在该现象，此时无正常的脾脏回声，在脾窝处可见延伸过来的肝左叶回声，与脾脏回声类似。

2. 副脾 多数位于脾门周围，超声表现为与脾脏回声一致的均质性团块，边界清楚，与脾脏分界清楚。CDFI 在多数内部可显示由正脾脾门处发出的血管分支。但是，如果副脾位于不典型位置、过小或者多发，容易漏诊。此外，如果脾脏切除后，在脾窝及周围发现类似副脾的回声，应该考虑增生的副脾可能。但脾脏术后的副脾有可能被误诊为肾上腺肿瘤、后腹膜肿瘤及胰腺尾部肿瘤等，在诊断时需要注意。对有恶性肿瘤病史者，还要与脾门处转移性肿大淋巴结鉴别。

3. 脾脏分叶畸形 较少的脾脏永久保持胎儿分叶状，在脾脏表面有深沟，呈分叶状。超声显示脾脏呈分叶状，自脾脏表面向实质延伸裂隙状回声，脾脏实质回声正常。当出现腹部外伤怀疑脾脏破裂时，尤其是脾脏周围存在游离的积血（无回声区）时，脾脏表面的分叶或者裂隙需要与脾脏的真性破裂进行鉴别。

（三）脾内低回声鉴别

1. **脾脓肿** 多数患者有发热及左上腹痛。脾实质内可见单发或者多发的椭圆形或者形态不规则低回声区，边缘可见厚壁形成（脓肿形成期），内为密集的点状中等或者低回声。早期诊断困难，需要结合临床。

2. **脾血肿** 常有外伤病史。脾实质内单发或多发片状低回声区，一般为不规则形，缺乏立体感，有的脾脏周围或者腹腔可见无回声积液。

3. **脾梗死** 多发生于年轻的血液病患者或者有发生栓塞可能的老年人，多伴有左上腹疼痛。典型改变为尖端指向脾门的低回声区，呈楔形。

4. **脾淋巴瘤** 脾实质内圆形低回声，边界清楚，无包膜回声，内部回声极低，类似囊肿回声，后方回声轻度到中度增强。

5. **脾转移癌** 大多数有原发恶性肿瘤病史。脾实质内低回声团块，边界欠清晰，内部回声不均匀，后方回声可伴有衰减。

6. **脾血管瘤** 低回声型少见。脾实质内低回声，边界清楚，形态规则，内部回声一般均匀。缺乏特异性征象，需结合其他影像学表现。

（四）脾内高回声的鉴别

1. **脾结核** 无脾大，多发常见，呈团块状或者等号状高回声，分布不均匀，后方伴有声影，结核病史及脾外结核的存在对诊断有帮助。

2. 脾脏 Gamna-Gandy 小体　也称为脾脏铁质沉着结节，可在门静脉高压时出现。脾大，脾实质内弥漫性分布的点状高回声，一般无声影。

3. 脾血管瘤　脾脏可正常或者增大，多为单发，其表现与肝脏高回声血管瘤相类似，圆形或者椭圆形，边界清楚，内部回声均匀，可呈细网格样改变。

4. 脾梗死　无脾大，为陈旧性梗死灶的表现。多为单发，呈楔形或者片状，后方无声影。如能连续地观察脾梗死的过程，即梗死灶由低回声到高回声的演变，诊断较为容易。与血管瘤鉴别困难，超声造影可以明确诊断。

第五节　胃　肠　道

一、扫查方法及常规扫查切面

胃肠道的超声检查可以分为空腹扫查及充盈显像扫查。一般在空腹检查后再行充盈显像扫查。充盈胃腔常用的显像剂分为无回声型，如水或不含气的饮料；有回声型，如胃窗造影剂。充盈结肠采用灌肠法，经肛门灌入生理盐水或温开水 1 000～1 500ml 进行检查。

（一）胃

1. 贲门断面　患者仰卧位，于剑突下偏左纵向扫查，探头略向左倾斜，在肝左外叶的后方可见食管腹段及贲门长轴断面，呈鸟嘴状，两者交界处为 His 角。将探头旋转 90°，从上至下扫查，可显示食管及贲门部横断面，呈椭圆形低回声环状结构，中央为强回声，为气体与黏膜界面所形成。

2. 胃底断面　患者左侧卧位，将探头置于左肋弓下斜切扫查，可显示胃底部，充盈状态呈较大椭圆形囊腔。

3. 胃体断面　患者仰卧位、右侧卧位或坐位，于上腹部横切可显示胃体的长轴断面，探头旋转 90° 后可显示短轴切面，呈椭圆形，图像左侧为胃小弯，右侧为胃大弯。

4. 胃角横断面　患者右侧卧位，由胃体向右移动横向扫查，可获得胃角图像，类似 "∞" 形，图像左侧为胃窦，右侧为胃体，"∞" 形的交接处为胃角。

5. 胃窦断面　患者右侧卧位，探头置于右上腹，获取该部位最长的胃腔图像，为胃窦长轴切面。沿幽门管方向扫查，可显示胃窦、幽门和十二指肠球部，并可见幽门周期性开放，探头旋转 90° 扫查，可获得胃窦短轴声像图。具体扫查断面见图 2-17。

（二）肠道

1. 十二指肠　十二指肠第一段常规检查胆囊时极易显示，在胆囊颈后方和胆总管之间可见一近圆形的小管腔，含气较多，呈强回声，肠壁较薄，各层次不易分清。十二指肠第二段在饮水较多时易显示，C 形的十二指肠围绕胰头，该段位于下腔静脉前方，门静脉的右侧。十二指肠第三、四段常不易显示。

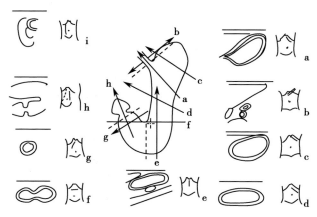

图 2-17　充盈胃扫查断面示意图

a. 贲门、食管下段长轴；b. 贲门、食管下段短轴；c. 胃底；d. 胃底短轴；e. 胃体长轴；f. 胃角部；g. 胃窦短轴；h. 胃窦长轴、幽门部；i. 十二指肠

引自中国医师协会超声医师分会. 腹部超声检查指南. 北京：人民军医出版社

2. 空、回肠　在消瘦者和小儿空腹时，探头置于上腹偏左可显示空肠，空肠的环状皱襞呈密集、环状、半环状中强回声，空肠中段以后的环状皱襞变短且稀疏。探头置于下腹或右下腹可显示回肠。回肠的环状皱襞的间距大，绒毛短而稀疏。空回肠在声像图上没有明确的分界。

3. 盲肠、升结肠　探头置于右下腹与腹股沟平行扫查，或冠状切面与横切面分别显示肠管的长轴及短轴。盲肠管腔粗大，深方为腰大肌。探头置于髂嵴水平向上扫查即为升结肠。扫查阑尾时先找到回盲部，在其后下方 2cm 范围内，旋转探头可探及条索状盲管回声,内径为 3～5mm,长短不一。但阑尾位置变异较多,需仔细扫查。

4．结肠肝曲、横结肠　探头置于右季肋部冠状切或右肋下斜切可显示结肠肝曲,其前方为胆囊和肝右叶,其外后方为右肾。横结肠游离度较大,易受气体干扰,显示较差。探头自结肠肝曲或结肠脾曲追踪扫查,其后方为胰腺及腹部大血管。

5．结肠脾曲、降结肠　探头置于左季肋部或左肋下向左上斜切扫查,沿肠管走行可显示结肠脾曲,其深方为脾脏,下方为左肾。垂直或冠状切面可显示降结肠,其深方为腰大肌。

6．乙状结肠　探头置于左腹股沟韧带上方斜切或近中线矢状切面,可显示乙状结肠呈 S 形,充盈膀胱可有助于显示。

二、正常超声测值

1．胃　正常人胃壁厚度为 0.3～0.5cm。胃幽门肌处胃壁厚度不超过 0.6cm(新生儿 <0.4cm)。

2．小肠　一般情况下小肠充盈时管径 <3cm,厚度多在 0.2cm 以下。

3．结肠　充盈状态下其厚度一般 <0.3cm,空虚时 <0.5cm。管径 <3.5cm。

4．阑尾　外径 <0.7cm。

三、相关急症超声诊断要点

(一)胃肠道穿孔

1．腹腔内游离气体是超声诊断消化道穿孔的主要征象。平卧位游离气体多集中在上腹的腹壁下，如肝脏前缘与腹壁间的肝前间隙等部位；侧卧位时，游离气体主要位于肝脾与膈肌之间。胃后壁穿孔气体先出现在小网膜囊，同时伴有小网膜囊积液。

2. 可伴有腹腔积液。但是由于液体内含有胃肠内容物，有时不能显示典型的无回声区，易与肠内的液体混淆。

3. 即使穿孔较大，超声直接显示穿孔的部位及征象均较为困难。

虽然超声检查胃肠穿孔并非首选方法，但是超声对于发现腹腔的游离气体具有很高的敏感性，同时可显示腹腔积液。因此，超声可以作为腹部 X 线检查的补充。

（二）肠梗阻

1. 梗阻近端肠管明显扩张，小肠内径 > 3cm，结肠内径 > 5cm。肠腔内可见大量液体无回声、气体强回声及肠内容物的混杂回声。

2. 肠壁变薄，肠黏膜皱襞显示清晰，可见水肿增厚，纵切面呈"琴键征"或"鱼刺征"（图 2-18）。

3. 梗阻部位近端肠蠕动亢进，可见肠内容物往复运动，晚期出现肠麻痹时肠蠕动减弱或消失。

4. 可伴有腹腔积液。

5. 可发现引起肠梗阻的一些病因：梗阻末端强回声团块提示巨大结石或者粪石；梗阻末端低回声团块提示肿瘤的可能；肠套叠征象。

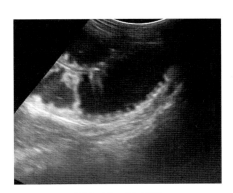

图 2-18 肠梗阻

（三）肠套叠

1. 肠套叠部位可见边界清楚的包块回声，其短轴切面呈特征性的"同心圆征"或"靶环征"，长轴切面呈"套筒征"（图 2-19）。

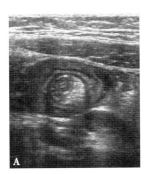 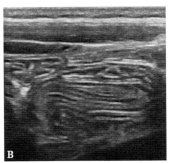

图 2-19 肠套叠
A. 横切面；B. 纵切面

2．CDFI 如套叠时间较短，套入部分肠壁及系膜内可见血流信号。若套叠时间较长肠壁发生缺血坏死则无血流信号。

3．成人发生肠套叠时应注意扫查套入的肠管壁有无肿物等异常回声。

4．有时可伴有肠梗阻表现。

（四）急性阑尾炎

1．阑尾肿胀，外径：成人≥0.7cm，儿童≥0.6cm。阑尾壁厚≥0.3cm。

2．单纯性阑尾炎 管腔轻度肿胀，管壁层次欠清晰，浆膜层高回声完整但不光滑。CDFI 显示管壁血流信号较丰富。

3．化脓性阑尾炎 阑尾明显肿胀，管壁增厚，不均匀，层次结构不清晰，周围脂肪回声增强，管腔内呈无回声或低回声，伴粪石时其内可见团块状强回声。CDFI 显示管壁及周围脂肪内血流信号丰富。

4．坏疽性阑尾炎 阑尾管壁增厚，正常层次结构中断或者消失，边界模糊，管壁可因坏死而形成不规则的无回声或低回声区，周围可见炎症渗出的无回声区及增强的炎性脂肪回声。CDFI 显示血流信号减少或消失。

5．阑尾周围脓肿 阑尾区回声杂乱，多为混合回声，以低回声为主，内可见不规则无回声。

具体超声表现见图 2-20。

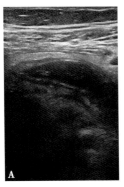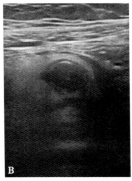

图 2-20　急性阑尾炎

A. 纵切面；B. 横切面

四、经验分享及相关诊断标准

（一）扫查技巧和注意事项

1. 在使用胃肠显像剂前，要空腹对胃、肠进行检查，目的在于进行空腹与胃、肠腔充盈后的比较，观察是否存在胃、肠液体异常潴留以及腹腔其他脏器情况。

2. 扫查要长轴和短轴切面结合进行，有时需要受检者吸气配合。

3. 扫查时要适当进行加压，正常胃、肠壁较为柔软，管腔含气体和液体、张力低，加压可压闭，比较容易发现病变。但应避免过重挤压。

4. 胃体小弯部及胃底部的病变较容易漏诊，应该特别注意对这些部位的扫查，避免漏诊。

5. 对怀疑有胃、肠道穿孔或者梗阻的患者禁用胃充盈方法检查。

（二）胃肠道疾病相关诊断原则及注意事项

1. 对于急性阑尾炎的诊断，超声具有诸多优势：检出率较高；判断是否合并脓肿；方便、无创、易于重复等，尤其适用于临床表现不典型的儿童与老人。但由于受阑尾周围肠道气体的干扰，会出现假阳性和假阴性的结果，尤其是对于早期单纯性阑尾炎以及肥胖、胀气较重患者，超声显示率较低，阴性结果并不能除外阑尾炎的诊断。

2. 对于小儿肠套叠超声诊断，要注意暂时性（一过性）肠套叠，其具有自发复位的特点，即在进行超声检查时可见典型的肠套叠征象，但是在检查后肠套叠征象消失，有的在超声检查过程中就能发现套叠征象自行消失。这类肠套叠临床并不少见，具有临床症状不典型、主要发生在小肠等特点。了解此类肠套叠很重要，务必要保存好典型图像，必要时与临床医生及患者做好沟通和解释，嘱其密切随访观察。

3. 对于有明显临床症状的患者，如果胃肠超声检查为阴性结果，必须采用其他方法进一步检查。

4. 先天性肥厚性幽门狭窄超声表现及诊断标准 幽门部肥大，幽门黏膜层及肌层变厚，呈橄榄样肿块，幽门管变细变长，肥厚的幽门环肌呈低回声，增厚的黏膜层呈稍强回声，幽门管腔呈细线状无回声。短轴呈低 - 稍强 - 低的"同心圆"征，长轴呈"宫颈征"。具体诊断标准：幽门管长度≥1.5cm，幽门管厚度≥1cm，肌层厚度≥0.4cm。

（张宇虹　石莎莎　宣健媛）

第三章 | 泌尿生殖系统

一、扫查方法及常用扫查切面

右肾通常采用仰卧位并左后斜位；左肾多采用右侧卧位，必要时采用俯卧位或者半坐位。当观察肾脏的下移程度时，需采用仰卧位结合立位方法进行。扫查切面主要是纵切面和横切面。沿侧腰部冠状切面扫查，获得纵切面；在纵切面的基础上探头旋转 90°获得横切面。要连续扫查，必要时进行呼吸配合。

二、正常超声测值

（一）标准测量切面

1. 长径　冠状最大长轴切面，测量肾脏上极和下极肾轮廓线的外侧缘间距离（图 3-1A）。

2. 宽径　肾门水平短轴切面，测量肾门内侧缘至肾脏轮廓线的外侧缘的距离（图 3-1B）。

3. 厚径　肾门水平短轴切面，测量肾前缘至肾后缘的距离（图 3-1B）。

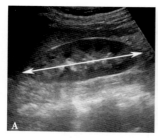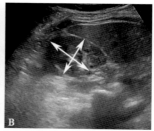

图 3-1　肾脏测量

A. 长径测量；B. 宽径和厚径测量

4. 肾实质厚度　从肾窦外缘测量至肾包膜。

5. 肾皮质厚度　从肾锥体外缘测量至肾包膜。

6. 肾积水　肾门水平短轴切面，测量肾盂内无回声区前缘与后缘间的距离。

（二）正常值

肾脏大小与身高及年龄有关，成人肾脏大小参考值：长径为 9～12cm，宽径为 5～6cm，厚径为 3～4cm；左肾长 > 右肾长，但差值小于 1cm。

肾实质厚度：1～2cm，平均 1.5cm；肾皮质厚度：0.5～0.7cm。

三、相关急症超声诊断要点

（一）急性肾盂肾炎

1. 大多数情况，无明显异常改变。

2. 少部分严重者可出现异常表现。如果弥漫受累，肾脏增大，皮质回声弥漫减低，皮髓质界限不清；如果局部受累，则局部皮质可见一处或多处回声减低区（水肿所致）或者回声增强区（坏死或出血所致），常呈楔形或圆形。CDFI 显示无血流信号。

3．可伴有肾盂积水和输尿管扩张（可由细菌内毒素抑制输尿管正常蠕动所致）。可见肾盂壁模糊、增厚。

4．如为真菌感染，集合系统内可出现高回声团块，呈球状，为真菌球。

（二）肾脓肿

早期表现为单发或者多发的低回声团块，边界模糊不清，内部回声欠均匀；随着病情进展，低回声内出现不规则的无回声，内透声差，可见漂浮的细点状回声或者条状回声，可见边界较清晰的囊壁形成（图 3-2A）。

如集合系统内或者肾实质及肾周围见气体强回声，则为较罕见的气肿型肾盂肾炎的表现。较严重者表现为肾区混杂包块，肾脏正常回声消失，可见伴有模糊声影或者"混响"回声的气体。确定气体回声是诊断关键，不要误认为结石回声。CT 扫查具有重要的确诊价值。

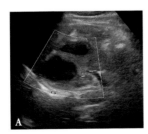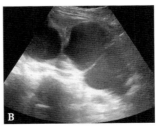

图 3-2　肾脓肿和肾盂积脓
A. 肾脓肿；B. 肾盂积脓

（三）肾盂积脓

肾盂扩张呈积水改变，如积水较重，则肾脏增大、皮质变薄。积水无回声内透声差，可见细密点状回声，如合并产气菌感染内可见气体回声（图3-2B）。

（四）肾周围炎和肾周围脓肿

1. 肾周围炎　肾周围感染早期，肾周围可能无明显异常。随病情进展，肾周围脂肪囊局限性增厚或膨大，形态不规则，出现低回声区。如累及腰大肌，局部腰大肌肿大，该部有明显探头触压痛。

2. 肾周围脓肿　脓肿形成后，肾周围脂肪囊内出现低回声或无回声区，并紧贴肾脏。脓肿外形可呈椭圆形或带状，壁较厚，内侧壁较粗糙。改变体位或缓慢加压，实时观察可见低回声区或无回声区内有点状回声漂浮（图3-3）。肾内回声多为正常，若受脓肿压迫，可出现肾移位或局部变形。

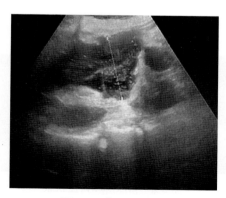

图3-3　肾周围脓肿

（五）肾创伤

1.肾实质挫伤 肾轮廓轻度肿大、实质内出现局限性带状高回声或片状低回声与无回声区，肾包膜完整。若在包膜下与肾实质之间出现新月形或梭形低回声区，为包膜下血肿（图3-4）。

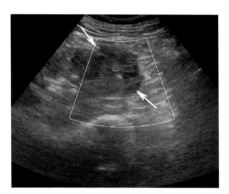

图3-4 肾创伤
箭头示血肿

2.肾实质裂伤 肾弥漫性或局限性肿大。裂伤处包膜外为无回声或低回声区包绕，如出血量较大，肾脏大部分被无回声区包绕。肾破裂处可有包膜中断现象，局部肾实质内可见血肿引起的带状或新月状低回声区。肾窦局部可因血肿压迫而变形。

3.肾盏撕裂伤 肾外形明显增大，但包膜完整。肾实质内可见不规则小无回声区。肾窦扩大、外形不规则，肾盂分离扩张积血呈均匀点状回声。当血块堵塞输尿管时，扩张的输尿管以及扩张的肾盂无回声区内可见不规则的低回声团块。

4. 肾广泛性撕裂伤　除有肾实质裂伤和肾盏裂伤的表现外,甚至呈完全性断裂或破碎成数块,与肾周围血肿和凝血块混杂在一起,断裂损伤的肾脏结构模糊不清。肾周可见大量的无回声区。

(六)肾移植相关并发症

1. 急性排斥反应　二维超声:肾脏增大,皮质增厚,皮质回声增强或局限减低,皮髓质界限不清,肾锥体与皮质回声对比强烈,中央肾窦回声减低或消失。CDFI:无特异性改变。PW:各级肾动脉舒张期血流速度降低,甚至出现舒张期反向血流。但舒张期反向血流也可见于急性肾小管坏死和移植肾静脉血栓。肾动脉阻力增高,RI≥0.8。

2. 血管并发症

(1)移植肾动脉狭窄:CDFI 显示移植肾动脉狭窄处血流速度增高,出现混叠现象,狭窄即后段呈五彩镶嵌血流。PW 显示狭窄处 PSV>200cm/s,狭窄远段肾动脉,特别是肾内动脉 PSV 降低,加速时间(AT)≥0.07 秒,频谱呈"小慢波"改变。

(2)肾动脉栓塞:CDFI 显示在栓塞动脉相关供血区域内血流减少或消失,超声造影有助于诊断。

(3)肾静脉血栓:二维超声表现为移植肾增大,回声减低,静脉内无回声消失。CDFI 表现为静脉内血流信号消失。PW 显示栓塞静脉的相关区域肾动脉阻力指数增高,舒张期流速减低、消失或出现反向血流。

(4)肾静脉狭窄:狭窄远端静脉扩张,狭窄近端主肾静脉内血流速度正常或降低,狭窄处可探及高速血流信号及紊乱血流。肾动脉 RI 增高及出现舒张期反向血流。

（5）肾内动静脉瘘及假性动脉瘤

1）动静脉瘘：二维超声在动静脉交通处可见瘤样扩张。CDFI 示，动静脉瘘局部见紊乱血流信号，如果瘘口较大，这种紊乱血流信号可出现在血管的外面。PW 示，瘘口处测及连续性高速血流信号，动脉呈高速低阻血流频谱，静脉内可见动脉高速血流频谱。

2）假性动脉瘤：二维超声与肾囊肿较难鉴别。CDFI 很容易鉴别，病灶内血流呈涡流，为红蓝血流（"阴阳征"）。PW 显示瘤颈处为双期双向的血流频谱。

四、经验分享及相关诊断标准

（一）扫查技巧和注意事项

肾脏超声检查侧腰部冠状切面最常用，对于肥胖及腹部胀气者，一定要嘱其深吸气，同时探头加压，必要时变换体位，一定要获得肾脏的全貌，有时肾下极显示欠清楚，一定要通过各种方法显示，否则容易漏诊肿瘤、肾脏先天性异常等病变（如马蹄肾）。肾脏测量要显示长轴的最大切面，特别是在诊断肾脏缩小时，一定多次测量，而不能仅靠一次测量就做出诊断。肾脏一定要长轴、短轴切面联合扫查，如不进行短轴扫查，容易发生漏诊。

（二）相关变异、易混淆的正常结构

1. 肾脏有诸多先天性变异，如表面呈分叶状，

尤其左肾常存在背侧隆起（脾侧隆起，splenic humps），这些不要误诊为肿瘤。

2．肾柱肥大　肾柱增生肥大表现为肾柱（髓质间的肾实质）向肾窦内突入，肾盏受压移位，造成肾肿块的假象。应仔细多切面、连续扫查，"肿块"与正常肾皮质相连，没有肿瘤的球体感，CDFI 可显示其内的正常血流。

3．如一侧肾窝不能显示正常肾脏回声，要询问手术史；仔细扫查除外肾萎缩或发育不良的肾脏；在腹、盆腔寻找有无异位肾、游走肾。不能轻易地做出"先天性肾缺如或者孤立肾"的诊断。

（三）肾脏疾病相关诊断原则及注意事项

1．肾脏皮质回声为典型的低回声，判定肾皮质回声异常（尤其是急、慢性肾病）要与肝、脾的回声做对比。正常情况下，肾脏皮质回声低于肝、脾的回声（有的与之相近）。在肝、脾的回声正常的前提下，如肾皮质回声高于肝脾回声，基本上就可以判定为肾皮质回声存在异常（肾皮质回声增强）。

2．肾脏囊性肿物　肾脏囊性肿物的种类较多。除了位于肾实质的单纯囊肿外，还有位于肾窦内的肾盂旁囊肿，该类囊肿位于高回声的肾窦内，有囊壁，形态较规则，要与肾盂积水鉴别；还有肾盂源性囊肿，在肾盂和肾盏与囊肿样结构之间有狭窄通道相连，尿液可通过通道进入囊腔内。但是，除了囊肿型肾钙乳症，超声也很难将肾盂源性囊肿与一般单纯性肾囊肿鉴别。囊肿型肾钙乳症是在肾盂源性囊肿内存在钙乳，为一种黏稠的胶体混悬液,由无数微小结石的悬浮物组成。超声表现:囊肿无回声区的远侧壁可见强回声,多者可形成平面,即"钙液面征",后方或出现弱声影或呈现"彗星尾"征。需要注意的是,小的囊肿型肾钙乳症前方囊肿无回声常受混响伪像干扰,不容易显示,易误诊为一般意义的肾结石。因此,当肾内出现高回声彗星尾征时,要仔细寻找其前方的囊性无回声,要注意囊肿型肾钙乳症。与肾单纯性囊肿相对应,肾复杂性囊肿除了出血性、感染性肾囊肿外,表现为肾囊性肿物的囊性肾癌尤其要引起高度重视。此外,还有多囊肾等病变。

囊性肾癌(cystic renal cell carcinoma,CRCC)作为一个临床或影像学概念,泛指手术中或影像学检查发现肿瘤内出现囊性改变的肾癌,而非一种病理学分型。CRCC 约占肾癌的 10%。此病可发生于任何年龄,以中老年多见,男性发病率高于女性。囊性肾癌是一种低度恶性肿瘤,早期发现并治疗预后良好。当出现以下任何一个超声表现时应考虑 CRCC 的可能:①囊壁不规则增厚;②囊内见较多厚的分隔(厚度一般 >1mm),表现为较多粗细不一的带状高回声,有的呈"蜂窝状";③囊壁和 / 或分隔上可见类圆形或不规则形实质性结节;④囊内无回声内可见片絮状物、细密点状低回声或不均质略高回声。CDFI:在增厚的囊壁、分隔、壁结节、隔上结节中可探及点状、短条状血流信号,大多数呈动脉血流频谱。如果肾囊肿出现上述征象,应进一步行增强 CT、超声造影或者增强 MRI

检查除外或者确定是否为 CRCC。如果不了解这种类型的肾癌，诊断为一般的肾囊肿，而没有进一步的检查和治疗，就会误诊、贻误病情。国外学者 Bosniak 根据 CT 表现提出肾囊性病变的 Bosniak 分级，对于超声及 MRI 检查均有借鉴意义，具体见表 3-1。

表 3-1 肾脏囊性病变的 Bosniak 分级

分级	特征
I 级	单纯良性囊肿：囊壁极薄，没有分隔、钙化、实质性成分，CT 测量为水样密度，无增强（不需要临床干预）
II 级	良性囊肿：有少量纤细分隔（厚度 <1mm），囊壁上或隔上可有小的或者短片状的钙化；小于 3cm、高密度、无增强的囊肿也包括在此级（不需要临床干预）
IIF 级	囊壁病变含较多纤细分隔（厚度 <1mm）；极少部分的囊壁及分隔增厚，可伴有厚的或者粗大的钙化，纤细分隔及囊壁有可感知的增强，但增强程度无法测量，软组织成分无增强；大于 3cm、高密度、完全位于肾内的囊肿也包括在此级（可被认为是良性，但恶性率在 5%，需要进行随访观察其是否变化）
III 级	囊性肿物伴有厚而不规则分隔或囊壁，存在增强。包括复杂性出血或者感染性囊肿、多房性囊性肾瘤以及囊性肿物（恶性病变不能除外，恶性率在 25%～100%，需要组织学结果证实，应手术处理）
IV 级	明确的恶性囊性肿物，囊壁、分隔及软组织成分均可见增强（需要手术切除）

此外，如果位于肾上极的"囊肿"形态欠规则，无明显囊壁，一定注意是否为重复肾畸形的上位肾由于输尿管异位开口造成的肾积水。常可见扩张的输尿管与之相连，在膀胱横切面扫查，常于膀胱的后方可见扩张的输尿管回声。肾门附近或者肾实质内的"囊肿"较少数也可能为肾动脉瘤或者动静脉瘘，CDFI可以明确诊断。

3. **肾结石** 具有典型超声表现的结石诊断一般较为容易。但是肾结石的超声诊断也存在一定的误区。因为与典型的胆囊结石不同，肾结石的背景是高回声的肾窦，较大的结石伴有明显声影者诊断应该没有问题。如果结石较小，只伴有较弱或者不伴有声影，诊断往往存在困难。此时应调整增益，使背景变暗；较小的结石往往位于肾小盏的后部，如果调整扫查角度，强回声为短条状，可能为肾窦内灶性纤维化。还要和肾乳头坏死钙化、弓形动脉钙化进行鉴别。应用彩色快闪伪像有一定的帮助。如果强回声位于肾实质，则为钙化灶。如果肾髓质（肾锥体）回声增强，则考虑髓质海绵肾或者肾钙质沉着症，但是单凭超声声像图鉴别两者较困难，要结合患者临床表现及其他检查结果综合判定。

4. **肾积水** 超声对于肾积水的诊断具有高敏感性。但是一定要注意由于膀胱过度充盈、大量饮水、相关药物及妊娠造成的非病理性肾积水。必要时在解除膀胱充盈、尤其是过度充盈状态后再观察积水的情况，积水明显减轻、甚至消失。

5. 肾外肾盂 肾外肾盂是正常肾盂的一种类型(分为肾内型肾盂和肾外型肾盂,多数为肾内型)。肾外肾盂以单侧多见,女性多于男性。单纯肾外肾盂或伴有轻度肾积水临床上通常没有症状。由于缺乏对肾外肾盂的认识,诊断中容易误诊为肾盂积水或者肾盂旁囊肿。肾外肾盂的诊断以往主要是依靠静脉肾盂造影(IVP)检查,其以肾内缘为界,依据肾盂面积位于肾内缘外的多少进行划分:肾内型指肾盂几乎全位于肾门内,其 3/4 不超过肾内缘;肾外型指大部分位于肾门外,其 3/4 超过肾内缘。超声表现:肾门外见囊性膨大区,呈典型的无回声区,壁薄光滑(以肾内缘为界,大部分位于肾外),无回声区周围未见正常肾实质包绕,肾外形及肾实质正常,仔细扫查可见无回声区与肾门内肾盂相延续。无输尿管扩张。肾盂积水和肾盂旁囊肿均位于肾集合系统内,依据各自特点不难鉴别,关键在于了解肾外肾盂,从而避免误诊。

6. 肾肿瘤 最常见的恶性和良性肿瘤分别为肾细胞癌和肾血管平滑肌脂肪瘤(又称肾错构瘤)。根据各自的超声表现,一般较容易诊断。但是一定要注意,两者高回声型肿块的声像图之间存在一定比例的交叉(约 10%),均表现为形态规则、边界清楚、回声均匀的高回声团块,超声很难鉴别,需要行增强 CT 检查。当错构瘤多发、较大,尤其是双侧发生时应注意与结节性硬化症的鉴别诊断。该病为全身性疾病,肾脏错构瘤仅是其在肾脏的表现。绝大多数肾癌有肿块的球体感,边界较清楚,形态较规则，但是较少见的肾集合管癌，其源于肾髓质集合管，呈浸润性生长，边界往往不清，缺乏球体感。肾脏良性肿瘤中的肾嗜酸细胞腺瘤在影像学上（超声、CT及MRI）往往很难与肾癌进行鉴别，常误诊为恶性。肾盂癌多为移行细胞癌。超声能否显示肿块取决于其生长方式及是否引起肾积水。典型的改变为肾窦高回声区或者积水无回声区内见低回声实质性肿块。有的可造成肾盏局部扩张，有时肾盏局部扩张是超声显示的唯一征象。病灶小于1cm或者呈浸润性生长者超声均较难显示。要与凝血块或者感染性沉积物鉴别，CDFI显示血流信号者为肿瘤病变，但是无血流显示并不能排除肿瘤可能。当出现无明显诱因的肾盏扩张、肾盂积水，如超声无明显阳性改变，应进一步行超声造影检查、CT或者MRI检查排除肾盂肿瘤。

7. 肾结核 肾结核在不同的病程阶段，具有不同的声像图改变，缺乏特异性。但也有一定规律可循：当肾脏增大、包膜光滑，积水征象主要位于肾盏部，无回声内透声差，可见点状悬浮回声，或者肾内见斑点状、团块状强回声伴有声影时，除外其他疾病再结合临床后可以考虑肾结核诊断的可能。

8. 对于肾脏弥漫性病变，如急慢性肾小球肾炎、肾病综合征等，二维超声和CDFI表现有诸多相似之处，因此超声并不能判断具体的疾病病理类型。超声要仔细观察并描述肾脏大小、肾实质回声、肾皮质厚度等情况。

（四）肾上腺

1．扫查方法及常用扫查切面

（1）右侧肾上腺：仰卧位或左侧卧位。探头置于右腋前线，近似于右肾冠状切面，以肝脏为透声窗，扫查肝脏、右肾上极内上方至下腔静脉后外侧所在区域，显示倒 Y 字形或类三角形的右肾上腺。

（2）左侧肾上腺：右侧卧位。探头置于左腋中线与腋后线之间，通过脾、左肾的冠状切面，扫查脾脏、左肾上极内上方与腹主动脉所在区域，显示倒 V 形或新月形的左肾上腺。

（3）俯卧位经背部做纵切面或横切面扫查，观察肾上极前上方的肾上腺区。

（4）坐位饮水法：用于发现左肾上腺病变，饮水后，以胃为透声窗，探头置于左上腹，在胃后方、腹主动脉外侧观察左肾上腺区。

2．正常超声测值　在冠状切面测量肾上腺的长径和厚径，显示肾上腺的最大切面，测量其最大长径和厚径。正常值：长径 4～6cm，宽径 2～3cm，厚径 0.2～0.8cm。

3．相关急症超声诊断要点　肾上腺出血：新生儿多见，有外伤史、败血症或行促肾上腺皮质激素治疗的患者应警惕。在早期，肾上腺区见不规则的高回声区，内部可见无回声。随着病程进展，回声逐渐减低，最后呈无回声，内部可机化形成分隔。其可完全吸收或者钙化或者形成残存的囊肿。对于可疑肾上腺出血患者，注意短期内多次复查，以了解病变是否变化，便于与肾上腺肿瘤进行鉴别。

4. 经验分享及相关诊断标准

（1）检查前要了解病史、临床表现及化验检查结果，尤其是有无合并高血压的情况，以便于针对性地检查。

（2）由于肾上腺具有位置深、体积小、分布范围较广等特点，超声检查除了适当调整探头的频率、扫查深度外，一定要大范围、多角度地进行扫查，不能仅仅局限于特定的肾上腺区内，否则就会发生漏诊。即使这样，对于肥胖、腹部胀气较重者，或者病灶较小者，超声往往较难显示，此时应建议其他影像学检查方法。

（3）肾上腺肿瘤的诊断要点

1）肾上腺皮质腺瘤：常为体检时偶然发现，多为单侧、单发，发病率随年龄增长，多数为无功能性。功能性的可分别引起醛固酮增多症和皮质醇增多症等，其中前者较后者体积小。超声表现为肾上腺区圆形或者椭圆形的低回声团块，形态规则，边界清楚，内部回声均匀。肿块较小，一般直径为 1～2cm。

2）肾上腺嗜铬细胞瘤：多数为良性，5%～10%为恶性，少部分可发生异位，多为单侧，右侧多见。肿块一般直径为 3～5cm。超声表现：呈圆形或者椭圆形的低回声，边界清楚，边缘为光滑的高回声，与肾包膜回声形成所谓的"海鸥征"。如内部合并囊性变，内部可见无回声区。高血压为本病的主要症状，结合临床与声像图表现一般较易诊断。对于怀疑较大的嗜铬细胞瘤，检查时尽量不要反复加压，避免高血压危象的发生。要注意异位嗜铬细胞瘤。位于肾上腺以外的嗜铬细胞瘤为异位嗜铬细胞瘤，约占全部嗜铬细胞瘤的10%。其常见发病部位为肾门附近和腹主动脉旁，也可发生于肝门、下腔静脉旁、升主动脉及膀胱等部位。因此，在临床高度怀疑嗜铬细胞瘤，而超声在常规的肾上腺扫查区域未能发现病灶者，要注意对上述位置进行扫查。

3）肾上腺髓样脂肪瘤：为肾上腺罕见的良性、无功能肿瘤，大小不等，多为偶然发现。由于其内部含有脂肪，超声表现为特征性的高回声，这与其他绝大多数肾上腺肿瘤的低回声不同，形态可不规则，边界清楚。

4）肾上腺皮质癌：较为罕见，多为单侧、单发，肿瘤常较大，超过3cm。多数为功能性肿瘤，容易侵及肾上腺静脉和下腔静脉。超声表现：多为较大肿块（3～5cm），呈圆形、椭圆形或者分叶状，边界清楚，内部可合并坏死或者出血，有的可见钙化灶。

5）肾上腺神经母细胞瘤：80%发生于婴幼儿，多见于2岁以内。体积大，直径可达10cm或者更大，恶性程度高，可早期发生转移。超声表现：肾上腺区较大的、回声不均匀肿块，内部回声杂乱，可见强回声及无回声区，可向下挤压肾脏。要与肾母细胞瘤进行鉴别，其生长于肾内，一般较易鉴别。

6）肾上腺转移癌：多数为肺癌转移。常为单侧性，呈圆形或者椭圆形低回声，较大者可合并出血、坏死，内可见无回声区。如存在原发恶性肿瘤病史，肾上腺区出现肿块，应首先考虑转移性。但是无病史者，与其他肾上腺肿瘤较难鉴别。

（4）超声对于肾上腺的检查，主要目的是发现是否存在占位性病变，即有无肿瘤，而对于肾上腺皮质增生的诊断敏感性较差，需要结合临床及其他影像学检查。

第二节　输　尿　管

一、扫查方法及常用扫查切面

（一）经腹壁扫查

仰卧位或侧卧位。以肾脏为透声窗冠状切面扫查显示肾盂后，探头缓慢向内侧下方移行，逐渐调整成纵切面追踪显示输尿管至盆部。以充盈膀胱作为透声窗，能显示盆段及膀胱壁内段、两侧输尿管口、后尿道。

（二）经背部扫查

俯卧位，背部取肾长轴切面，当显示肾积水时调整角度做肾盂输尿管连接部斜向内下切面，显示肾盂输尿管连接部后向下移行扫查。

（三）经直肠或经阴道扫查

中度充盈膀胱，显示膀胱三角区，寻找输尿管开口，然后调整扫查平面，以显示输尿管盆段的下端和后尿道。

可根据具体情况采取仰卧位、侧卧位及俯卧位，必要时可联合这些体位扫查。在存在肾积水和输尿管扩张时，找到肾盂输尿管连接部，沿着扩张的输尿管追踪扫查，扫查过程中探头可适当加压，但又不宜用力过猛；输尿管第二狭窄部常在髂总动脉末端及髂外动脉前方寻找；在膀胱充盈时，能显示盆段及膀胱壁内段输尿管。

二、正常超声测值

正常输尿管内径窄小，超声不容易显示。全长内径宽窄不一，平均为 4～5mm，狭窄部为 2～3mm，最宽处多在盆段，膀胱高度充盈时，盆段内径可达 6mm 左右。

三、相关急症超声诊断要点

主要阐述输尿管结石超声诊断要点。

1. 间接征象

（1）肾积水：肾集合系统分离呈无回声，分离程度与梗阻程度及时间有关。

（2）输尿管可呈不同程度的扩张，除非结石位于肾门部的肾盂输尿管连接部。

2. 直接征象　于扩张的输尿管管腔内显示强回声团，与管壁分界清楚，后方伴声影。CDFI：结石后方出现彩色多普勒快闪伪像。具体超声表现见图 3-5。

上述为典型的输尿管结石超声表现，如果病情发作较急，且较快来检查者，以及结石较小者可

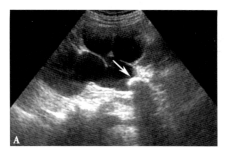

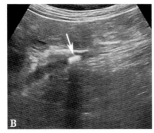
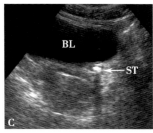

图 3-5　输尿管结石

A. 肾盂输尿管连接部结石；B. 输尿管盆段结石；C. 输尿管膀胱壁内段结石；BL：膀胱；ST：结石；箭头示结石

以没有间接的肾积水及输尿管扩张征象。此时要注意肾盂输尿管连接部及膀胱壁内段的扫查，往往可能发现结石回声。但是如果结石位于距离肾门较远的上段以及盆段，在没有输尿管扩张的情况下，则较难显示。

四、经验分享及相关诊断标准

1. 由于输尿管位于腹膜后，前面存在肠道气体干扰，加之输尿管结石的患者急诊最常见，没有特殊准备，往往使超声扫查变得困难。除了常规的侧腰部冠状切面外，可以变换体位扫查，如侧卧位及俯卧位从后背部扫查。先找到肾盂输尿管连接部，再沿着扩张的输尿管追踪扫查，必要时要进行加压。输尿管第二狭窄的显示较困难，可以在髂总动脉末端及髂外动脉前方寻找。此外，对于怀疑输尿管结石的患者可以采用"先两头后中间"的扫查顺序。先在扩张的输尿管上段扫查，如未发现结石回声，然后直接扫查膀胱壁内段，先找到输尿管口处，以膀胱为透声窗，在耻骨联合上做横切和斜切扫查，如发现结石，达到较快速诊断的目的（壁内段结石占输尿管结石的大多数）。如输尿管的两头都没有发现结石，再采用各种方法尽最大努力扫查盆段。但膀胱壁内段的显示需要膀胱内有一定的尿液充盈。

2. 输尿管结石的超声扫查需要多实践积累经验，才会有较高的显示率。不建议在未对输尿管进行全面细致的扫查前，做出肾积水和输尿管扩张的诊断。需要注意的是，并非所有的输尿管结石均合并梗阻征象（肾积水、输尿管扩张），这种无梗阻征象的输尿管结石诊断较困难，往往容易漏诊。在患者临床症状非常支持输尿管结石诊断时，扫查输尿管膀胱壁内段常有可能发现结石。即使结果是阴性，也应建议随诊观察。

第三节 膀 胱

一、扫查方法及常用扫查切面

经腹壁扫查为最常用的扫查方法,适当充盈膀胱,仰卧位,横切面及纵切面逐步扫查,若膀胱侧壁及前壁显示不清,可让患者侧身扫查。另外还可以经直肠及经阴道扫查膀胱。

二、正常超声测值

(一)内径测量

取膀胱最大横切面,测量前后径和左右径,取膀胱最大纵切面,测量上下径(图 3-6)。均从膀胱黏膜的外缘测至对侧黏膜的外缘。

(二)膀胱壁厚度测量

自浆膜层测到黏膜层。正常膀胱壁厚度,膀胱充盈时≤3mm,膀胱排空时<5mm。

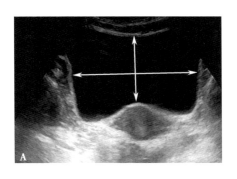

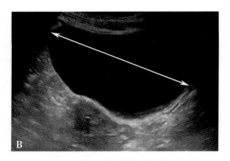

图 3-6　膀胱径线测量
A. 前后径和左右径测量；B. 上下径测量

（三）膀胱容量和残余尿量测定

膀胱容量和残余尿量计算公式：

$$V = (\pi/6)\,abc \approx (1/2)\,abc$$

V（ml）：膀胱容量或残余尿量，a、b、c（cm）分别为膀胱的三个径

测量残余尿量时不可过度充盈膀胱，正常人膀胱容量 350～500ml，残余尿量 <12ml。残余尿量 >30ml，提示为病理状态，残余尿量 >50ml，提示下尿路梗阻，残余尿量 >150ml，提示尿潴留。

三、相关急症超声诊断要点

（一）急性膀胱炎

1. 轻症膀胱炎声像图无异常。较重者膀胱的体积常减小，黏膜增厚、表面欠光滑。

2. 气肿性膀胱炎　膀胱壁增厚，内可见气体回声，后方伴模糊的声影或者"彗星尾"征。膀胱腔内也可见气体回声。

3. 腺性膀胱炎 弥漫型表现为膀胱壁显著增厚，表面粗糙不平，可见不规则隆起。结节型表现为膀胱壁隆起的、大小不等的结节，表面光滑（图3-7）。与肿瘤鉴别要点：腺性膀胱炎的异常改变仅局限于黏膜层，而肌层回声连续；CDFI：内无血流信号显示。结合患者反复出现膀胱刺激症状或者慢性下尿路梗阻病史，可以提示可能的诊断，但是确诊依靠膀胱镜活检。

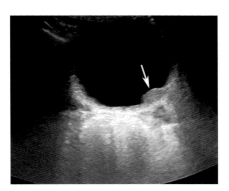

图 3-7 腺性膀胱炎
箭头示病灶

4. 囊性膀胱炎 增厚的膀胱壁内或结节内见无回声小囊。

（二）膀胱异物

声像图表现取决于异物的种类和形状。金属性异物为强回声，后方伴声影。管状异物为平行条带状强回声，横断面呈空心圆形。改变体位时，比重小的异物向浮力方向移动，比重大的异物向重力方向移动，较大异物可能移动受限。

（三）急性尿潴留

尿液在膀胱内积聚不能排出，膀胱内尿液大于 500ml，可伴有双肾积水及双侧输尿管扩张，严重者肾周可见积液。

（四）膀胱损伤

1.膀胱挫伤　超声可无异常表现或者仅表现为膀胱壁局部增厚，结构杂乱，膀胱充盈差；内合并出血时，尿液无回声区内可见细点状回声或者絮状回声。

2.膀胱破裂　膀胱内不能充盈，并可见腹腔内或膀胱周围的无回声积液；有时可见破口处膀胱壁的连续中断，周围常可见低回声组织包绕。通过导尿管快速注入一定量的生理盐水，实时观察膀胱无回声区的变化对诊断有帮助。

四、经验分享及相关诊断标准

（一）扫查技巧和注意事项

1.残余尿测定　要适度充盈膀胱，过度充盈会对膀胱的收缩造成影响，从而影响残余尿测量的准确性。

2.膀胱顶部、前壁以及直径较小（＜0.5cm）的肿瘤往往较难显示，容易漏诊，这与肠道气体旁瓣伪像及腹部混响伪像等有关。此时，使用高频探头可以使病变显示更清楚，低频与高频超声联合使用，可以提高膀胱肿瘤的显示率。

（二）相关变异、易混淆的正常结构

膀胱尖是膀胱的组成部分，属于正常解剖结构，常不引起注意。膀胱尖朝向前上方，其与脐正中韧带相连，紧贴于腹壁正中线。超声表现：膀胱前壁正中偏上局限性增厚，呈椭圆形。儿童为均匀的低回声，成人多为不均匀的高回声，以中层增厚明显，向膀胱内突入，黏膜与浆膜层光滑、不增厚。使用高频探头更清楚。因此，不要将膀胱尖误认为肿瘤，其与膀胱壁肌层有良好的延续性，黏膜层、浆膜层均光滑连续。

（三）膀胱肿瘤的鉴别诊断

1．前列腺增生　前列腺中叶增生可以突入膀胱，有时误认为后壁的膀胱肿瘤。多切面扫查，注意膀胱后壁的连续性，注意突入"肿块"的表面光滑、边缘整齐并与前列腺相连，尤其是在纵切面上较容易显示。

2．凝血块　为不规则的团块，有的为絮状、条状低回声。通过变换体位扫查及结合 CDFI 表现较易与肿瘤鉴别。

3．腺性膀胱炎　见前述"腺性膀胱炎"的超声诊断要点。

4．膀胱周围恶性肿瘤侵及膀胱　直肠、乙状结肠的恶性肿瘤可以侵犯膀胱。超声表现为膀胱壁与直肠间的正常分界消失，可见实性肿块回声，如膀胱内见气体的强回声，则高度提示肠道肿瘤侵犯所致。同样，前列腺癌、宫颈癌也可侵及膀胱，部位一般为膀胱底部，膀胱壁局部增厚，可见实性

肿块回声。与经腹部超声比较，经直肠或者经阴道超声能够更清楚地显示相应部位的病灶。

5．脐尿管肿瘤　脐尿管为脐与膀胱之间疏松结缔组织内的纤维条索，由胚胎期尿囊管退化而成，其可以发生多种病变，包括肿瘤。如果肿瘤位于膀胱侧，易与膀胱肿瘤混淆。当发现肿块位于膀胱顶部时，一定要注意脐尿管来源的肿瘤。一般膀胱肿瘤多位于三角区，膀胱顶部较少。一般脐尿管肿瘤部分可突入膀胱，但大部分仍位于膀胱外。但如果肿瘤大部分位于膀胱内，则较难与膀胱肿瘤鉴别。

第四节　前　列　腺

一、扫查方法及常用扫查切面

（一）经腹扫查

仰卧位，膀胱适当充盈，进行横切面和矢状切面扫查。

（二）经直肠扫查

从前列腺底部至尖部横切面扫查，然后旋转探头行纵切面扫查。

（三）经会阴扫查

在肛门前缘和膀胱之间显示前列腺，进行纵切面和斜冠状切面扫查。

二、正常超声测值

（一）标准测量切面

1. 左右径（横径） 最大横切面测量最大横径。

2. 上下径（长径） 正中矢状切面测量上下最大径。

3. 前后径（厚径） 正中矢状切面测量最大厚度。

具体测量方法见图3-8。

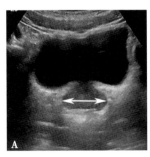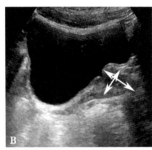

图3-8 前列腺径线测量

A. 横切面；B. 纵切面

（二）正常参考值

青春期以后：左右径 4.0～4.5cm，上下径 3.0～4.0cm，前后径 2.5～3.0cm。前列腺重量 12～20g，计算公式：重量（g）＝ 0.52 × 左右径（cm）× 上下径（cm）× 前后径（cm）。

三、相关急症超声诊断要点

急性前列腺炎：多数急性前列腺炎声像图特

征不明显,尤其是经腹超声检查。部分经直肠超声检查可出现异常改变:前列腺体积略增大;尿道周围出现低回声晕环;前列腺外腺可见低回声区;前列腺周围静脉丛扩张。当合并脓肿时,病灶主要位于外腺,呈形态不规则的低回声区,其内可见无回声,透声差,探头加压有压痛,无回声区可变形,其内的点状回声可见流动(图 3-9)。CDFI:病灶内无血流信号。

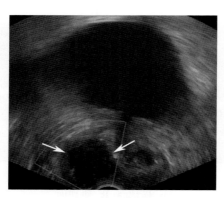

图 3-9　前列腺脓肿

箭头示脓肿灶

四、经验分享及相关诊断标准

(一)扫查技巧和注意事项

经腹扫查前列腺时,膀胱充盈要适度,过度充盈膀胱会使前列腺显示不清楚,影响检查效果。

(二)前列腺疾病相关诊断原则及注意事项

1. 关于良性前列腺增生的诊断　经腹前列腺

超声扫查,可以显示并测量前列腺的大小、形态等。但是,前列腺大小并不是判定前列腺增生病情程度的唯一标准,其与下尿路症状评分以及最大尿流量无明显相关。前列腺增生是否需手术治疗主要根据前列腺的增生部位以及相应症状,并不仅仅根据前列腺的大小。按照 McNeal 的分区方法,前列腺分为 4 个区,即前纤维基质区、中央区、外周区和移行区,其中移行区(对应内腺部位)是前列腺增生症的发生部位。但是经腹检查往往很难清楚显示这些分区,当然也与不同仪器及操作者的经验有关。膀胱内前列腺突出(intravesical prostatic protrusion,IPP)程度可以作为判断膀胱出口梗阻程度的临床指标。中线纵向矢状面测量前列腺突入到膀胱的最高点到膀胱颈基底部的垂直距离为其长度。若以 IPP≥10mm 为标准评价膀胱出口梗阻,能获得较高的敏感度、特异性和准确度。但要注意,IPP 在不同的膀胱充盈量的情况下测得结果差别较大,故 IPP 的长度应在膀胱适度充盈(150～200ml)时获得。与经腹检查相比,经直肠超声除了测量大小,还可以较清楚地显示前列腺的各区,可以显示增大的移行区及增生的结节。

2. 前列腺炎和前列腺脓肿　超声对于大多数急、慢性前列腺炎的诊断缺乏特异性改变,有的基本上没有异常改变。尤其是合并前列腺增生时,鉴别更困难,一定要密切结合临床病史及体征。但是经腹超声,尤其是经直肠超声对于前列腺脓肿的诊断非常重要,不但可以早期发现,还能准确地显示脓肿的大小和位置。经超声引导下穿刺，成功率高，疗效好。

3. 前列腺囊肿 前列腺囊肿较易显示，可在前列腺任何部位出现。超声往往给出"前列腺囊肿"的诊断。但是其中有两种囊肿需要注意：米勒管囊肿和射精管囊肿。两者的特定胚胎发育基础造成其发生于特定的位置，治疗方法也截然不同，尤其是对射精管囊肿的鉴别诊断对临床治疗具有指导意义。米勒管囊肿超声表现：位于前列腺基底部及尿道后方中线部，不与精囊和输精管相连、相通；射精管囊肿超声表现：横切面时其位于前列腺中央区、略偏一侧的射精管走行上，纵切面则位于前列腺前下方、尿道后侧，往往指向前列腺尿道精阜，可伴有同侧精囊的扩张。但也有学者认为即使采用经直肠超声也很难对两者进行鉴别，经直肠超声引导下囊肿穿刺抽液进行病理检查可以确定诊断。

4. 前列腺癌 经腹超声检查诊断前列腺癌作用十分有限，往往很难发现病灶，或者发现病灶已属晚期。超声诊断前列腺癌主要依靠经直肠超声。大多数显示周缘区的低回声病灶，CDFI 显示血流信号增多，但有的等回声或者呈弥漫性浸润的病灶则较难显示。因此，即使应用经直肠超声对于前列腺癌的诊断也存在局限性，检查阴性者也不能排除肿瘤，必须结合血前列腺特异抗原（PSA）结果行超声引导下穿刺活检才能明确诊断。应用超声新技术，如超声造影、超声弹性成像、三维超声等可以帮助诊断前列腺癌,并可在其引导下进行前列腺穿刺活检,提高前列腺癌的穿刺准确率。

第五节 精 囊 腺

一、扫查方法及常用扫查切面

(一)扫查体位

经腹扫查通常采用仰卧位;经直肠检查通常采用左侧卧位。

(二)扫查方法

经腹部或经直肠前列腺横切和纵切扫查,于前列腺底部后上方可显示左右精囊腺。纵切面呈梭型,横切面呈"领结样"于中线处汇合。

二、正常超声测值

1. 长径　经腹部或经直肠前列腺纵切面,前列腺两侧底部后上方可显示精囊腺的最大长径,自精囊腺底部中点测量至颈部中点。

正常参考值:4~4.5cm。

2. 厚径　精囊腺最大长径中点自精囊腺前缘测量至后缘。

正常参考值:<1.5cm。

3. 宽径　精囊腺最大横断面上测量。

正常参考值:1.5~2.0cm。

正常精囊腺见图3-10。

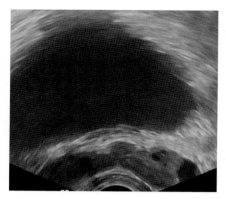

图 3-10　正常精囊腺

三、相关急症超声诊断要点

急性精囊炎：精囊肿大（以厚径判定为主），张力增加，囊壁模糊不清，腺管扩张，可呈多囊样改变，囊内透声欠佳，可见点状中等回声（图 3-11）。

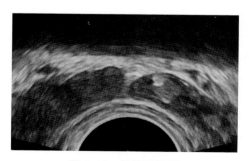

图 3-11　急性精囊炎

四、经验分享及相关诊断标准

1. 在精囊诸多径线中，厚径对于判定精囊肿大（扩张）最有意义。

2. 血精是多数精囊疾病的常见症状。精囊经直肠超声检查明显优于经腹检查，但是慢性精囊炎常缺乏特异性表现，超声价值有限。精囊肿瘤多为前列腺癌、膀胱癌和直肠癌转移所致，原发者较为罕见，对于顽固性血精的患者应考虑本病。

第六节　阴　囊

一、扫查方法及常用扫查切面

（一）扫查体位

通常采用仰卧位；站立位（隐睾或精索静脉曲张患者）。

（二）扫查方法

1. 纵切面扫查　观察阴囊及其内容物的二维超声及血流情况。

2. 横切面扫查　左右对比观察阴囊及其内容物的二维超声及血流情况。

二、正常超声测值

1. 阴囊壁　垂直阴囊壁横切或纵切面，测量阴囊壁的厚度。

正常参考值：前壁厚度＜0.5cm；中隔或后壁

的厚度可达 1cm 以上。

2．睾丸 最大纵切面和横切面，分别测量长径（上下径）、厚径（前后径）、宽径（左右径）。正常睾丸二维和 CDFI 图像见图 3-12。

正常成人参考值：睾丸长径 3.5～4.5cm，厚径1.8～2.5cm，宽径 2～3cm。新生儿参考值：长径1.2～1.5cm，宽径 0.8～1.1cm；6 岁以内儿童参考值：长径 1.5～2.0cm，宽径 1.0～1.2cm；青春期参考值：长径 3.0～4.0cm，宽径 2.0～3.0cm。

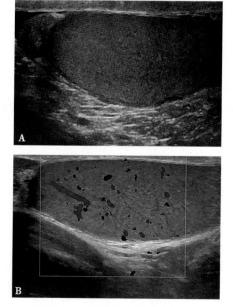

图 3-12 正常睾丸超声声像图
A．二维图像；B．CDFI

3. 附睾 最大纵切面,垂直于附睾表面,分别测量头、体及尾部的厚径。

正常参考值:头部厚径 <1cm;体部厚径 <0.5cm;尾部厚径 <0.8cm。

4. 精索 最大横切面,测量其最大横径(左右径)、厚径(前后径)。

正常参考值:最大横径 <1cm。

5. 附件 最大纵切面,分别测量其长径(上下径)、厚径(前后径)。

正常参考值:长径 <1cm;厚径 <0.5cm。

三、相关急症超声诊断要点

(一)急性睾丸附睾炎

1. 急性睾丸炎 睾丸弥漫性肿大,形态饱满,内部回声减低,不均匀。若炎症较严重,可见较大片状低回声区。CDFI:睾丸实质内血流信号明显增多,呈彩球状,动脉频谱显示高速低阻改变。患侧阴囊壁可增厚(>0.5cm)。超声表现见图 3-13。

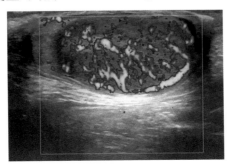

图 3-13 急性睾丸炎

2. 急性附睾炎　附睾弥漫性肿大,以附睾尾肿大更明显,边界模糊,内部回声多减低、不均匀。CDFI:血流信号丰富。超声表现见图 3-14。

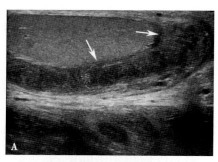

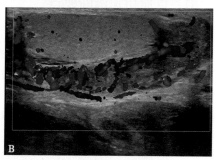

图 3-14　急性附睾炎
A. 二维图像;B. CDFI;箭头示增大的附睾体、尾

3. 若形成脓肿,出现无回声或近似无回声区,边界欠清楚,内含细点状或者絮状回声。CDFI:内无血流信号。

4. 可合并睾丸鞘膜积液。

5. 若累及精索,可出现精索炎,精索明显增粗,回声增强,血流信号增多。

（二）睾丸扭转

1.急性期（6 小时内） 可无异常发现，或表现为睾丸轻度肿大，内部回声弥漫性减低；阴囊壁因水肿而增厚，回声增强。CDFI：睾丸实质内血流信号明显减少或消失。睾丸上方精索区可见扭转的精索，表现为"线团"征。

2.亚急性期（1～4 天） 睾丸内部可见不均匀的低回声区，或伴有液化、坏死产生的无回声区。CDFI：睾丸实质内无血流信号，但其周围血流信号增多。

3.慢性期（4 天后） 睾丸逐渐缩小，睾丸内部呈不均匀低回声，也可见强回声的钙化灶。CDFI：睾丸内无血流信号，其周围血流信号增多。

4.如急性睾丸扭转后自发性松解，表现为睾丸增大，其内部回声不均匀，但睾丸内血流信号增多。

具体超声表现见图 3-15。

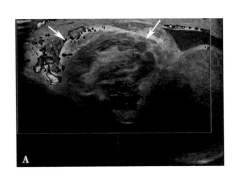

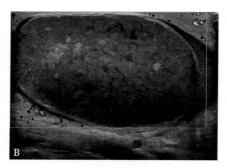

图 3-15 睾丸扭转

A. 扭转的精索；B. 睾丸实质回声不均匀、无血流信号；箭头示扭转的精索

（三）睾丸附件扭转

睾丸上极或者附睾头旁显示肿大的附件，形态饱满，内回声不均匀，内无血流信号显示。患侧阴囊壁可增厚，有的患侧睾丸鞘膜腔内可见少量积液。睾丸内部回声和血流均正常。

（四）阴囊损伤

1. 阴囊壁损伤 阴囊壁水肿增厚，回声不均匀。阴囊内血肿表现为睾丸周围见无回声区，内可见点状、絮状回声，有的可见高、低回声团块。

2. 睾丸挫伤和血肿 睾丸大小正常或轻度增大，睾丸被膜回声连续完整，挫伤多表现为实质回声不均匀。血肿的回声与外伤时间有关，新鲜的血肿呈高回声，之后可逐渐变为低回声、混合回声及无回声（图 3-16A）。CDFI：无血流信号。

3. 睾丸破裂 睾丸轮廓不规则，失去正常形态，被膜回声连续性中断，为睾丸破裂较为可靠的征象（图 3-16B）。睾丸实质从被膜中断处向外凸出，同时睾丸实质内见血肿形成，可呈现各种回声改变。多伴有鞘膜腔内积血改变。

4. 睾丸脱位　睾丸脱位是指睾丸在钝性暴力的直接或间接作用下，造成睾丸通过周围正常的解剖孔隙或损伤的组织间隙、腹膜间隙移至阴囊以外的部位。常见的致伤暴力如会阴部及阴囊部的骑跨伤、挤压伤、撞击伤、车轮辗伤等。脱位的部位包括腹股沟区、下腹部、耻骨前、会阴部、大腿内侧皮下及阴茎根部等，较深的可脱位至腹股沟管、腹腔。单纯性睾丸脱位于伤侧阴囊内未探及正常睾丸回声，在睾丸脱位相应区域内探及睾丸回声，可为正常睾丸回声及血流改变；当合并损伤时，可出现上述损伤的各种表现；如合并睾丸扭转，则血流信号消失。阴茎阴囊外伤史、伤侧阴囊空虚、无隐睾的病史，结合上述超声表现，一般情况下诊断并不困难。

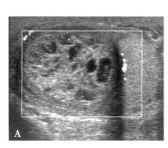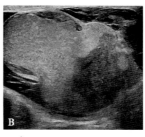

图 3-16　阴囊损伤
A. 睾丸血肿；B. 睾丸破裂

（五）阴囊福尼尔坏疽

又称 Fournier 综合征，感染组织发生坏死和坏疽，又称为坏死性筋膜炎。该病起病急、进展快、死亡率高。超声表现为阴囊壁增厚，阴囊壁及会阴周围软组织可见气体强回声，伴有混响伪像（"不干净"的声影）。睾丸及附睾一般无异常改变，有的可见睾丸鞘膜积液。了解该病及对阴囊壁、会阴软组织内气体回声的判定是诊断关键。主要与疝气进行鉴别，不要将其误诊为疝气，疝气内容物如为肠管，也可见气体回声，但其位于肠管内，而不是皮下软组织。

四、经验分享及相关诊断标准

（一）扫查技巧和注意事项

两侧睾丸及附睾纵切面要多角度扫查，双侧对比，横切面同时显示两侧睾丸。

（二）相关变异、易混淆的正常结构

1. 睾丸、附睾附件　两者分别是米勒管和午菲管的残迹，位于睾丸上极部和附睾头部，呈中等回声的小突起或小囊状结构，在鞘膜积液存在时更易显示。要认识这些结构，不要误诊为异常改变；睾丸附件可以发生扭转。

2. 睾丸纵隔　其向睾丸内作扇形展开，在睾丸实质内呈条索状高回声，为睾丸正常结构，不要误认为异常回声。

（三）阴囊疾病相关诊断原则及注意事项

1. 睾丸鞘膜积液　正常睾丸鞘膜腔内可有少

量积液，常位于附睾头及尾部周围，为局限无回声，但并不包绕睾丸。睾丸鞘膜腔内这种少量无回声不能诊断为睾丸鞘膜积液。

2. 隐睾　隐睾最常见部位为腹股沟区，其次位于阴囊上方、腹膜后或其他部位。腹股沟区的隐睾超声一般较容易诊断，但是位于腹腔或者腹膜后的隐睾，常常由于体积小，存在肠道气体干扰等因素使超声显示存在困难。即使在睾丸下降的各个部位均未发现隐睾的回声，也不能做出"睾丸缺如"的诊断，此时应结合临床并选择其他检查方法明确诊断。

3. 睾丸扭转　鞘膜内型睾丸扭转常见，好发于12～18岁青少年。这个年龄段发生急性阴囊疼痛要高度警惕睾丸扭转。CDFI显示睾丸实质内血流信号明显减少或消失是诊断要点。睾丸扭转的早期诊断非常重要，要注意双侧对比扫查，正确调整仪器参数，如彩色增益、速度标尺等，避免假阴性。但需要注意的是，少数急性睾丸扭转后可发生松解，睾丸可见增大，内部回声不均匀，但CDFI显示睾丸内存在血流信号，而且可较健侧增多。此外，少数扭转为不完全性，睾丸内可以显示少量血流信号。扭转后松解和不完全扭转时，应密切结合临床表现、体征以及进行超声随访。

4. 睾丸损伤　超声检查对于是否存在睾丸破裂的判定对于临床是非常重要的，是临床采取保守治疗还是手术治疗的重要依据。睾丸的轮廓不规则，外形失去正常形态，可见被膜回声连续中断，为睾丸破裂较为可靠的征象。但是如果睾丸被膜破裂口较小，睾丸组织外突不明显，并没有引起睾丸形态发生明显异常改变，可造成睾丸破裂假阴性的诊断；反之，如果睾丸实质及周围血肿形成，团块状血肿与睾丸分界不清，可造成睾丸形态失常的改变，造成睾丸破裂假阳性的诊断。应该多切面、仔细观察睾丸被膜回声的连续性。CDFI对于睾丸破裂口处外突、存活的睾丸组织与睾丸血肿的鉴别有一定的帮助。要注意不要把大的血肿误认为破裂的睾丸，此时，正常睾丸受挤压偏离正常位置，一定要大范围、多切面寻找移位的正常睾丸（同时要注意睾丸脱位的诊断）。

5. **精索静脉曲张**　超声对于精索静脉曲张的诊断尚存在一些问题，如对于曲张静脉的测量体位、部位、瓦氏动作的要领及血流测量方法不统一，超声诊断及分级尚无统一的标准等。

在精索静脉曲张诊断与治疗中国专家共识中，关于超声检测项目及诊断方法如下：①阴囊根部纵断扫查，可见精索、附睾头部附近出现迂曲的管状结构，或似多数小囊聚集成的蜂窝状结构；管壁薄而清晰；管腔内呈无回声或见烟雾状活动的低回声；管径增宽。②测定平静呼吸试验时的精索静脉内径（DR）（推荐）；瓦氏动作时的精索静脉内径（DV）和直立体位的超声检查（可选）。③反流，静息时和瓦氏动作时的反流持续时间（TR）（推荐）。有些研究认为反流比内径更有意义，而有些研究则认为仅测内径就足够了。④睾丸、附睾（推荐）。⑤左肾静脉、下腔静脉（仅在平卧位后精索静脉曲张不缓解、高龄或青少年中重度精索静脉曲张时考虑）。对于程度较轻或可疑精索静脉曲张患者，宜采用立位超声检查以提高超声检出率。中度和重度患者可采用平卧位超声扫查，对于观察静脉反流及其程度有帮助。国内普遍认同诊断精索静脉曲张的 CDFI 参考标准为：

（1）亚临床型：①平静呼吸时精索静脉的最大内径（DR）≥1.8mm；②瓦氏动作出现反流，反流时间≥1秒（推荐）。

（2）临床型：平静状态下，精索静脉丛中至少检测到 3 支以上的精索静脉，其中 1 支血管内径大于 2mm，或增加腹压时静脉内径明显增加，或做瓦氏动作后静脉血流存在明显反流（推荐）。

CDFI 诊断精索静脉曲张的分度标准如下：亚临床型精索静脉曲张，临床触诊阴性而超声平静呼吸检查示，DR 1.8～2.1mm，但无反流，在瓦氏动作时有反流，TR 1～2s。临床型可分为 3 度。Ⅰ度，临床触诊阳性且超声平静呼吸检查 DR 2.2～2.7mm，在瓦氏动作时有反流，TR 2～4s。Ⅱ度，临床触诊阳性且超声平静呼吸检查 DR 2.8～3.1mm，在瓦氏动作时有反流，TR 4～6s。Ⅲ度，临床触诊阳性且超声平静呼吸检查 DR≥3.1mm，在瓦氏动作时有反流，TR≥6s。

6. 睾丸内精索静脉曲张 睾丸内精索静脉曲张的发生率为 0.5%～1.7%。目前尚无统一的诊断标准。国外学者：睾丸实质内见扩张的静脉，内径

≥2mm，瓦氏动作时血流增多；或者不论内径，配合瓦氏动作有静脉血流即可诊断。睾丸内精索静脉曲张应与睾丸周围蔓状静脉丛扩张、睾丸网扩张、睾丸囊肿及假性动脉瘤相区别。需要注意的是，部分扩张的静脉无自主血流信号，需要在瓦氏动作时才会出现血流信号。此外，少部分患者发生睾丸内精索静脉曲张时并不伴有同侧睾丸外精索静脉曲张。

7. 睾丸肿瘤　恶性肿瘤分为原发性和转移性，后者少见，多见于白血病、淋巴瘤。原发肿瘤多为恶性，又分为生殖细胞肿瘤和非生殖细胞肿瘤，前者占大多数，其中又以精原细胞瘤为主，其次为胚胎癌、畸胎癌等。儿童以卵黄囊瘤（内胚窦瘤）为最常见。良性肿瘤较少见，包括表皮样囊肿、良性畸胎瘤等。超声可以显示睾丸内的肿块，结合其典型的内部回声、边界及血流情况可以推断其可能的病理诊断，但声像图不典型时诊断存在困难。

（1）回声均匀的低回声病变：多见于睾丸精原细胞瘤，尤其早期病变，边界清楚，较大者内部回声可不均匀。但是要注意睾丸淋巴瘤，其回声均匀，但是回声更低，有的可弥漫浸润整个睾丸实质，要注意双侧睾丸回声对比。CDFI 示，血流信号丰富。

（2）混合回声病变：呈囊、实相间改变，可伴有粗大钙化灶，多为睾丸畸胎瘤、睾丸胚胎癌。恶性者常形态不规则，边界欠清楚，血流信号丰富。

（3）如发生于儿童，尤其是小于 2～3 岁的婴幼儿，单侧发病，睾丸内见中等回声或者低回声团块，边界清楚，形态规则，内部可见散在的无回声区，CDFI 可见丰富的血流信号，则睾丸卵黄囊瘤的可能性非常大。但要注意，少数仅表现为患侧睾丸弥漫性肿大，不能显示有明显球体感和边界的肿块，内回声与正常睾丸实质类似，但血流信号丰富。

（4）内部回声不均匀，呈圆形或者椭圆形，边界清楚，内部呈典型的"洋葱环"征或者"漩涡"状改变，内无血流信号，则基本支持睾丸表皮样囊肿的诊断。

（5）睾丸实质内单发病灶，常累及双侧睾丸，病变位于睾丸门或围绕睾丸纵隔生长，睾丸纵隔回声正常。病灶以低回声为主，内部回声均匀或不均匀，形态规则或不规则，边界清楚，无包膜回声，CDFI 显示病灶内血供丰富。如患者为先天性肾上腺皮质增生症患者，多为未成年人，则支持睾丸肾上腺残基瘤的诊断。

8．睾丸内非肿瘤的低回声病灶

（1）睾丸局灶性梗死：与精索扭转引起的整个睾丸梗死相比，其发病年龄较大（20～40 岁）。可由红细胞增多症、精索静脉内膜纤维增生、镰状细胞贫血病、变应性血管炎及创伤等引起，但多数是特发性的。超声表现为睾丸实质内的低回声区，呈楔形或者近似圆形，缺乏肿物效应。CDFI 显示其内无血流信号。动态随访，病灶可变小。

（2）局限性睾丸炎：超声表现为睾丸实质内的局限性低回声区，呈片状，无肿物效应。CDFI 显示内血流信号较正常睾丸实质丰富。动态观察，低回声区可变小。但需要注意，一旦形成脓肿，则无血流信号，呈混合回声改变，应结合临床表现进行判断。

（3）睾丸血肿：有阴囊外伤史，睾丸实质内可见局限性低回声区。CDFI：无血流信号，随访减小或者消失。

（4）睾丸术后或者活检术后改变：结合患者病史一般较易鉴别。

9. 附睾肿瘤　附睾肿瘤较为罕见，多数为良性肿瘤。良性肿瘤中以附睾腺瘤样瘤为最多见，其次为附睾平滑肌瘤，多位于附睾尾。附睾良性肿瘤多具有共同的超声表现：形态规则、边界清楚的实质性肿块。腺瘤样瘤内部可为低回声、中等回声或者高回声；平滑肌瘤多为低回声，如内部呈漩涡状回声更支持其诊断。附睾乳头状囊腺瘤呈单房或多房性囊实混合回声，囊壁可见乳头状结构向囊腔突起。CDFI：可有少量或者无血流信号。附睾恶性肿瘤少见，原发性包括腺癌、平滑肌肉瘤、横纹肌肉瘤等，还有转移性肿瘤。超声表现各异，原发性的肉瘤多形态规则，边界清楚，较大者内部可见液化灶，CDFI：多见较丰富的血流信号。转移性肿瘤多形态不规则，回声杂乱，边界不清，可侵及周围结构。附睾肿瘤要与附睾的非肿瘤病变进行鉴别，主要包括炎症、结核、精子肉芽肿、淤积症等。结核出现如液化、钙化等典型表现时较易诊断。附睾淤积症超声表现：附睾增大，内可见密集的点状回声，呈细网格样或者小蜂窝样改变。

但是,不典型的结核、慢性附睾炎和附睾精子肉芽肿之间有时仅凭声像图较难进行鉴别,需要结合病史及临床表现。

第七节 阴 茎

一、扫查方法及常用扫查切面

阴茎分为头、体、根三部分。解剖层次从外向内依次为皮肤、筋膜(分为浅筋膜和深筋膜)、阴茎体白膜(包绕每个海绵体表面)以及海绵体。其中海绵体包括左右各一的阴茎海绵体和一个尿道海绵体。阴茎的主要血管:动脉,主要有来自阴部外浅动脉的阴茎背浅动脉,阴部内动脉的阴茎背动脉和阴茎海绵体动脉。阴茎背动脉和阴茎海绵体动脉为阴茎海绵体供血,两者彼此吻合。静脉,阴茎皮肤和包皮的血液经阴茎背浅静脉注入阴部外静脉,阴茎头和阴茎海绵体窦的血液主要汇入阴茎背深静脉(图3-17)。

扫查方法:将探头置于阴茎背部,进行横切和纵切扫查,扫查阴茎各部及各海绵体。应用 CDFI 显示阴茎血管,应用 PW 获得血流频谱。主要血管的具体定位:阴茎背动脉、阴茎背深静脉位置较浅,位于阴茎深筋膜与阴茎海绵体白膜之间,阴茎背正中为阴茎背深静脉,两侧为阴茎背动脉。阴茎海绵体动脉位于两条阴茎海绵体中央。阴茎背浅静脉位于阴茎背部的皮下。

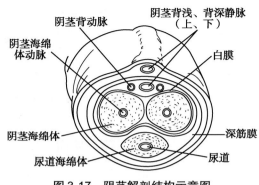

阴茎背动脉

阴茎海绵
体动脉

阴茎背浅、背深静脉
（上、下）

白膜

阴茎海绵体

尿道海绵体

深筋膜

尿道

图 3-17　阴茎解剖结构示意图

二、正常超声测值

横切面上 3 条海绵体呈扁圆形的低回声，呈倒置的品字形，纵切面呈条状低回声。海绵体间的白膜为较强回声。应用 CDFI 和 PW 可显示阴茎背动脉、阴茎海绵体动脉以及阴茎背浅静脉和阴茎背深静脉的血流及频谱。

阴茎超声检查通常是在阴茎疲软状态下进行，除非在试验条件下或者异常情况下，较难获得阴茎勃起时血流。

三、相关急症超声诊断要点

（一）阴茎损伤

1. 海绵体血肿　双侧常见，海绵体内可见血肿回声，不同时期血肿的回声各异，可表现为从急性期的高回声到后期的混合回声乃至无回声。海绵体及周围的白膜回声无连续中断。

2．阴茎折断 阴茎海绵体白膜连续中断是其直接征象，同时可伴有海绵体的部分断裂，在断裂口处及周围可见血肿回声。CDFI可观察相应的血管情况。

（二）阴茎异常勃起

阴茎异常勃起是指在无性欲或性刺激的情况下阴茎持续勃起时间大于6小时，根据阴茎血流动力学可分为低流量型和高流量型（又分别称为静脉型和动脉型）。低流量型又称缺血型，是临床上最常见的类型，是由于静脉回流缺失或者减低所致。特点是阴茎海绵体坚硬且触痛明显，血气分析示低氧血症伴酸中毒。主要原因包括药物性、血液病、神经性疾病等。高流量型是由于动脉的血流增加所致，常由于会阴或者阴茎外伤所致，阴茎动脉损伤，动脉、海绵体窦形成异常血管通道，阴茎海绵体内血液发生高灌流改变，通常无疼痛，海绵体内血气分析基本正常。

1．低流量型（缺血型） 阴茎海绵体肿大，早期内部回声减低、尚均匀，后期可见点片状不均匀回声。CDFI：海绵体内血流信号减少或者消失；PW显示双侧海绵体动脉血流速度减慢（国内学者报道PSV<18cm/s），RI增高，阴茎背深静脉血流速度减慢（国内学者报道<10cm/s），有的可见血栓形成。

2．高流量型（非缺血型） 阴茎海绵体肿大，海绵体窦状间隙扩张，内部回声可呈蜂窝样改变。CDFI：一侧或者双侧海绵体动脉扩张，血流充盈好，海绵体窦状间隙内血流增多，部分可见假性动脉瘤征象；PW：显示一侧或者双侧海绵体动脉血流速度增高（国内学者报道：PSV＞35cm/s），RI减低，阴茎背深静脉血流速增快（国内学者报道：PSV＞20cm/s）。

四、经验分享及相关诊断标准

阴茎勃起障碍（ED）的超声检查主要目的是判定是否存在血管性障碍，ED 的血管性障碍包括动脉性、静脉性及混合性。通过注射药物诱导阴茎勃起，通过测量相关血管的参数进行判定，具体的判定标准如下，供参考。

1. 动脉性 ED　双侧阴茎海绵体动脉 PSV＜30cm/s，EDV＜5cm/s，RI≥1.0，阴茎背深静脉未见持续性血流信号。

2. 静脉性 ED　双侧阴茎海绵体动脉 PSV＞30cm/s，EDV＞5cm/s，RI＜1.0，阴茎背深静脉出现持续性血流信号，阴茎背深静脉流速＞3cm/s。

3. 混合性 ED　双侧阴茎海绵体动脉 PSV＜30cm/s，EDV＞5cm/s，RI＜1.0，阴茎背深静脉出现持续性血流信号，阴茎背深静脉流速＞3cm/s。

（张宇虹　张　美　李　阳）

第四章 妇 产 科

第一节 妇 科

一、扫查方法及常用扫查切面

妇科超声检查指女性盆腔超声检查。检查途径有经腹壁、经阴道、经直肠及经会阴 4 种。临床常用的途径为前 2 种。对未婚女性经腹壁盆腔结构显示不清者需经直肠途径检查，外阴部或阴道下段病变、盆底功能障碍性疾病可经会阴扫查。因病变范围较大经阴道途径显示不全的患者需经腹壁和经阴道途径相结合扫查。

（一）妇科超声检查适应证

月经异常、不规则阴道流血、腹痛、腹部不适、盆腔占位性病变、原发或继发性不孕症的盆腔检查、先天性生殖道畸形、盆腔手术后评估、盆底功能障碍性疾病及宫内节育器定位等均可为超声检查的适应证。

（二）仪器

扫查时应选择合适的探头频率。经腹壁检查常使用凸阵探头，通常的探头频率为 2.5～5.0MHz；

经阴道扫查使用经阴道腔内探头,常用的频率为5～7MHz;经会阴扫查根据需要选择探头。经阴道及经会阴扫查前探头需套上安全套或专用的一次性探头套。

(三)检查前准备及检查体位

1. 经腹扫查 适度充盈膀胱,以能显示子宫底部时为宜。被检查者取仰卧位并暴露下腹。

2. 经阴道、经会阴扫查 需排空膀胱,被检者取膀胱截石位并暴露外阴部。

3. 经直肠扫查 需排空膀胱,被检者取侧卧位屈膝,暴露肛周部。

(四)妇科超声检查方法

1. 经腹扫查 将探头置于被检者下腹部,对子宫、卵巢及附件区进行矢状面、横切面、斜切面等连续多切面扫查。

2. 经阴道扫查 将探头置于阴道前或后穹窿部,对子宫及宫颈进行矢状切面、横切面及斜切面连续扫查。如探测脏器部位较高时可用手在腹壁加压,使盆腔器官接近探头或垫高臀部,以获取更清晰的图像。

3. 经直肠扫查 将探头经肛门置于直肠内扫查子宫及卵巢。

4. 经会阴扫查 可将阴道探头、凸阵探头、高频线阵探头,套上保护套后探头置于会阴处,行矢状切面、冠状切面、斜切面等多切面扫查。

(五)妇科超声检查技术

1. 灰阶超声 用于妇科解剖结构观察。

2．多普勒超声 包括彩色多普勒及频谱多普勒，用于观察盆腔器官和病灶的血流动力学特征，对病变良恶性的鉴别有帮助作用。

3．三维超声 可用于评估子宫及内膜形态以鉴别先天性子宫畸形、辅助盆底功能障碍性疾病的诊断、观察宫内节育器的位置及形态。

4．实时三维超声子宫输卵管造影 用于评价输卵管通畅度。

5．静脉超声造影。

6．妇科介入超声。

二、正常超声测值

女性盆腔超声检查以子宫和阴道作为盆腔内其他器官或结构的定位标志。首先应检查子宫。观察子宫时应注意以下内容：子宫的大小、形状及位置；子宫内膜、子宫肌层、宫颈及阴道。阴道可作为子宫颈的定位标志，子宫颈可作为子宫下段的定位标志。然后扫查两侧附件区，仔细探查卵巢及周围结构。还要注意观察是否存在子宫、卵巢之外的盆腔病变。

（一）生育年龄女性子宫卵巢声像表现

1．正常子宫声像图 具体见图4-1、图4-2。

（1）位置和轮廓：子宫位于膀胱后方，纵切时呈倒置的梨形，横切面宫底近三角形，体部呈椭圆形。其位置依据子宫体与子宫颈的关系而定。前位为子宫体与子宫颈之间向前成角，后位为子宫体与子宫颈之间向后成角,水平位为子宫体与子宫颈间无明显夹角。

（2）宫体回声：宫体为实质性均质结构,轮廓清晰,肌层呈均匀中等回声,子宫腔呈线状高回声,宫腔线周围有内膜层围绕。

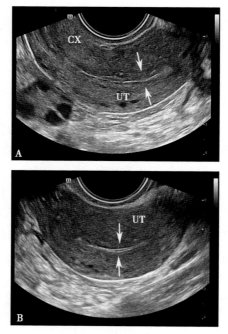

图 4-1 经阴道扫查子宫声像图
A. 子宫矢状切面；B. 子宫横切面；UT：子宫；CX：宫颈；
箭头示子宫内膜

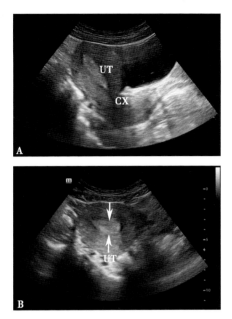

图 4-2 经腹扫查子宫声像图

A. 子宫矢状切面；B. 子宫横切面；UT：子宫；CX：宫颈；箭头示子宫内膜

（3）子宫内膜：子宫内膜回声及厚度随月经周期发生变化

1）月经期（月经周期 1～4 天）：内膜较薄，厚度约为 2～3mm，由回声不均匀变为均匀的高回声。

2）增生期（月经周期 5～14 天）：宫腔线呈强回声、功能层呈低回声、基底层呈高回声，因而内膜呈"三线征"，厚度约为 5～10mm。

3）分泌期（月经周期 15～28 天）：内膜呈较均

质的高回声,内膜厚度可达 10～13mm。增生期和分泌期经阴道扫查常可见到内膜蠕动波,是由于子宫肌层的收缩所致,也是子宫内膜容受性检查的观察指标之一。

(4)宫颈回声:宫颈回声较肌层高,纵切时沿颈管线周围见梭形的低回声,横切时为扁椭圆的低回声。宫颈纵切面向下可显示阴道回声,中央为高回声的气体线,周围为低回声阴道壁。

(5)子宫彩色多普勒超声表现:在子宫下段与宫颈交界水平两侧可显示子宫动静脉明亮的血流信号。子宫动脉血流频谱特征为收缩期高速血流、舒张期驼峰样正向血流频谱(图4-3)。非孕期子宫动脉呈高阻力频谱,可见舒张早期切迹。妊娠期子宫动脉血流阻力随孕周增加而逐渐下降。子宫内血管由左右两侧向中央走行,均匀分布,子宫壁外 1/3 部血管较多,呈条状、星点样散在分布。黄体期或妊娠期子宫血流增多。

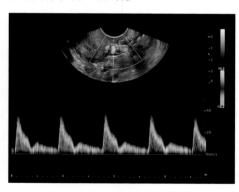

图4-3　子宫动脉血流频谱

2. 正常卵巢声像图 卵巢位于子宫体两侧,位置多变。经阴道扫查在髂内动脉前方容易寻找到卵巢。卵巢呈扁椭圆形,中央部回声略高,周围皮质呈低回声,可显示大小不等的圆形无回声区,为卵泡回声(图 4-4)。

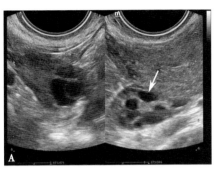

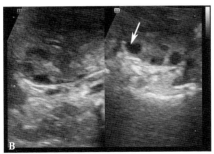

图 4-4 双侧卵巢声像图

A. 经阴道扫查双侧卵巢声像图;B. 经腹扫查双侧卵巢声像图;箭头示无回声区为卵泡

在月经期,卵巢内可见多个直径在 3～5mm 的小卵泡。增生期,一侧卵巢内可见优势卵泡发育,直径可达 18～24mm。排卵期,优势卵泡转变为黄体，形成不规则环状低回声，周围可见环状血流信号。

（二）子宫及卵巢的测量

具体见图 4-5。

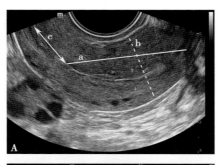

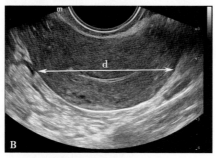

图 4-5　子宫测量

A. 子宫纵切面测量；B. 子宫横切面测量；a：子宫长径；b：子宫前后径；c：宫颈长径；d：子宫横径；"+"间测内膜厚度

1. 宫体测量　子宫纵切面测量子宫长径和前后径。近子宫底部横切面测量子宫横径。

（1）子宫长径：为宫底部至宫颈内口的距离。育龄期正常参考值为 5.0～7.5cm。

（2）子宫前后径：为与宫体长径相垂直的最大前后距离。育龄期正常参考值为 3.0～4.5cm。

（3）子宫横径：两侧宫角处横切面的稍下方测量宫体两侧最大横径，育龄期正常参考值为 4.5～6cm。

2．子宫内膜测量　在子宫体长径、前后径测量的同一平面测量子宫内膜的厚度，为前后两侧的双层内膜厚度。内膜厚度随月经周期有所变化，育龄期内膜厚度一般不超过 14mm，绝经期内膜厚度一般不超过 4mm。

3．子宫颈测量　在子宫体长径、前后径测量的同一平面测量宫颈长度。宫颈长径为宫颈内口至外口的距离，前后径为垂直宫颈管纵轴的最大前后距离，横径取宫颈横切面最大宽径。宫颈长度变异较大，非孕期一般在 20mm 左右。

4．卵巢测量　在最大长轴切面上测量长径，与长径相垂直的切面测量前后径。而后将探头旋转 90°，在卵巢最大横切面上测量宽径。育龄期女子的卵巢约 4cm×3cm×1cm 大小。卵巢体积 = 0.5×长×宽×高。卵巢大小的测量应包括功能性囊肿在内，而后单独测量功能性囊肿的大小。

（三）青春期前女性子宫卵巢声像图

具体见图 4-6。

1．子宫及宫颈　从出生到青春前期，正常子宫发育规律为宫体增大速度较宫颈快，因此子宫体与宫颈长度的比例从 1：2→1：1→2：1。子宫矢状切面显示肌层呈均质较低回声，内膜呈线状。

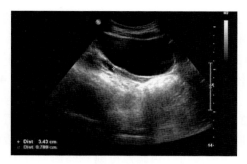

图 4-6 青春期前子宫声像图

2．卵巢 双侧卵巢内可显示蜂窝状小卵泡，直径一般不超过 5mm。儿童期卵巢大小约 3mm×2.5mm×1.5mm，青春前期卵巢大小接近育龄期。

（四）绝经期女性子宫卵巢声像图

具体见图 4-7。

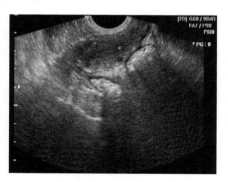

图 4-7 绝经期子宫声像图

1．子宫及宫颈 宫体萎缩变小，肌层回声不均匀，肌层内常见高回声钙化斑。宫体与宫颈比例逐渐接近 1:1。

2. 子宫内膜　绝经后内膜无周期性变化，呈较均匀稍高回声。

3. 卵巢　双侧卵巢逐渐萎缩呈实性低回声，难以辨认卵泡结构。

三、相关急症超声诊断要点

常见的妇科急腹症包括：异位妊娠、黄体破裂、附件扭转、急性盆腔炎、创伤、子宫破裂等。超声对妇科急腹症患者可通过直接观察子宫形态大小，内部回声及宫旁有无异常回声，盆腔有无积液等，对引起急性腹痛的病因、病变部位、病变性质提出可能的诊断。

（一）异位妊娠的超声诊断

1. 异位妊娠定义及分类　受精卵种植在子宫体部具有功能性内膜的宫腔以外部位的妊娠，其主要临床表现有停经、腹痛、阴道流血，是最常见的妇科急腹症。异位妊娠中95%为输卵管妊娠，输卵管妊娠以壶腹部占多数，其次为峡部、伞部及间质部，其余发生在宫角部、卵巢、腹腔、阔韧带及子宫颈、剖宫产瘢痕等约占5%。超声是诊断异位妊娠的首选检查方式。

2. 声像图特征

（1）子宫稍大，宫腔内无妊娠囊，大多数子宫内膜增厚，有时可见宫腔积液致子宫内膜分离形成"假孕囊"。宫腔外妊娠囊或异位妊娠包块的形成。异位妊娠破裂腹腔出血时，盆腔内、肝肾间隙、脾肾间隙可见积液。

（2）输卵管妊娠：最常见，根据症状的轻重、妊娠的转归将其分为以下四种类型。

1）孕囊型：多见于孕早期输卵管尚未破裂时。一侧卵巢旁可见类妊娠囊的环状结构（图4-8A），囊壁较厚，呈高回声，内为液性无回声区，部分囊内可见存活胚胎及卵黄囊回声。子宫直肠陷凹无明显积液。CDFI显示妊娠囊周边环状或半环状的血流信号（图4-8B）。

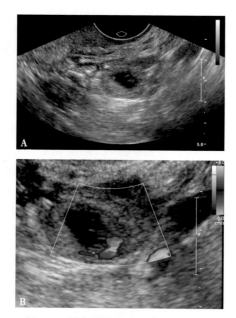

图4-8　输卵管妊娠（孕囊型）声像图

A．输卵管妊娠（孕囊型）灰阶图像，箭头示高回声环状结构为未破裂妊娠囊；B．输卵管妊娠（孕囊型）彩色血流图，妊娠囊周边显示半环状的血流信号

2）流产型：输卵管妊娠流产后，可在宫旁出现形态不规整、边界模糊的中低混合回声包块，有时团块内可见妊娠囊回声（图 4-9）。子宫直肠陷凹内少许积液。CDFI 显示病灶内局限性血流信号。

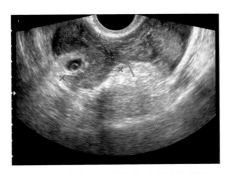

图 4-9　输卵管妊娠（流产型）声像图
箭头示子宫旁中低混合回声包块，内可见妊娠囊回声

3）破裂型：输卵管妊娠破裂，大量出血，子宫卵巢周围大范围血肿样回声，没有固定形态，内部回声杂乱（图 4-10）。盆腹腔大量积液。

4）陈旧型：宫旁见边界不清的不规则实性肿块，呈不均质中等或高回声，可有少量盆腔积液。CDFI：包块内血流信号不丰富。

输卵管间质部妊娠：间质部妊娠占输卵管妊娠的 2%～4%，虽然少见，但后果严重，其结局几乎均为输卵管妊娠破裂。由于输卵管间质部管腔周围肌层较厚，血运丰富，因此破裂常发生于 12～16 周。其破裂犹如子宫破裂，病情凶险，短时间内出现休克症状。声像图表现见图 4-11。

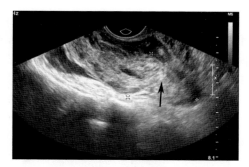

图 4-10 输卵管妊娠(破裂型)声像图
箭头示内部回声杂乱的血肿回声

1)子宫横切时,两侧宫角不对称,一侧宫角区见妊娠囊或混合性包块明显外凸(图 4-11A)。

2)子宫纵切时,妊娠囊或混合性包块紧靠宫底,内侧方紧邻宫体肌壁,外侧方无明显肌层包绕。

3)妊娠囊或混合性包块均与子宫内膜回声不连续。

4)包块周边血流丰富(图 4-11B)。

(3)宫角妊娠:宫角妊娠是指受精卵种植在子宫宫角处的特殊妊娠,严格来说不绝对是异位妊娠。如果大部分绒毛种植于功能层内膜,随着孕囊的增大,妊娠囊突入宫腔,成为正常妊娠;若绒毛种植面位于输卵管开口处,孕囊向输卵管间质部方向生长,成为异位妊娠。所以宫角妊娠是一种动态的、发展的、有不同结局的妊娠。因此对首诊怀疑宫角妊娠的患者短期内复查超声是非常必要的,尤其是孕囊型(图 4-12)。包块型宫角妊娠

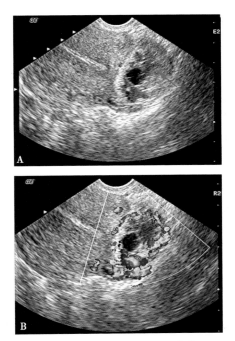

图 4-11 输卵管间质部妊娠声像图

A. 输卵管间质部妊娠灰阶图像,箭头示一侧宫角部明显外凸的混合回声包块,与子宫内膜不连续;B. 输卵管间质部妊娠彩色血流图,显示包块周边血流丰富

多发生在人工流产或自然流产后,超声图像显示宫角部肌层内高回声或不均质回声包块(图 4-13)。声像图表现如下:

1) 宫角妊娠在子宫内膜线消失或即将消失的同时探及妊娠囊与子宫内膜相延续,其周围有完整的肌层(图 4-12、图 4-13);而间质部妊娠在妊娠

囊周边仅内侧有肌层，不与宫腔内膜相延续，此特征具有较大的鉴别诊断意义。

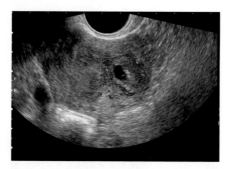

图4-12 宫角妊娠（孕囊型）声像图
宫角部妊娠囊（细箭头）与子宫内膜（粗箭头）连续

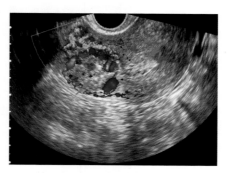

图4-13 宫角妊娠（包块型）声像图
宫角部不均质回声包块（细箭头）与子宫内膜（粗箭头）连续

2）宫角妊娠包块的周边探及明显而丰富的血流信号。

（4）宫颈妊娠：受精卵种植在子宫颈管内并在

宫颈黏膜内生长发育,属异位妊娠中比较罕见的一种,约占 0.1%。声像图表现:

1）子宫体正常大小,宫腔内无妊娠囊显示;

2）宫颈膨大,宫颈管内可见妊娠囊或紊乱回声团块;

3）宫颈内口关闭;

4）彩色多普勒检查妊娠囊周边可检出环状血流信号。

（5）剖宫产瘢痕妊娠:是指妊娠囊着床于前次剖宫产瘢痕处,大出血及子宫破裂是其严重并发症,需早期诊断。声像图表现可大致分为三种类型:

1）单纯孕囊型（图 4-14）:胎囊位于子宫下段瘢痕处,部分囊内可见胎芽及胎心搏动;胎囊较大时可明显向前（膀胱方向）凸出。前方肌层变薄（最薄处 0.1～0.4cm）。胎囊旁可见丰富低阻血流,CDFI 显示滋养血管来自切口肌层。

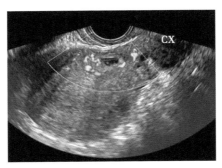

图 4-14　剖宫产瘢痕妊娠(单纯孕囊型)声像图
CX:宫颈;箭头示妊娠囊位于子宫前壁下段瘢痕处

2）混合回声包块型（图 4-15）：子宫下段前壁瘢痕处见不均质的混合回声包块，子宫下段常见局部隆起，包块与膀胱间的子宫肌层常明显变薄（甚至菲薄），CDFI 显示包块周边血流较丰富，低阻血流为主。

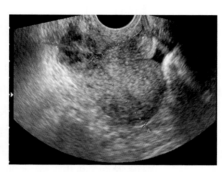

图 4-15　剖宫产瘢痕妊娠（混合回声包块型）声像图
箭头示子宫前壁下段瘢痕处混合回声包块

3）部分位于宫腔型（图 4-16）：①首次检查时妊娠囊位于瘢痕处，随着妊娠囊快速发育，随访中可能发现妊娠囊达宫腔内，甚至宫底部，而一部分滋养组织仍位于瘢痕处。②一部分妊娠囊位于瘢痕处，另一部分或大部分位于下段宫腔，此时妊娠囊常变形，伸入瘢痕处的妊娠囊成锐角，或妊娠囊明显被拉长。③另宫颈功能较差者，宫颈内口不闭合，部分妊娠囊也可位于宫颈管内。

（6）卵巢妊娠：卵巢增大，内见类妊娠囊环状高回声，周边可见卵泡回声，破裂后无法显示正常卵巢结构。

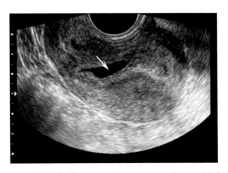

图 4-16 剖宫产瘢痕妊娠(部分位于宫腔型)声像图
箭头示妊娠囊一部分位于瘢痕处,另一部分位于宫腔下段

(7)腹腔妊娠:子宫常偏于一侧,宫外见胎儿影像。早期腹腔妊娠较难定位,较大孕周的腹腔妊娠可见胎儿与孕妇腹壁贴近,胎儿与胎盘周围未见子宫肌层回声。

(8)宫内外复合妊娠:即至少1个宫内妊娠合并1个或以上异位妊娠。自然妊娠中非常罕见,辅助生殖技术的应用,特别是促排卵和人工授精技术,使宫内外复合妊娠发生率明显升高。

(二)卵巢滤泡破裂或黄体破裂

1. 定义 卵巢成熟卵泡或黄体由于某种原因引起泡壁破损、出血,严重者可发生休克。已婚、未婚都可发生,以生育年龄最多见。

2. 超声表现 子宫大小正常,卵巢外形不规则,卵巢周围可见混合回声包块(图4-17),边界不清,盆腔内可见游离无回声区。

3. 鉴别诊断 异位妊娠通常有停经史和不规

则的阴道流血史,子宫可以略增大。黄体破裂症状一般没有停经史,大多出现在月经中晚期,患侧的卵巢增大,失去正常形态。

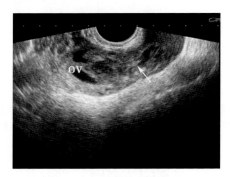

图 4-17　黄体破裂声像图

OV: 卵巢;箭头示卵巢回声不连续,卵巢周围见混合性包块

(三)附件扭转

1. 定义　附件扭转包括卵巢、输卵管之一或者两者均发生扭转,通常出现于存在病变的附件,但是也可出现于正常附件。约 10% 卵巢肿瘤并发蒂扭转。多发生于年轻女性,卵巢肿瘤瘤蒂长、中等大小(7～10cm)、活动度好,不均质重心偏移如:卵巢囊性畸胎瘤,浆液性或黏液性囊腺瘤,卵巢冠囊肿等。诱因:剧烈活动,体位骤变。

2. 声像图表现

(1)子宫大小多为正常,宫旁可见囊性或囊实混合性肿块。

(2)肿块位置多较高,常位于腹中线或子宫左、右、前上方。

（3）肿块多为中等大小，其平均直径约为8.0cm。

（4）肿块张力较大，多有包膜，与周围组织边界清晰，包块及其蒂部触痛明显。囊性肿块的壁因水肿而增厚且衰减。

（5）盆腔积液。

3. 超声诊断卵巢肿瘤蒂扭转的价值

（1）当一侧附件区出现一囊一实双肿块影，实性肿块靠近子宫、边界不清，此实性包块乃是扭转的蒂部所在（图4-18），此声像图为蒂扭转的特征性表现。

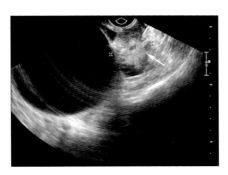

图4-18 卵巢肿瘤蒂扭转声像图
箭头示实性包块为扭转的蒂部

（2）彩色超声可见自卵巢肿瘤连向子宫的血管"蒂"，蒂部扭曲走行，呈"漩涡征"（图4-19），这一特征对卵巢肿瘤蒂扭转有诊断意义。

（3）彩色超声显示包块基底部即蒂扭转根部血流信号减少或消失，这一特征对卵巢肿瘤蒂扭转诊断有较大参考价值。

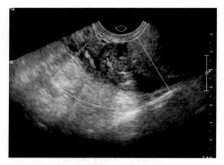

图 4-19 卵巢肿瘤蒂扭转声像图 CDFI 表现

扭转蒂部显示"漩涡样"血流信号

(四)急性盆腔炎

1. 定义 盆腔炎是包括子宫内膜、肌层、浆膜、输卵管和卵巢的炎症。常见为子宫内膜炎、输卵管炎、输卵管积脓、输卵管 - 卵巢脓肿。

2. 声像图表现

(1)盆腔积液：少量，常见于子宫直肠陷窝。

(2)盆腔脓肿：在子宫周围可见椭圆形无回声区，内可见杂乱点状的回声。

(3)一侧或者双侧输卵管管壁回声增强增粗；形成输卵管脓肿时于附件区可见迂曲的长条状无回声区伴有点状回声（图 4-20）。脓肿形成的肿块与子宫及周围组织呈粘连样改变。

(4)所有的肿块都有触痛。

(5)多数患者经过保守治疗以后，发现肿块渐渐缩小直至消失。

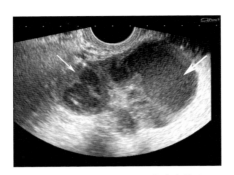

图 4-20 输卵管 - 卵巢脓肿声像图

输卵管扩张（粗箭头）呈迂曲长条状无回声区，与卵巢相通（细箭头），壁略厚，内可见杂乱点状回声

四、经验分享及相关诊断标准

1. 扫查技巧和注意事项

（1）子宫附件的检查需适度充盈膀胱，充盈不佳，子宫附件无法清晰显示，充盈过度可能使子宫附件的位置形态发生改变，也使得子宫附件距离声场较远而显示欠佳。

（2）一般纵切应清楚显示子宫长轴，观察内膜厚度、是否居中、肌层回声等，横切扫查自宫颈连续扫查至子宫底。

（3）后位子宫时，注意不要将宫体、宫底误认为是子宫后壁的肌瘤，仔细观察内膜线容易识别。不应将宫颈误认为是子宫前壁肌瘤，横切容易鉴别。

（4）应在子宫附件扫查完毕后做盆腔至下腹腔大范围的扫查，排除大的子宫浆膜下肌瘤或阔韧带肌瘤及位置较高的附件区肿瘤，尤其是双侧附件显示欠清时。

（5）在某些子宫或附件区占位性病变区分不清楚时，子宫内膜的识别非常重要。

2．子宫畸形

（1）先天性无子宫：任何切面均未显示子宫，此类畸形常合并先天性无阴道。可见双侧卵巢。

（2）始基子宫：子宫小，宫体厚度 <1cm，多数无宫腔线，无内膜回声。双侧卵巢可见。

（3）幼稚子宫：子宫各径线 < 正常，宫颈长度 > 宫体长度。可见极薄内膜回声。

（4）单角子宫：子宫外形呈牛角形，内膜呈"镰刀状"。子宫另一侧可合并残角子宫，其内可有或无内膜回声，可与宫腔相通或不通。

（5）双子宫：纵切能探及两个宫体，每个宫体有各自的宫颈和阴道或两个宫颈、一个阴道，但阴道内有完全纵隔。横切可见两团子宫内膜且宫腔间无组织相连。卵巢发育正常。

（6）双角子宫：宫底浆膜层凹陷一般 >1cm，横切子宫内膜呈"蝶翅样"，宫腔两角分开呈 Y 形。

（7）纵隔子宫：子宫横切宫底处增宽，浆膜面平滑、完整。探及两团子宫内膜回声，中间有与子宫肌层回声相似的组织分隔。若该分隔将宫体至宫颈分为两个部分，则为完全纵隔子宫；若分隔将子宫体上段分成两个部分，而宫体下段合成一个则为不全纵隔子宫。常测量两宫角内膜连线中点至宫腔底部的距离来估测纵隔的长度。

3. 附件超声检查

（1）评价附件时，首先应确定卵巢的位置，可将卵巢作为附件结构的主要位置参照。无盆腔手术史的正常女性，卵巢通常位于髂内血管前方，子宫体侧面。髂内血管通常作为辨别卵巢的标志。观察卵巢时，应注意其形态、大小及其与子宫的位置关系。

（2）发现附件区包块时，应观察其大小、形状、边界、回声类型（实性、囊性或混合性）及其与卵巢和子宫的关系。彩色多普勒超声检查应观察包块的血液供应状态。

（3）评价附件肿物内部回声特点：单房囊性肿物内无分隔、无实性部分或实性突起；单房囊实性肿物内有可测量到的实性成分或至少一个乳头样突起；多房囊性肿物至少有一个分隔，但无实性部分或突起；多房囊实性肿物内有可测量到的实性成分或至少一个乳头样突起；实性肿物在二维切面上肿物内实性部分≥80%。实性肿物内也可有乳头样突起突向实性肿物中的小囊内。

（4）实性乳头样突起是指囊性肿物内起自囊壁并向囊腔内突出、高度≥3mm 的实性部分。子宫内膜异位囊肿内囊壁上的"软泥样"回声区不能定义为乳头样突起，只能定义为内壁不光滑。对实性乳头样突起也应观察表面是否光滑。

（5）当卵巢内单房囊性肿物周围包绕有卵巢组织和一些卵泡时，卵巢的测量应包括卵巢组织和囊肿，而单房囊性肿物为病灶，并单独测量其大小。对病灶应在相互垂直的切面上测量 3 个最大径。

在声束与分隔相垂直的切面上测量分隔最厚处；在 2 个相互垂直的切面上测量乳头的高和宽。有多个乳头时测量最大者。

第二节　产　科

一、扫查方法及常用扫查切面

产科超声有别于其他器官超声检查，不同孕期、不同级别的产科超声检查的常用扫查切面不同，检查的侧重点也不同。

（一）早孕期超声检查

1. 早孕期普通超声检查　早孕期超声检查的目的是确认宫内妊娠、确定胚胎存活、确定胚胎数目、核对孕周和观察胚胎发育情况。此外还需观察子宫及附件有无子占位性病变。

（1）检查方法

1）经腹超声检查。

2）经阴道超声检查。

（2）常用扫查切面

1）妊娠囊最大纵切面和横切面：观察妊娠囊的位置、大小、形态和数目，并测量妊娠囊的最大上下径、前后径和左右径。

2）卵黄囊切面：经阴道超声检查可以在妊娠35～37 天后显示，经腹超声检查可以在妊娠 42～45 天后显示。

3）胚胎最大长轴切面或胎儿正中矢状切面：

一般来说,超声检查可以识别 2mm 以上的胚芽。头臀长(crown-rump length,CRL)应在胚胎最大长轴或胎儿正中矢状切面测量,胎儿处于自然伸展姿势,无过伸或过屈。清晰显示胎儿头顶部弧形边缘及下腹部生殖结节,测量胎儿头顶部皮肤外缘至骶尾部皮肤外缘的长度为头臀长。

4)子宫最大纵切面和横切面。

5)双侧卵巢最大切面。

(3)注意事项

1)明确妊娠囊位置,正常位于子宫体腔。

2)卵黄囊直径一般 <6mm,过大或过小被认为与胚胎发育异常有关。

3)对妊娠囊进行全面扫查,确定妊娠囊及胚胎数量。

2. 颈后透明层(nuchal translucency,NT)测量及早孕期胎儿结构筛查 NT 是早孕期胎儿颈后的皮下积水,是淋巴液暂时性回流障碍所致。

(1)检查方法

1)无需憋尿,一般经腹部扫查,也可经阴道扫查。

2)孕 11~13^{+6} 周、头臀长 45~84mm 时进行 NT 测量。

3)NT 测量标准切面:①胎儿正中矢状切面,放大图像至只显示胎儿头颈部及上胸部;②清楚显示胎儿背部皮肤及 NT 的两条平行高回声带;③在 NT 最宽处测量,且垂直于无回声带,游标内缘置于无回声 NT 外缘进行测量(图 4-21)。

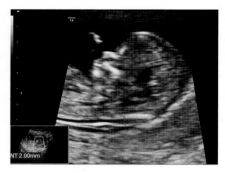

图 4-21 NT 测量

在此切面可显示胎儿颈背部的无回声带,游标置于无回声最宽处的外缘垂直于无回声带测量 NT 值

4)静脉导管血流频谱:在腹部右侧旁正中矢状切面将图像放大,仅显示胸部和腹部,应用彩色多普勒显示脐静脉与下腔静脉之间一支很短的血管,使用脉冲多普勒,在静脉导管血流最明亮处调整声束与静脉导管血流之间的夹角 <30°,取样容积 0.5~1.0mm,心房收缩 a 波消失或反向为 a 波异常,但要注意识别周围血管干扰造成 a 波反向的假象。

5)三尖瓣血流频谱:心尖四腔心切面,图像放大,仅显示胸部,取样容积 3mm,多普勒角度 <30°,三尖瓣反流持续时间超过收缩期 1/2,且反流峰值速度 >60cm/s 定义为三尖瓣反流。

6)早孕期胎儿结构筛查切面:①侧脑室横切面;②鼻后三角冠状切面;③双眼眶横切面;④心脏四腔心切面;⑤腹部胃泡横切面;⑥脐带腹壁

插入口横切面;⑦膀胱水平横切面(彩色多普勒);⑧膈肌冠状面;⑨双上肢切面;⑩双下肢切面。

(2)注意事项

1)测量 NT 时应测量 3 次,并记录测量所得的最大数值。

2)勿将羊膜误认为皮肤。

3)存在脐带绕颈时,测量脐带上下的 NT 厚度,取两者平均值。

4)勿将颈部脊膜膨出误认为增厚的 NT。

(二)中晚孕期超声检查

包括一般产前超声检查(Ⅰ级)、常规产前超声检查(Ⅱ级)、系统产前超声检查(Ⅲ级)、针对性产前超声检查(Ⅳ级)和有限产前超声检查。

1. **检查方法**　无需憋尿,一般经腹部超声扫查。检查中应随胎位和胎动变化灵活改变检查手法,按照各级别检查的要求获得必需的扫查切面。

(1)Ⅰ级产前超声检查:应确定胎儿数目、胎心搏动及胎方位,测量胎儿生物学参数,评估羊水量和胎盘情况(位置和成熟度),不对胎儿结构畸形进行筛查。

(2)Ⅱ级产前超声检查:除完成Ⅰ级产科超声检查的内容外,应按国家卫生健康委员会(原国家卫生部)相关要求初步筛查 6 大类致死性畸形,包括无脑儿、脑膨出、开放性脊柱裂、胸腹壁缺损内脏外翻、单腔心和致死性软骨发育不良。

(3)Ⅲ级产科超声检查:除Ⅰ、Ⅱ级超声检查的检查内容外,需对胎儿结构进行更加细致的检查,推荐超声检查时间在妊娠20~24周。

（4）Ⅳ级产科超声检查：当Ⅰ级、Ⅱ级或Ⅲ级产科超声检查发现或疑诊胎儿异常、或者有胎儿异常的高危因素时，可进行Ⅳ级产科超声检查，其是具有特定目的的超声检查，如胎儿超声心动图检查、胎儿神经系统检查等。

（5）有限产科超声检查：主要解决某一具体问题，如确定有无胎心搏动、胎方位、胎盘位置及胎盘有无异常或羊水量等。

2. 常用扫查切面

（1）Ⅰ级产前超声检查

1）丘脑水平横切面：胎儿双顶径和头围测量切面。

2）上腹部横切面：腹围测量切面，尽可能接近圆形，胃泡及肝内门静脉1/3段同时显示。

3）股骨长轴切面：股骨长度测量切面。

4）测量胎心率图（多普勒或M型）。

5）胎盘切面。

6）最大羊水池切面。

7）孕妇宫颈管矢状切面。

（2）Ⅱ级产前超声检查

1）胎儿颅脑：丘脑水平横切面、小脑水平横切面。

2）胎儿脊柱：脊柱矢状切面。

3）胎儿心脏：四腔心切面。

4）胎儿腹部：上腹部横切面、脐带腹壁插入口横切面、膀胱水平横切面（彩色多普勒）、双肾横切面。

5）胎儿四肢：左或右股骨长轴切面。

6）其他：测量胎心率图（多普勒或 M 型）、测量胎盘图、最大羊水池切面、孕妇宫颈管矢状切面。

（3）Ⅲ级产前超声检查（图 4-22）

1）胎儿颅脑：丘脑水平横切面、侧脑室水平横切面、小脑水平横切面。

2）胎儿脊柱：脊柱矢状切面。

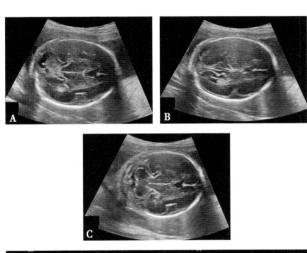

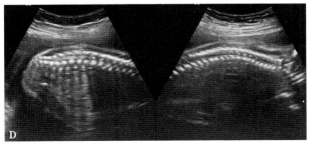

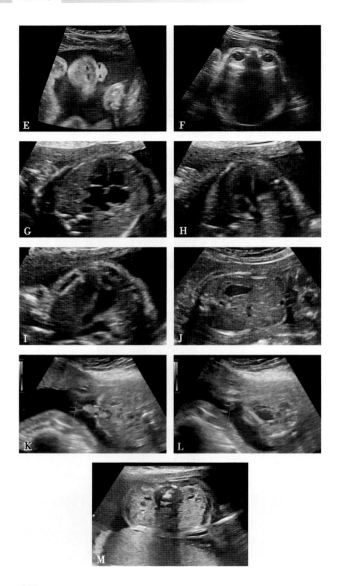

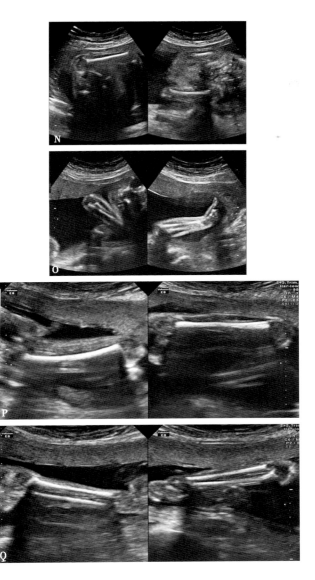

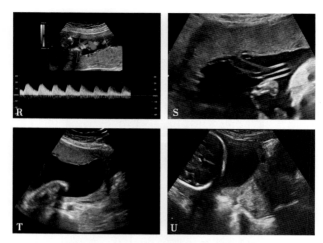

图4-22 Ⅲ级产前超声检查常用切面

A. 丘脑水平横切面；B. 侧脑室水平横切面；C. 小脑水平横切面；D. 脊柱矢状切面；E. 鼻唇冠状切面；F. 双眼眶横切面；G. 四腔心切面；H. 左心室流出道切面；I. 右心室流出道切面；J. 上腹部横切面；K. 脐带腹壁插入口横切面；L. 膀胱水平横切面（彩色多普勒）；M. 双肾横切面；N. 肱骨长轴切面（左、右）；O. 尺桡骨长轴切面（左、右）；P. 股骨长轴切面（左、右）；Q. 胫腓骨长轴切面（左、右）；R. 测量胎心率图（多普勒或M型）；S. 脐带胎盘入口切面；T. 最大羊水池切面；U. 孕妇宫颈管矢状切面

3）胎儿颜面：鼻唇冠状切面、双眼眶横切面。

4）胎儿心脏：四腔心切面、左心室流出道切面、右心室流出道切面。

5）胎儿腹部：上腹部横切面、脐带腹壁插入口横切面、膀胱水平横切面（彩色多普勒）、双肾横切面。

6）胎儿四肢：肱骨长轴切面（左、右）、尺桡骨长轴切面（左、右）、股骨长轴切面（左、右）、胫腓骨长轴切面（左、右）。

7）其他：测量胎心率图（多普勒或 M 型）、测量胎盘图、脐带胎盘入口切面、最大羊水池切面、孕妇宫颈管矢状切面。

二、正常超声测值

（一）早孕期检查

1. 妊娠囊　经阴道超声 4 周左右可检出。

2. 胚芽　大约 1～2mm 时可被检出，增长速度大概 1mm/d。当胎芽显示清晰后，测量头臀长是早孕期估计妊娠龄的最准确方法。

3. 颈项透明层（NT）　胎儿的 NT 厚度随孕周增加而增大，NT 值超过第 95 百分位数被认为异常。NT 异常增厚见于染色体异常、先天性心脏畸形、先天性膈疝或胸腔内占位、致死性骨骼畸形等，也可能是颈部淋巴管与颈静脉窦相通延迟所致。NT 增厚但核型分析正常的胎儿死亡率增加。NT≥3.5mm 而染色体核型正常的胎儿，建议行孕中期系统超声检查和胎儿超声心动图。

4. 胎心率　妊娠 10 周前应采用 M 型超声测量胎心率。妊娠 6 周时平均 110 次 /min，其后胎心搏动逐渐加快，至妊娠 9 周可达 180 次 /min，随后逐渐减慢，至妊娠 14 周后低于 160 次 /min。

5. 胚胎停止发育　妊娠囊平均直径≥2.5cm，无胚胎；头臀长≥7mm 无胎心搏动；无卵黄囊的妊娠囊，2周后仍未发现胎心搏动；有卵黄囊的妊娠囊11天后仍未发现胎心搏动；超声检查满足以上任何一标准，即可诊断胚胎停止发育。

（二）中晚孕期常用生物学参数

1. 双顶径（biparietal diameter，BPD） 测量方法：①测量近端颅骨骨板外缘至远端颅骨骨板内缘间的距离；②测量远近两侧颅骨骨板强回声中点之间的距离；③测量近端颅骨骨板外缘至远端颅骨骨板外缘间的距离。第1种方法更常用。

需要注意的是，如果超声仪器中设置有胎儿双顶径与孕周的换算方程式，需明确该仪器使用的是哪一种测量方法。

2. 头围（head circumference，HC） 测量方法：①沿颅骨外缘测量头颅长轴和短轴距离，即枕额径（OFD）和双顶径（BPD），$HC = 1.62 \times (OFD + BPD)$；②用椭圆功能键沿颅骨外缘直接测量（表4-1）。

表4-1　胎儿头围参考值

孕周	头围（cm）百分位数				
	3rd	10th	50th	90th	97th
14	8.8	9.1	9.7	10.3	10.6
15	10.0	10.4	11.0	11.6	12.0
16	11.3	11.7	12.4	13.1	13.5
17	12.6	13.0	13.8	14.6	15.0
18	13.7	14.2	15.1	16.0	16.5
19	14.9	15.5	16.4	17.4	17.9
20	16.1	16.7	17.7	18.7	19.3

续表

孕周	头围（cm）百分位数				
	3rd	10th	50th	90th	97th
21	17.2	17.8	18.9	20.0	20.6
22	18.3	18.9	20.1	21.3	21.9
23	19.4	20.1	21.3	22.5	23.2
24	20.4	21.1	22.4	23.7	24.3
25	21.4	22.2	23.5	24.9	25.6
26	22.4	23.2	24.6	26.0	26.8
27	23.3	24.1	25.6	27.1	27.9
28	24.2	25.1	26.6	28.1	29.0
29	25.0	25.9	27.5	29.1	30.0
30	25.8	26.8	28.4	30.0	31.0
31	26.7	27.6	29.3	31.0	31.9
32	27.4	28.4	30.1	31.8	32.8
33	28.0	29.0	30.8	32.6	33.6
34	28.7	29.7	31.5	33.3	34.3
35	29.3	30.4	32.2	34.1	35.1
36	29.9	30.9	32.8	34.7	35.8
37	30.3	31.4	33.3	35.2	36.3
38	30.8	31.9	33.8	35.8	36.8
39	31.1	32.2	34.2	36.2	37.3
40	31.5	32.6	34.6	36.6	37.7

3. 腹围（abdominal circumference，AC） 测量方法：①沿皮肤外缘测量前后径（APAD）和横径（TAD），$AC = 1.57 \times (APAD + TAD)$；②用椭圆功能键沿腹壁皮肤外缘直接测量（表 4-2）。

表 4-2 胎儿腹围参考值

孕周	腹围（cm）百分位数				
	3rd	10th	50th	90th	97th
14	6.4	6.7	7.3	7.9	8.3
15	7.5	7.9	8.6	9.3	9.7
16	8.6	9.1	9.9	10.7	11.2
17	9.7	10.3	11.2	12.1	12.7
18	10.9	11.5	12.5	13.5	14.1
19	11.9	12.6	13.7	14.8	15.5
20	13.1	13.8	15.0	16.3	17.0
21	14.1	14.9	16.2	17.6	18.3
22	15.1	16.0	17.4	18.8	19.7
23	16.1	17.0	18.5	20.0	20.9
24	17.1	18.1	19.7	21.3	22.3
25	18.1	19.1	20.8	22.5	23.5
26	19.1	20.1	21.9	23.7	24.8
27	20.0	21.1	23.0	24.9	26.0
28	20.9	22.0	24.0	26.0	27.1
29	21.8	23.0	25.1	27.2	28.4
30	22.7	23.9	26.1	28.3	29.5
31	23.6	24.9	27.1	29.4	30.6
32	24.5	25.8	28.1	30.4	31.8
33	25.3	26.7	29.1	31.5	32.9
34	26.1	27.5	30.0	32.5	33.9
35	26.9	28.3	30.9	33.5	34.9
36	27.7	29.2	31.8	34.4	35.9
37	28.5	30.0	32.7	35.4	37.0
38	29.2	30.8	33.6	36.4	38.0
39	29.9	31.6	34.4	37.3	38.9
40	30.7	32.4	35.3	38.2	39.9

4. 股骨长（femur length，FL） 股骨长又称为股骨干长度（femur diaphysis length，FDL），在股骨长轴切面测量，完全显示股骨，且股骨两端呈平行的斜面，测量游标置于股骨两端的中点测量（表4-3）。

表4-3 胎儿股骨长度参考值

孕周	股骨长度（cm）百分位数				
	3rd	10th	50th	90th	97th
14	1.2	1.3	1.4	1.5	1.6
15	1.5	1.6	1.7	1.9	1.9
16	1.7	1.8	2.0	2.2	2.3
17	2.1	2.2	2.4	2.6	2.7
18	2.3	2.5	2.7	2.9	3.1
19	2.6	2.7	3.0	3.3	3.4
20	2.8	3.0	3.3	3.6	3.8
21	3.0	3.2	3.5	3.8	4.0
22	3.3	3.5	3.8	4.1	4.3
23	3.5	3.7	4.1	4.5	4.7
24	3.8	4.0	4.4	4.8	5.0
25	4.0	4.2	4.6	5.0	5.2
26	4.2	4.5	4.9	5.3	5.6
27	4.4	4.6	5.1	5.6	5.8
28	4.6	4.9	5.4	5.9	6.2
29	4.8	5.1	5.6	6.1	6.4
30	5.0	5.3	5.8	6.3	6.6
31	5.2	5.5	6.0	6.5	6.8
32	5.3	5.6	6.2	6.8	7.1
33	5.5	5.8	6.4	7.0	7.3
34	5.7	6.0	6.6	7.2	7.5

续表

孕周	股骨长度（cm）百分位数				
	3rd	10th	50th	90th	97th
35	5.9	6.2	6.8	7.4	7.8
36	6.0	6.4	7.0	7.6	8.0
37	6.2	6.6	7.2	7.9	8.2
38	6.4	6.7	7.4	8.1	8.4
39	6.5	6.8	7.5	8.2	8.6
40	6.6	7.0	7.7	8.4	8.8

5. 小脑横径　在小脑横切面测量两小脑半球间最大径线，可获得小脑横径，小脑横径随孕周增长而增长。

（三）胎儿颅脑

1. 侧脑室宽度　在侧脑室水平横切面，可以显示无回声的侧脑室后角，内有高回声的脉络丛。侧脑室宽度的标准测量是在侧脑室后角，垂直于侧脑室内侧壁测量侧脑室壁内缘之间的距离。正常侧脑室宽度＜10mm，10～＜12mm 为轻度扩张，12～＜15mm 为中度扩张，≥15mm 为重度扩张。

2. 第三脑室内径　在丘脑水平横切面，两丘脑之间的狭长无回声区即为第三脑室，正常不超过 2mm。

3. 小脑延髓池　小脑延髓池又称为颅后窝池，在小脑横切面（即测量小脑横径切面）测量小脑蚓部后缘至枕骨内侧壁之间的距离，正常值应小于 10mm，长头型时可稍大于 10mm。

4. 胼胝体　胼胝体位于脑中线区，常规颅脑横切面不能显示，只可在冠状面和正中矢状切面显示。在正中矢状切面上，胼胝体表现为具有高回声边界的低回声带（图 4-23），从前至后依次为嘴部、膝部、体部和压部。

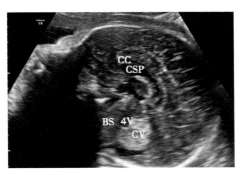

图 4-23 胎儿颅脑矢正中切面
CC：胼胝体；CSP：透明隔腔；CV：小脑蚓；BS：脑干；
4V：第四脑室

5.**小脑蚓部** 在小脑横切面可显示小脑蚓部，为连接两侧小脑半球的略高回声，正中矢状切面可以更直观地显示小脑蚓部，如小脑蚓部的叶、裂结构，小脑蚓部的位置，以及其与周围结构的关系。在此切面可测量蚓部前后径、上下径、周长、面积等。胎儿小脑蚓部各经线与孕周的关系见表 4-4。

（四）胎儿颜面

1.**鼻骨长度** 利用超声检查胎儿是否存在发育不良或者缺失，对唐氏综合征的筛查具有一定参考价值。鼻骨测量方法：在颜面部正中矢状切面,声束与鼻骨长轴垂直,在鼻部皮肤线下方回声明显增强的回声线为鼻骨(图 4-24)。

表 4-4 正常胎儿小脑蚓部测值($\bar{x} \pm s$)

妊娠龄 / 周	前后径 / mm	上下径 / mm	周长 / mm	面积 / cm²
21～22	10.6±1.4	11.1±1.1	43.8±3.3	0.9±0.2
23～24	12.9±1.1	12.3±1.4	47.5±5.5	1.2±0.2
25～26	13.5±2.1	13.6±0.9	50.9±4.4	1.4±0.2
27～28	16.3±2.7	16.0±1.6	58.9±6.8	2.0±0.5
29～30	17.5±2.2	17.7±2.1	64.7±6.5	2.3±0.4
31～32	19.0±1.9	19.2±1.1	70.7±6.9	2.8±0.4
33～34	19.2±1.9	21.2±2.3	72.7±8.3	3.0±0.8
35～36	21.4±1.5	19.8±1.0	77.6±5.1	3.4±0.3
37～38	22.1±3.8	23.0±4.6	80.7±9.9	3.9±1.4
39～40	25.7±2.3	25.0±2.6	86.7±7.0	4.9±0.7

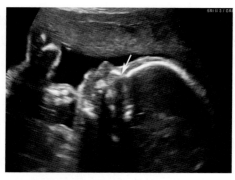

图 4-24 中孕期胎儿颜面部正中矢状切面显示鼻骨

箭头示鼻骨

2．眼距　在双眼眶横切面，即显示两眼眶的最大横切面，测量眼眶的宽度为眶内距径，两眼眶内缘的距离为眼内距，两眼眶外缘的距离为眼外距。眼内距大致为眼外距的 1/3。

（五）胎儿胸部

1．肺　肺对胎儿在体外的生存非常重要，肺发育不良可导致围生期死亡。产前超声可以通过测量肺脏大小定量评估胎儿肺脏发育情况。肺面积测量方法：在四腔心切面测量，采用手动描绘左右肺脏的边界来测量肺面积（图 4-25）。也可应用三维超声测量左右肺的体积评估肺发育。左侧膈疝胎儿可通过测量肺头比（lung area to head circumference ratio，LHR）来评估肺发育不良严重程度及预测预后。LHR = 右肺面积 / 头围（单位：mm），文献报道 LHR < 1.0mm 胎儿预后差，LHR > 1.4mm 预后良好。

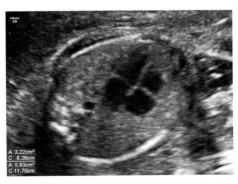

图 4-25　中孕期胎儿四腔心切面肺面积测量

图为 25 周胎儿的四腔心切面，应用手动描绘肺脏的边界可以测量肺面积

2．胸围 胎儿胸廓的大小与肺的大小有关，因此根据胸围的测值可以间接了解胎儿肺的发育情况。胸围的测量方法：四腔心切面沿肋骨外缘测量胸围周长，不包括皮肤及皮下脂肪。

3．心脏（心胸比值） 当怀疑有心脏或胸腔疾患时，应测量心胸比值。在胎儿四腔心切面测量心脏和胸腔的面积，正常情况下，胎儿心脏面积／胸腔面积为 0.25～0.33。

（六）胎儿腹部

1．胃泡 胎儿胃泡异常可能与先天性畸形有关，比如十二指肠闭锁时胃泡增大，而食管闭锁时，胃可能不显示或缩小。胃泡受胎儿吞咽羊水及胃排空的影响大小变化范围较大，因此需动态观察胃泡大小变化。胎儿胃泡排空需 40～60 分钟，建议检查间隔时间为 30～40 分钟。

2．肠管宽度 产前超声检查应注意肠壁的回声（与骨回声对比）、管腔的宽度以及肠管是否位于腹腔外。应注意区分小肠和结肠，一般正常胎儿小肠内径 <7mm，结肠在 25 周时 <7mm，足月时 <18mm。肠管异常扩张常合并羊水过多。

3．胆囊 胎儿胆囊在妊娠 16～34 周具有较高的显示率，可达 90% 以上，35 周后其显示率开始下降。

（七）胎儿泌尿系统

1．肾脏 胎儿肾脏随孕周增长而增大，肾脏长径的毫米值与胎儿孕周大致相当，胎儿肾脏周长与腹围之比在 0.27～0.30。

2．膀胱　膀胱是贮尿器官，12 周后即可显示胎儿膀胱。但是受胎儿排尿情况影响，膀胱的大小波动较大。膀胱不显示，应考虑膀胱刚刚排空的可能，需要在 30 分钟后复查。早孕期胎儿膀胱纵径小于 6mm，如膀胱纵径持续≥7mm 应考虑巨膀胱的可能。

（八）胎儿四肢长骨

胎儿四肢长骨包括股骨、胫骨、腓骨、肱骨、尺骨和桡骨，随孕周增加而增长。疑有长骨发育异常，可动态观察生长速度（间隔至少 2 周）。由于足部受骨骼发育不全的影响较少，当孕周不确定时，可测量足长。整个孕期股骨与足长比值为 1∶1，当股骨与足长比值 < 0.9 时，可能存在骨骼发育不良。

（九）其他

1．胎盘　胎盘是母体与胎儿之间物质交换的器官，直径约 16～20cm，厚为 1～3cm，一般不超过 5cm。

2．羊水　羊水是胎儿生长发育的重要环境。羊水测量包括最大羊水池深度和羊水指数测量。最大羊水池深度测量：适用于早、中孕期，将探头与水平面垂直，测量最大羊水池深度，测量区域无胎儿肢体等结构，正常值范围 2～8cm。羊水指数的测量：适用于晚孕期，以脐为中心将子宫分为四个象限，测量每个象限最大羊水池深度，4 个象限测量值之和为羊水指数。最大羊水深度 > 8cm 或羊水指数 > 25cm 可诊断为羊水过多；最大羊水深度 < 2cm

或羊水指数<5cm可诊断为羊水过少。

3.脐动脉和大脑中动脉血流 随着妊娠进展，胎盘内绒毛血管增多，胎盘血管阻力下降，血流量随之增加。因此，脐动脉阻力随孕周而下降表明胎盘逐渐成熟（表4-5），胎儿缺氧时，脐动脉阻力升高，舒张期血流减少甚至消失或反向。而胎儿出现缺氧时，由于胎儿的代偿功能，大脑动脉和心脏血液供应相应增加，血管扩张，阻力降低，而外周血管为保障重要器官的营养供应，发生血管收缩，血流量减少，这种现象称为"脑保护效应"。大脑中动脉（middle cerebral artery，MCA）的搏动指数（pulsatility index，PI）用来评估胎儿宫内缺氧。正常胎儿MCA的PI在孕20～26周随孕周增加而上升，孕28周后逐渐降低。胎儿大脑中动脉PI值与脐动脉PI值即脑胎盘血流比（cerebroplacental ratio，CPR）可用于评估胎儿脐动脉与大脑中动脉血流阻力变化，被认为是反映胎儿宫内缺氧的更敏感的指标。CPR正常参考值见表4-6。

4.母体宫颈 应采用经阴道超声检查测量宫颈长度。孕妇排空膀胱，在宫颈矢状切面显示宫颈管全长、宫颈内口及外口，宫颈长度为宫颈管闭合部分的长度（图4-26）。中孕期测量母体宫颈长度（cervical Length，CL）可以预测早产的风险，宫颈越短，孕妇发生早产的风险越高。孕14～30周正常宫颈长度为25～50mm，宫颈过短指的是孕14～30周宫颈长度<25mm。

表 4-5　脐动脉收缩舒张比、搏动指数、阻力指数
正常参考值范围

	5th			50th			95th		
	S/D	PI	RI	S/D	PI	RI	S/D	PI	RI
19	2.93	1.02	0.66	4.28	1.30	0.77	6.26	1.66	0.88
20	2.83	0.99	0.65	4.11	1.27	0.75	5.99	1.62	0.87
21	2.70	0.95	0.64	3.91	1.22	0.74	5.67	1.58	0.85
22	2.60	0.92	0.62	3.77	1.19	0.73	5.45	1.54	0.84
23	2.51	0.89	0.61	3.62	1.15	0.72	5.22	1.50	0.83
24	2.41	0.86	0.60	3.48	1.12	0.71	5.02	1.47	0.82
25	2.33	0.83	0.58	3.35	1.09	0.69	4.83	1.44	0.81
26	2.24	0.80	0.57	3.23	1.06	0.68	4.66	1.41	0.80
27	2.17	0.77	0.56	3.12	1.03	0.67	4.50	1.38	0.79
28	2.09	0.75	0.55	3.02	1.00	0.66	4.36	1.35	0.78
29	2.03	0.72	0.53	2.92	0.98	0.65	4.22	1.32	0.77
30	1.96	0.70	0.52	2.83	0.95	0.64	4.10	1.29	0.76
31	1.90	0.68	0.51	2.75	0.93	0.63	3.98	1.27	0.76
32	1.84	0.66	0.50	2.67	0.90	0.61	3.87	1.25	0.75
33	1.79	0.64	0.48	2.60	0.88	0.60	3.77	1.22	0.74
34	1.73	0.62	0.47	2.53	0.86	0.59	3.68	1.20	0.73
35	1.68	0.60	0.46	2.46	0.84	0.58	3.59	1.18	0.72
36	1.64	0.58	0.45	2.40	0.82	0.57	3.51	1.16	0.71
37	1.59	0.56	0.43	2.34	0.80	0.56	3.43	1.14	0.70
38	1.55	0.55	0.42	2.28	0.78	0.55	3.36	1.12	0.70
39	1.51	0.53	0.41	2.23	0.76	0.54	3.29	1.10	0.69
40	1.47	0.51	0.40	2.18	0.75	0.53	3.22	1.09	0.68
41	1.43	0.50	0.39	2.13	0.73	0.52	3.16	1.07	0.67

表 4-6　脑胎盘血流比参考值

妊娠龄/周	5th	50th	95th	妊娠龄/周	5th	50th	95th
21	0.90	1.41	2.11	31	1.62	2.32	3.23
22	0.98	1.52	2.25	32	1.64	2.35	3.27
23	1.07	1.63	2.39	33	1.65	2.36	3.29
24	1.16	1.74	2.52	34	1.63	2.35	3.29
25	1.24	1.85	2.65	35	1.60	2.32	3.26
26	1.32	1.95	2.78	36	1.55	2.27	3.20
27	1.40	2.05	2.90	37	1.48	2.19	3.12
28	1.47	2.14	3.00	38	1.40	2.09	3.01
29	1.53	2.21	3.09	39	1.29	1.97	2.88
30	1.58	2.28	3.17				

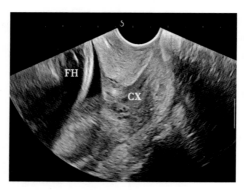

图 4-26　经阴道检查显示母体宫颈矢状切面
CX：宫颈；FH：胎头

三、相关急症超声诊断要点

（一）前置胎盘

1. 定义　前置胎盘即胎盘部分或完全覆盖于宫颈内口，是最常见的妊娠中晚期出血原因。

2. 超声诊断要点

（1）可经腹、经阴道或会阴扫查观察胎盘位置。经阴道超声可更清楚地显示胎盘下缘与宫颈内口关系。

（2）因子宫下段延伸和"胎盘迁移"，妊娠 16 周前诊断前置胎盘常存在过度诊断。如妊娠 16 周之后胎盘下缘距宫颈内口 > 2cm，则胎盘位置正常；如胎盘下缘距宫颈内口 < 2cm，则记录为低置胎盘，于妊娠 32 周时复查超声。如胎盘边缘覆盖宫颈内口则记录为前置胎盘（图 4-27）。如妊娠 32 周时为低置胎盘或前置胎盘，应于妊娠 36 周时再次复查超声。

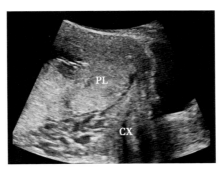

图 4-27　前置胎盘

CX：宫颈；PL：胎盘

（二）胎盘植入

1. 定义 是指胎盘附着异常，胎盘绒毛异常侵入子宫肌层，与内膜创伤或发育不良等因素有关。按照侵入子宫程度可分为三种类型：粘连型，即绒毛粘连肌层表面；植入型，即绒毛侵入肌层；穿透型，即绒毛穿透子宫全层到达浆膜层，甚至侵袭周围组织器官。目前产前超声难以准确区分这三种类型的胎盘植入。

2. 超声诊断要点

（1）胎盘后间隙消失（图 4-28A）。

（2）胎盘后方子宫肌层低回声带变薄 <1mm 或未探及（图 4-28B）。

（3）子宫浆膜层 - 膀胱界面强回声线中断或缺失，局部向外突出（图 4-28C）。

（4）胎盘内多个无回声腔隙即胎盘漩涡（图 4-28D）。

（5）胎盘基底部丰富血流（图 4-28E）。

（6）血管桥。

（三）胎盘早剥

1. 定义 胎盘早剥即胎盘在胎儿娩出前部分或全部从子宫壁剥离，是少见但严重的产科并发症。根据出血方向可分为显性、隐性和混合性剥离三种类型。临床表现为阴道流血、下腹部疼痛等。胎盘早剥是临床诊断，超声可无阳性发现，超声诊断胎盘早剥的敏感性约 50%。

2. 超声诊断要点

（1）胎盘后方或胎盘边缘胎膜后方低回声、等回声或强回声包块（图 4-29）。

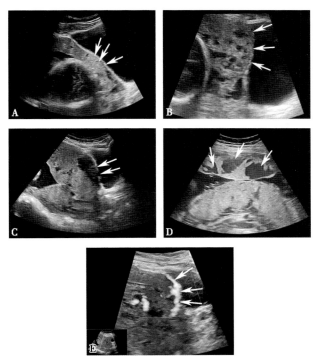

图 4-28　胎盘植入

A. 箭头示胎盘后间隙消失；B. 箭头示局部子宫肌层未探及；C. 箭头示膀胱线局部缺失；D. 箭头示胎盘漩涡；E. 箭头示胎盘基底部血流丰富

（2）胎盘增厚，向羊膜腔突出。

（3）羊水中见点状回声增多。

（四）血管前置

1. 定义　血管前置指脐带血管走行于胎膜下方，位于胎先露与宫颈之间。一旦破裂可造成严

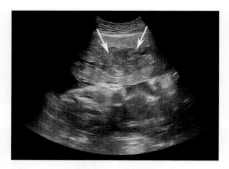

图 4-29　胎盘早剥

箭头示胎盘后方血肿

重的胎儿失血,导致胎儿死亡。分娩过程中受胎
先露压迫可导致胎儿循环受阻,甚至胎儿死亡。

2.超声诊断要点

(1)宫颈内口处见血管回声,缺乏螺旋改变,位
置固定,彩色多普勒及频谱多普勒明确为胎儿脐
动脉血流频谱(图 4-30)。

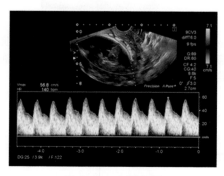

图 4-30　血管前置

宫颈内口上方检出胎儿脐动脉血流频谱

（2）胎盘帆状脐带入口、副胎盘、叶状胎盘是发生血管前置的高危因素。帆状脐带入口位于子宫下段、主胎盘与副胎盘或叶状胎盘两叶分别位于宫颈内口两侧时，应警惕胎膜血管是否跨越宫颈内口。

（3）经阴道超声扫查对血管前置的检出更为敏感。晚孕期宫颈内口受胎儿遮挡，血管前置易漏诊。

（五）子宫破裂

1. 定义　子宫体部或子宫下段在妊娠期或分娩期发生破裂称为子宫破裂。常见原因包括子宫手术史或损伤史、子宫先天异常、胎盘前置合并胎盘植入、孕妇高龄、多产、难产等。

2. 超声诊断要点

（1）完全性子宫破裂：子宫壁全层中断，子宫腔与腹腔相通，胎儿可部分或全部进入腹腔（图4-31），母体腹腔可见积液。

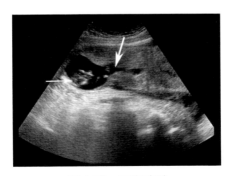

图4-31　子宫破裂

粗箭头：子宫右侧壁局部全层断裂；细箭头示胚胎

（2）不完全子宫破裂：子宫肌层部分或全部中断，浆膜层完整。

四、经验分享及相关诊断标准

（一）胎儿透明隔腔异常诊断思路

1. 透明隔腔不显示或显示不清　见于胼胝体发育不全，亦可见于正常变异，后者胼胝体显示正常，预后良好。

胼胝体发育不全超声表现：透明隔腔不显示或显示不清；侧脑室呈泪滴状扩张；第三脑室扩大上移；冠状面及正中矢状切面上未显示胼胝体影像。

2. 透明隔缺如　透明隔缺如可以是部分性的也可以是完全性的。可能是单纯透明隔缺如，也可能是复杂脑发育异常的一部分，如全前脑、脑裂、视隔发育不良。单纯透明隔缺如预后良好。

（1）单纯透明隔缺如：无透明隔，侧脑室前角融合（图4-32），胼胝体显示正常，大脑前动脉走行正常。但单纯透明隔缺如与视隔发育不良产前难以鉴别。

（2）全前脑超声表现：①无叶全前脑表现为单一原始脑室、脑中线结构消失、无透明隔腔、无第三脑室、无胼胝体、丘脑融合（图4-33），往往伴有面部畸形如眼距近或独眼、喙鼻、正中唇裂等；②半叶全前脑表现为前部单一脑室腔，后部分开为两个脑室，丘脑融合，可伴有颜面部异常；③叶状全前脑产前诊断困难，表现为透明隔缺如、侧脑室前角融合，大脑半球大脑前动脉走行异常是重要特征,可与单纯透明隔缺如及视隔发育不良鉴别。

(3)脑裂畸形超声表现:脑实质裂开,可与侧脑室相通,透明隔不显示,侧脑室前角融合(图4-34)。

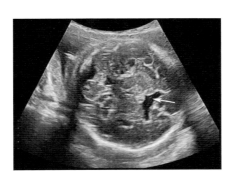

图 4-32 透明隔缺如

箭头示透明隔缺如,侧脑室前角融合

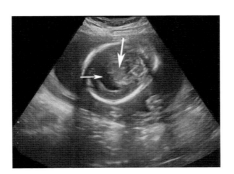

图 4-33 无叶全前脑

细箭头示:单一原始脑室,粗箭头示:丘脑融合

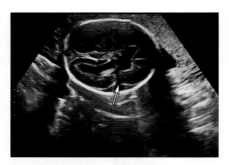

图 4-34 脑裂畸形
箭头示脑实质裂开

（二）胎儿颅后窝囊性病变诊断思路

胎儿颅后窝异常包括单纯颅后窝池增宽、Blake陷窝囊肿、Dandy-Walker 畸形、小脑蚓部发育不良等。正中矢状切面观察小脑蚓部位置、形态、大小及小脑幕位置对于颅后窝囊性病变鉴别诊断具有重要意义。

1. 单纯颅后窝池增宽　小脑蚓部完整、大小正常，无向上旋转，第四脑室正常，颅后窝池宽度＞1.0cm，小脑幕位置正常。

2. Dandy-Walker 畸形　小脑蚓部发育不全或发育不良，明显向上旋转，第四脑室扩大，颅后窝池增宽，小脑幕抬高（图 4-35）。

3. 小脑蚓部发育不良　小于正常或部分缺失，中度向上旋转，颅后窝池正常，小脑幕位置正常。

4. Blake 陷窝囊肿　小脑蚓部完整，颅后窝池正常，第四脑室扩张呈小囊样，小脑幕位置正常。

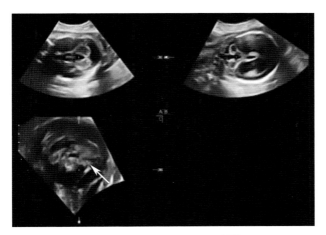

图 4-35　Dandy-Walker 畸形

左上角图显示颅后窝池增宽；左下角图显示小脑蚓部发育不良（箭头），小脑幕抬高

（三）胎儿颜面部异常诊断思路

1. 唇腭裂　唇裂根据裂隙的程度分为Ⅰ～Ⅲ度：Ⅰ度，裂隙范围局限于唇红部，为不完全性唇裂。Ⅱ度，上唇皮肤部分裂开，但未裂至鼻底，为不完全性唇裂。Ⅲ度，整个上唇至鼻底完全裂开。超声可诊断Ⅱ度以上唇裂，Ⅰ度唇裂因裂隙小很容易漏诊。

（1）唇裂超声表现：鼻唇冠状切面和口唇横切面上一侧或双侧上唇连续性中断（图 4-36）。

（2）牙槽突裂超声表现：上牙槽突轴平面显示侧切牙与尖牙之间回声连续性中断（图 4-37）。

（3）腭裂超声表现：因腭周围被颅面骨遮挡，产前超声诊断困难,需要特殊角度及切面检查。应用二维超声采用经口裂或颌下三角斜冠切面显示硬腭及软腭,从而诊断腭裂。应用三维超声技术获得腭容积数据,多平面成像模式、断层超声成像、自由解剖成像等技术有助于腭裂诊断。

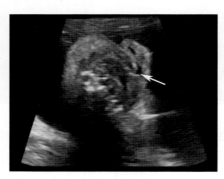

图 4-36 胎儿唇裂

箭头示上唇不连续

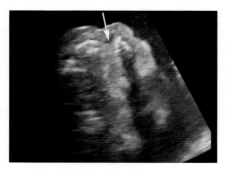

图 4-37 牙槽突裂

箭头示上牙槽突回声中断

（四）胎儿胸腔异常诊断思路

胎儿胸腔异常包括肺发育不良、肺不发育、先天性肺囊腺瘤畸形、隔离肺、先天性膈疝、纵隔异常、胸腔积液等。认真观察心脏位置变化、胸腔回声异常对于胎儿胸腔异常的发现及鉴别诊断具有重要意义。胎儿胸腔异常的预后与肺发育情况密切相关。

1. 先天性肺气道畸形（congenital pulmonary airway malformation，CPAM） 以往称为先天性肺囊性腺瘤畸形（congenital cystic adenomatoid malformation，CCAM），是肺组织的错构畸形。根据解剖特征，分为Ⅰ型[大囊型（囊肿多为 2～10cm）]、Ⅱ型[中囊型（囊肿 <2cm）]及Ⅲ型[小囊型（囊肿 <0.5cm）]。表现为胸腔内囊性、囊实混合性或者实性高回声团块，Ⅰ、Ⅱ型以囊性病变为主，Ⅲ型常呈均匀高回声。彩色多普勒超声可检出肺动脉分支供血（图 4-38）。肿块较大时可引起肺发育不良，严重时造成胎儿水肿。CPAM 体积比（CPAM volume ratio，CVR）即 CPAM 体积 / 头围，可用于评估 CPAM 预后。CVR 计算：长 × 高 × 宽 × 0.52/ 头围，CVR > 1.6 时，大约 80% 病例发生水肿。

2. 隔离肺 是指一个无功能的肺段，与支气管树无交通，由体循环供血。超声图像表现为：胸腔或膈下边界清楚的强回声包块，彩色多普勒可检出体循环供血，多来自降主动脉，也可来自肝动脉（图 4-39）。预后判断方法同 CPAM。位于膈内或膈下的隔离肺与神经母细胞瘤及肾上腺出血声像图相似，鉴别诊断有一定困难。

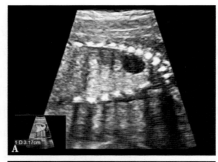

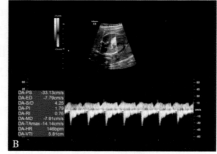

图 4-38 先天性肺气道畸形

A. 二维灰阶图；B. 彩色多普勒图像显示病变由肺动脉供血

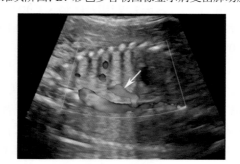

图 4-39 隔离肺

箭头示病灶由降主动脉分支供血

3．先天性膈疝 膈发育缺陷所致腹腔内容物疝入胸腔。超声表现：胸腔内显示胃、小肠、肝、脾、肾等腹腔脏器。心脏、肺、纵隔等受压移位。膈肌弧形低回声带中断或不显示，腹围缩小。左侧膈疝预后评估可采用肺头比，即在四腔心切面测量右肺面积与头围比值，LHR<1.0mm 提示严重预后不良，LHR≥1.4mm 提示胎儿存活率较高。

（五）胎儿前腹壁异常诊断思路

胎儿前腹壁异常包括前腹壁皮肤和 / 或肌层的异常发育所致的各种畸形。最常见者为脐膨出和腹裂。对于前腹壁异常的观察应采取连续、多方位、多切面扫查，并观察包块表面有无皮肤及膜状结构覆盖、包块内部结构、包块与脐带关系、是否合并其他畸形。孕 6～10 周可见生理性中肠疝，因此孕 12 周之前应慎重诊断脐膨出，通常生理性中肠疝直径<7mm。

1．脐膨出 前腹壁中线脐部皮肤中断，膨出的包块表面有膜状回声覆盖，包块内包含腹腔器官，脐带入口位于包块表面。脐膨出常合并染色体异常及其他结构畸形，因此有必要行染色体检查及胎儿详细结构筛查。

2．腹裂 为前腹壁全层缺陷，多为脐带入口右侧腹壁回声中断，腹腔脏器外翻，表面无膜状回声覆盖，脐带入口位置正常。

3．肢体 - 体壁综合征 是严重的腹壁缺陷，表现为腹裂和 / 或颅脑畸形，脐带极短，脊柱侧弯，绝大多数存在肢体畸形。

4.泄殖腔外翻　主要包括脐膨出、内脏外翻、肛门闭锁、脊柱畸形,是罕见的畸形组合。脐膨出位于下腹部,膀胱不显示而羊水量正常。

(六)胎儿消化系统异常诊断思路

胎儿期观察胃泡、肠管及羊水量有助于发现消化系统异常。胃泡不显示时,应在 1～2 小时后复查,胃泡过小或不显示可见于食管闭锁、小下颌畸形及羊水过少等。由于食管闭锁常伴有食管气管瘘,胃泡可正常显示,因此食管闭锁产前超声难以发现。十二指肠闭锁与狭窄是最常见的围生儿肠梗阻,典型超声表现为胃及十二指肠近段扩张,上腹部横切呈"双泡征"(图 4-40)。小肠直径 >7mm 时可能为小肠梗阻,多次复查,如小肠直径进行性增大、肠蠕动与逆蠕动活跃,则可诊断小肠梗阻。结肠闭锁与狭窄少见,且产前难以明确诊断,结肠扩张多位于腹腔周边。

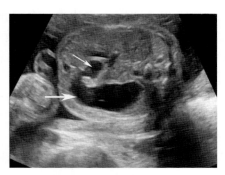

图 4-40　十二指肠闭锁
粗箭头示胃泡;细箭头示十二指肠

（七）胎儿泌尿系统异常诊断思路

1. 观察羊水量是否正常　胎儿羊水量的多少是发现严重泌尿系统畸形的重要线索，无羊水或羊水极少见于双肾发育不良或不发育及双侧多囊肾。

2. 观察肾脏是否正常，关注肾脏位置、大小回声是否正常，集合系统是否有分离。

（1）一侧肾脏不显示时，应在盆腔等处寻找是否存在异位肾。

（2）动态连续横切肾脏，如双肾下极融合则为马蹄肾。

（3）双肾增大伴肾回声增强，应注意多囊肾。婴儿型多囊肾，为常染色体隐性遗传病，主要是肾集合管扩张造成的髓质回声增强，双肾对称性均匀性增大，孕 24 周后出现羊水过少。成人型多囊肾为常染色体显性遗传病，其病理特征为肾单位的囊状扩张，表现为肾脏增大，皮质回声增强，羊水量可在正常范围。多囊性发育不良肾表现为肾脏失去正常形态，肾内见多个大小不一的、互不相通的囊腔（图 4-41），无正常肾皮质及集合系统显示。

（4）肾脏集合系统分离的测量应在双肾横切面上测量肾盂分离的前后径。胎儿肾积水诊断标准不一，晚孕期肾盂扩张 < 10mm，出现肾病理情况可能性较低，可在随访中观察；肾盂扩张 > 10mm，发生肾病理情况可能性增加。

3. 观察膀胱是否正常　可疑膀胱异常时，应在半小时后复查，动态观察膀胱变化。膀胱增大并伴有双侧肾积水及输尿管扩张时，应注意是否

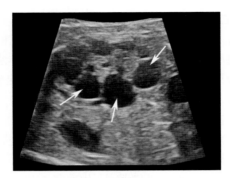

图 4-41　多囊性发育不良肾
箭头示肾内多个互不相通囊腔

存在后尿道梗阻。膀胱不显示时，应注意肾脏发育及羊水量情况，肾脏不发育或发育不良时，膀胱不显示并伴有羊水过少。肾脏正常、羊水量正常而膀胱始终不显示时应高度警惕膀胱外翻可能。

（八）胎儿骨骼系统发育异常诊断思路

胎儿骨骼系统畸形发生率为 1/500，畸形种类繁多。超声是诊断胎儿骨骼畸形的主要影像学方法。股骨是中晚孕期超声常规测量项目，严重的短肢畸形，超声不易漏诊。但中、远段肢体尤其是指（趾）畸形因受胎儿体位及姿势影响容易漏诊。因此，连续的顺序追踪扫查对于发现胎儿骨骼系统畸形极为重要。

胎儿骨骼发育不良可分为致死性和非致死性两大类。致死性骨骼发育不良常因胸廓发育不良引起肺发育障碍致胎儿死亡。胎儿致死性骨骼发育不良表现为：①严重短肢，长骨长度低于同孕周胎儿均值 4 倍标准差，股骨长度 / 腹围 <0.16；②胸腔狭窄，胸围低于同孕周胎儿第 5 百分位数、心胸比值 >60%、胸围 / 腹围 <0.89；③某些致死性骨骼发育不良畸形具有一定特征性，如成骨发育不全Ⅱ型多表现为多发性骨折，致死性侏儒头颅可呈三叶草形。

先天性马蹄内翻足或足内翻，是临床上最常见的先天性足部畸形，发病率为 1‰～3‰。正常足的足底平面与小腿骨骼长轴切面相互垂直。足内翻畸形时，足底平面和小腿骨骼长轴切面可在同一平面显示，且这种关系不随胎儿下肢包括足的运动而改变。

（九）双胎妊娠超声检查思路

1. 双胎孕龄判定　早孕期通过测量胎儿头臀长（crown-rump length，CRL）确定孕龄。自然妊娠以较大胎儿头臀长测量值确定孕龄。

2. 双胎妊娠绒毛膜性确定　应在孕 13^{+6} 周之前判定双胎妊娠绒毛膜性及羊膜性。通过观察分隔膜与胎盘交界处特征进行判断。双绒毛膜双胎之间分隔膜插入胎盘的位置，呈"λ"征即双胎峰；单绒毛膜囊双羊膜囊分隔膜与胎盘连接处呈"T"征。

3. 双胎妊娠超声监测

（1）双绒毛膜双胎：孕 20 周起每 4 周进行一次超声检查。

（2）单绒毛膜双胎：孕 16 周起每 2 周进行一次超声检查，妊娠 20 周起评估胎儿大脑中动脉收缩期峰值血流速度（middle cerebral artery velocity，MCA-PSV）。

（3）双胎妊娠合并并发症时应依据病情增加超声检查频率。

4. 单绒毛膜双胎特殊并发症诊断

（1）双胎输血综合征（twin-to-twin transfusion syndrome，TTTS）

1）TTTS 诊断标准：受血儿羊水过多（>8cm；20 周以后，>10cm）和供血儿羊水过少（<2cm）。单羊膜囊双胎输血综合征超声诊断征象为：共同羊膜囊内羊水过多及膀胱大小不一致。

2）TTTS 的 Quintero 分期：Ⅰ期，羊水过多 - 羊水过少序列征，受血儿羊水过多和供血儿羊水过少。Ⅱ期，供血儿膀胱不显示。Ⅲ期，严重异常的多普勒频谱，即脐动脉舒张期血流消失或反向、静脉导管血流 a 波反向或脐静脉呈搏动性频谱。Ⅳ期，胎儿水肿。Ⅴ期，一胎儿或双胎儿死亡。

（2）选择性生长受限（selective fetal growth restriction，sFGR）

1）定义：一胎儿估计体重低于相应孕龄胎儿体重第 10 百分位数和两胎儿体重相差 >25%。

2）分型：Ⅰ型，脐动脉血流频谱正常；Ⅱ型，脐动脉舒张末期血流持续缺失或反向；Ⅲ型，脐动脉舒张末期血流间歇性缺失或反向。

（3）双胎贫血 - 红细胞增多序列征（twin anemia-polycythemia sequence，TAPS）：产前超声诊断标准示，供血儿 MCA-PSV > 1.5 倍中位数（multiple of median，MoM）且受血儿 MCA-PSV < 1.0MoM。

（4）双胎反向动脉灌注序列征（twin reversed

arterial perfusion，TRAP）：单绒毛膜双胎中一胎儿形态结构正常，另一胎儿严重畸形且无心脏结构或仅有无功能的心脏，多伴有广泛皮下水肿；彩色及频谱多普勒可显示无心畸胎脐动脉血流从胎盘流向胎儿髂内动脉及全身，脐静脉血流从脐部流向胎盘，与正常胎儿脐血流方向相反。随访检查可见无心畸胎持续增长。

（5）单绒毛膜单羊膜囊双胎：单绒毛膜双胎儿之间无羊膜分隔，绝大多数伴有脐带缠绕。

（6）联体双胎：两胎某部位连接在一起，相对位置固定，仅有一条脐带，但脐血管数目增多。

（解丽梅　姜　罗　赵　丹）

第五章 浅表脏器

第一节 唾液腺

一、扫查方法及常用扫查切面

1. 扫查体位　仰卧位，颈后垫枕，头转向健侧使颈伸展。

2. 扫查方法　腮腺检查上从咬肌前缘到胸锁乳突肌后缘，下至颌下腺区作纵、横切面扫查。斜切面扫查下颌角周围的深部腮腺。颌下腺和舌下腺在颏下部作相应的纵、横斜切面的扫查。正常腮腺及颌下腺超声声像图见图5-1。

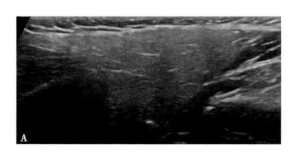

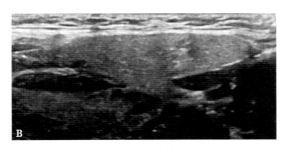

图 5-1 正常腮腺和颌下腺超声声像图
A. 腮腺；B. 颌下腺

二、正常超声测值

腮腺：长 4～5cm，宽 3～3.5cm，厚 2～2.5cm。
颌下腺：大小约 3.5cm×2.0cm（长径×厚径）。
舌下腺：大小约 1.7cm×0.6cm。

三、相关急症超声诊断要点

急性唾液腺炎：腺体肿大，形态不规则，边界欠清晰，内部回声减低，分布不均匀，有时可见局限性无回声区，腺体内血流信号丰富。发生脓肿时可见不规则片状低回声区，有时可见局部组织液化的无回声及斑点状强回声。探头加压时患处疼痛，病灶周边可见环状血流信号。具体超声表现见图 5-2。

鉴于腮腺炎较常见，且多发于儿童，现将儿童腮腺炎的相关内容详述如下。

儿童腮腺炎主要有三种类型：①流行性腮腺炎；

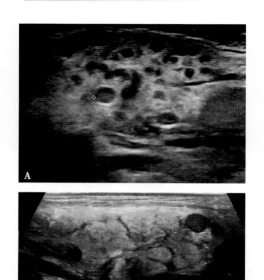

图 5-2 急性唾液腺炎

A. 急性腮腺炎；B. 急性颌下腺炎

②腮腺内非特异性淋巴结炎（又称假性腮腺炎）；③儿童复发性腮腺炎。其中流行性腮腺炎（流腮）最为常见，腮腺非特异性淋巴结炎也较为常见。

流行性腮腺炎和腮腺内非特异性淋巴结炎的超声表现大致类似：①腮腺弥漫性增大，以厚径增大为主，边界欠清晰；②腮腺内回声不均匀、减低，常可见数目不等的低回声小结节，一般认为是淋巴结对炎症的反应性增生所致；③腮腺旁可见数目不等的肿大淋巴结。CDFI 示血流常较正常增多。两者的鉴别主要依靠患病季节及流行病原学接触史以及实验室检查等。

儿童复发性腮腺炎超声表现：①腺体大小正常或者轻度肿大；②腺体实质内部回声不均匀，可见呈弥漫分布的小低回声区（一般小于5mm），呈"虫蛀状"改变，较严重者可见网络状改变，常伴有腮腺周围淋巴结肿大；③CDFI示实质内血流信号明显增多，部分可呈"火海"征。

四、经验分享及相关诊断标准

（一）扫查技巧和注意事项

1. 腮腺的深叶位置较深，高频超声显示欠清晰，降低探头频率、或者采用低频凸阵探头可以获得好的显像效果。当确实难以显示时，可行CT或者MRI检查。

2. 舌下腺作为唾液腺的一部分，正常超声不容易显示，当其增大或者发生肿瘤时容易发现。

（二）唾液腺疾病相关诊断原则及注意事项

1. 慢性唾液腺炎 国内学者王松灵基于多年的基础和临床系统研究，将慢性腮腺炎性疾病分为慢性阻塞性腮腺炎、儿童复发性腮腺炎、成人复发性腮腺炎，并提出了其诊断标准和治疗原则。其中慢性阻塞性腮腺炎临床比较常见。上述慢性腮腺炎需要病史、临床及相关影像学及化验检查综合分析得出诊断结果，或者经活检获得的病理结果。超声很难直接给出具体的病理诊断。但是，在一般情况下，慢性唾液腺炎总体的超声表现可分为腺体型和导管型。腺体型：腺体增大，回声明显不均匀，可见散在分布大小不等的低回声病灶，边界欠清晰；如合并淋巴结肿大，则边界清楚，可见淋巴门回声。导管型：主导管及分支导管扩张，有的呈节段性，扩张导管内可见点状或者絮状回声，有的可见结石回声。有的腮腺导管壁可见增厚、回声增强，管壁僵硬，加压不易变形，其远端可见导管扩张。

需要注意的是，一种较为特殊的慢性唾液腺炎，即慢性硬化性唾液腺炎，又称为 Küttner 瘤。多发于中年男性，是一种常累及单侧或双侧颌下腺，表现为坚韧的痛或无痛性肿块的慢性唾液腺炎症。由于其临床特征类似于肿瘤，因此超声检查时需要与肿瘤进行鉴别。超声表现：可分为弥漫型和局灶型，绝大多数为弥漫型：双侧颌下腺对称性、弥漫性增大，边界清楚，腺体实质回声弥漫性减低、不均匀，可见散在分布的小低回声区，类似肝硬化的超声表现。颌下腺周围无肿大淋巴结表现，腮腺回声正常。CDFI：血流信号较正常增多。

2. 干燥综合征（Sjögren syndrome，SS） 双侧唾液腺腺体内回声明显不均匀，可见散在分布、大小不等的低回声区，以及点状或线状高回声，使腺体实质呈蜂窝状或者筛状改变。CDFI：血流信号较正常增多。SS 临床表现主要为眼干、口干，常合并多器官受损，结合临床对该病的超声诊断非常有帮助。

3. 唾液腺常见肿瘤

（1）良性肿瘤：

1）唾液腺多形性腺瘤（唾液腺混合瘤）：是唾液腺肿瘤中最常见的一种，多见于腮腺。常呈圆形或者椭圆形的低回声肿块，部分可不规则，呈分叶状，边界清晰光滑，内部回声均匀或者欠均匀，少部分可以发生囊性变。CDFI：肿块内部及周边没有或者可见较少血流信号，部分周边可见环状"提篮样"血流信号。

2）唾液腺淋巴瘤（Warthin 瘤）：发病率仅次于多形性腺瘤，绝大多数发生于腮腺的浅叶。多见于中老年男性，可单侧多发或双侧发病。超声表现：腮腺内圆形或者椭圆形团块，形态规则，边界清楚，内部回声不均匀，内部为低回声或者混合回声，其间被条状高回声分割成"网格状"，为该病较特异的超声征象。CDFI：多数可见较丰富的血流信号，少数可见少量血流信号。

（2）唾液腺恶性肿瘤：唾液腺恶性肿瘤约占整个唾液腺肿瘤的 20%，种类较多，分化程度也不同。很难通过超声表现来确定具体的病理类型，并且一些低度恶性的肿瘤（如恶性混合瘤、低度恶性的黏液表皮样癌、腺泡细胞癌）与良性肿瘤较难鉴别。但是，如果肿块形态不规则，边界不清，内部回声不均匀，有的可见簇状或者点状强回声，则高度支持恶性肿瘤，尤其是恶性度较高的肿瘤（如唾液腺导管癌）。有的可见颈部转移性肿大淋巴结征象。

第二节　甲状腺及甲状旁腺

一、扫查方法及基本扫查切面

　　患者采取仰卧位，肩颈部小枕垫高，头稍后仰，使颈部充分暴露。扫查横切面时，将探头置于 5～7 颈椎水平颈前正中偏左或偏右，自上而下滑行，分别扫查两侧叶及峡部。扫查纵切面时，沿甲状腺左右叶的长轴扫查。同时要注意对中央区及颈外侧区淋巴结的扫查。

　　甲状旁腺通常位于甲状腺的背面，甲状腺扫查的同时可以观察双侧甲状腺周围有无增大的甲状旁腺。上旁腺一般位于甲状腺中部后缘旁（背侧），下旁腺常位于甲状腺下极旁。但也有异位甲状旁腺，故甲状旁腺通常需要自颈动脉至中线，从舌骨到胸廓入口，进行扩大区域扫查。

二、正常超声测值

　　1. 甲状腺　侧叶前后径和左右径≤2.0cm；上下径：4.0～6.0cm；峡部厚度＜0.5cm。各径线均应在最大切面进行测量。其中前后径意义最大，上下径意义最小。具体测量方法见图5-3。

　　2. 甲状腺血管　甲状腺上动脉内径＜2.0mm，位于颈总动脉内侧，超声对其检出率较高（图5-4）。甲状腺下动脉较细，内径 1.5～2.0mm，显示率较上动脉低。而甲状腺最下动脉起源变异较多，内

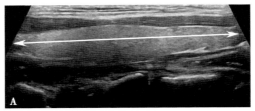

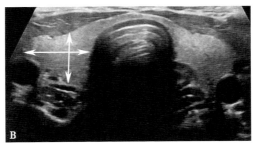

图 5-3 甲状腺径线测量

A. 上下径测量；B. 前后径和左右径测量

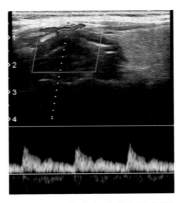

图 5-4 甲状腺上动脉血流频谱

径一般 1.0mm 左右，超声较难显示。在临床上，最常检测的是甲状腺上动脉。血流参数正常参考值：PSV：20～40cm/s，RI：0.5～0.7。

3. 甲状旁腺　呈扁圆形，左右各两个，成年人每个腺体平均长径 3.0～6.0mm，宽径 2.0～4.0mm，厚径 0.5～2.0mm。以往认为正常甲状旁腺体积小，超声一般不能显示正常甲状旁腺。随着高分辨率超声的应用，有时可以较清楚地显示正常甲状旁腺，尤其下旁腺更易显示，为椭圆形的高回声，形态规则，边界清晰，无血流信号。

4. 甲状腺结节的测量　在长短轴切面上测量三个径线，如果肿块周围有晕环，测量应包括周围的晕环的厚度。如果结节边界模糊不清，测量应包括其模糊不清的周边区域。

三、相关急症的超声诊断要点

（一）急性化脓性甲状腺炎

左侧多见。患侧甲状腺肿大，邻近的颈部软组织可见增厚，回声不均匀。病灶呈低回声，形态不规则，边界模糊不清，压痛明显。发生液化后，形成脓肿，呈局限性无回声区，内见散在絮状及点状回声（图 5-5A）。有的病灶可向颈深部延伸。有的内部可见气体回声，系梨状窝瘘所致，气体通过梨状窝瘘进入病灶内部。可以嘱患者做鼓气试验，即紧闭口唇做呼气动作使梨状隐窝扩张，可见气体自梨状隐窝进入病灶内。CDFI：病灶周边可见血流信号（图 5-5B）。颈部可探及肿大淋巴结。

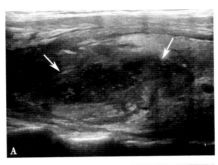

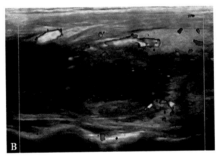

图 5-5 急性化脓性甲状腺炎

A. 二维图像；B. CDFI；箭头示甲状腺脓肿灶

（二）亚急性甲状腺炎

1. 甲状腺体积不大或轻度肿大，双侧可不对称。部分甲状腺与颈前肌之间的间隙模糊、甚至消失。

2. 双侧或者单侧甲状腺内可见多发或者单发的片状低回声区，形态不规则，边界模糊，缺乏肿块效应，有的切面与正常腺体回声相延续（图 5-6A）。低回声区处常有压痛。腺体内散在融合的低回声带被称之为"冲洗过"征（wash-out sign），为本病特征的超声征象。

3．CDFI 病灶周边血流信号可增多，也可正常。病灶内可见少量血流信号或无血流显示（图 5-6B）。

4．甲状腺周围可探及肿大的淋巴结。

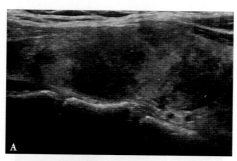

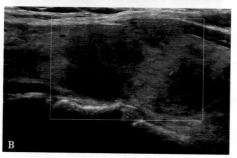

图 5-6 亚急性甲状腺炎

A．二维图像；B．CDFI

（三）甲状腺囊肿合并出血

1．患者有甲状腺结节病史，且短期内结节迅速增大，颈部伴有疼痛。

2．甲状腺实质内出现混合性结节，以囊性为主，囊性无回声内含有密集的絮状或点状回声。

（四）梨状窝瘘

梨状窝瘘管是在胚胎发育过程中，第三或第四鳃裂未完全退化所致。起源于第三鳃囊的梨状窝瘘管起自梨状窝基底部、喉上神经上方，向上环绕舌下神经后再下行。临床上大多数梨状窝瘘起源于第四鳃裂，瘘管自梨状窝底部发出后，由甲状软骨下缘外侧斜行从咽下缩肌穿出，在喉返神经外侧沿气管旁下行，终止于甲状腺上极背侧，或贯穿甲状腺左叶直至左胸锁关节后方。梨状窝瘘管与甲状腺左叶的关系非常密切。本病多见于儿童，男女比例均等，发生感染时早期表现为颈前红肿、疼痛、发热等，同时伴有颈部淋巴结肿大。进展期，局部可形成颈深部脓肿，由于表面覆盖有带状肌且位置深在，波动感不易扪及，切开引流或自行破溃后症状可缓解，但易反复发作或形成持久不愈的瘘管。临床上较易误诊。

超声表现：应用高频超声可清晰地显示瘘管的走行，是否合并颈部及甲状腺感染。国内学者报道，本病的非感染期和感染期具有不同的超声表现。

1. 非感染期 ①瘘管多位于颈总动脉前内侧与甲状腺上极外侧缘间，穿透颈前肌层延伸至皮下；②瘘管壁薄、光滑；③瘘管内呈低回声，边界清楚。

2. 感染期 ①瘘管显著增粗，边界不清，管壁增厚、不光滑，内透声差，可见斑块状、点状回声，部分内可见气体回声；②如形成颈深部脓肿或者甲状腺脓肿，会出现相应脓肿的表现（参见前述急性化脓性甲状腺炎超声表现）；③但因瘘管合并感染，多数瘘管结构很难清楚显示，仅表现为颈部不均质低回声或者混合回声团块。

四、经验分享及相关诊断标准

（一）扫查技巧和注意事项

甲状腺要纵、横切面联合扫查，其中纵切面要沿着甲状腺的长轴，而不是沿人体长轴，即倒八字形扫查双侧甲状腺的侧叶；横切面非常重要，尤其是对纵切面扫查不到的位置，主要是下极与峡部的连接部分。

（二）相关变异、易混淆的正常结构

1. 甲状腺锥状叶 为胚胎时期甲状舌管演化的甲状腺组织，这种腺组织如与甲状腺相连，便形成锥状叶。锥状叶一般在年轻人中容易显示，随年龄增长逐渐萎缩。其绝大多数与峡部的左、中、右部相连，极少者与甲状腺侧叶相连，有文献报道与峡部左侧相连最多见。

2. 异位甲状腺 颈前正常位置以外的甲状腺组织称为异位甲状腺，以颈部、舌根部最为多见，亦可发生于身体其他部位，多见于年轻女性。异位甲状腺分为 2 种类型：颈前正常位置甲状腺缺如，异位的甲状腺被称为迷走甲状腺；颈前正常位置甲状腺存在，异位的甲状腺组织称为副甲状腺。因此，对于发现的口腔、颈部的异常肿块，如果肿块回声与正常甲状腺相同或者类似，一定要检查正常甲状腺是否存在，这样就可避免对迷走甲状腺的误诊；如果正常位置甲状腺存在，"肿块"的

回声与正常甲状腺类似，要注意副甲状腺的可能。如诊断困难，可进行核素显像明确诊断，也可在超声引导下细针穿刺活检。异位甲状腺也可发生各种甲状腺病变，其中甲状腺腺瘤最多见。异位甲状腺发生恶变的比率要高于正常位置甲状腺。

3. 甲状腺背侧区突起（祖克坎德尔结节） 为甲状腺背侧区的局部增厚突起，以奥地利解剖学家 Emil Zuckerkandl 命名，称之为 Zuckerkandl of Tubercle（祖克坎德尔结节，简称 ZT），又有称之为"甲状腺后角"，是识别喉返神经及下甲状旁腺的重要解剖标识。其发生率并不低，各家报道从 35%～87.5% 不等，以右侧多见。较大的甲状腺肿以及桥本甲状腺炎时，ZT 更为明显。以 ZT 的高度判定 ZT 的大小，即 ZT 的顶点至其与甲状腺侧缘分界线，并以高度作为分级指标。0 级：未发现；Ⅰ级 ≤5mm；Ⅱ级：6～10mm；Ⅲ级 >10mm。超声表现：甲状腺背侧中下部向后方或者后下方的突出，多呈半椭圆形，有的形态不规则，边界清楚，内部回声与甲状腺正常实质基本一致。认识 ZT 的意义：①不要将之误认为异常改变，尤其是误认为甲状腺结节；②如果 ZT 存在病灶时，要与甲状旁腺来源的病灶及周围的淋巴结进行鉴别。多角度扫查，判定其与甲状腺的关系，结合其典型的位置以及各自病变的特点一般较易鉴别。

（三）甲状腺疾病相关诊断原则及注意事项

1. 毒性弥漫性甲状腺肿（Graves 病） CDFI 显示的"火海征"是其典型改变，PW 显示甲状腺上、下动脉流速增高。但是这些征象也可见于亚临床甲状腺功能低下（简称亚甲低），仅依靠超声声像图两者很难鉴别，需要结合临床表现和血清学指标。同时，该病经过治疗后，CDFI 及 PW 异常改变均可恢复正常。

2. 桥本甲状腺炎　与毒性弥漫性甲状腺肿之间在二维及多普勒超声表现上有交叉、类似之处，需要结合临床及血清学结果进行判定。由于该病的甲状腺实质内常有高回声的纤维条索，其形成的网络样回声分割甲状腺实质，常类似"结节"，有文献称之为"假结节"。同时，背侧中下部的 ZT 外突不要误认为结节。

3. 钙化灶　各类钙化灶在甲状腺结节的诊断上都具有重要意义，任何钙化类型均有恶性的风险，以微钙化灶的程度最高，但都并非绝对特异指标，还要结合其他征象（主要是二维超声）进行综合分析判断。虽然典型的微钙化灶是恶性病灶的特有表现，但并不仅见于乳头状癌，也可见于滤泡状癌和髓样癌等。但有时超声发现较为粗大的颗粒状钙化，后方无声影，或者部分后方似伴弱声影，判定为微钙化还是粗钙化较为困难。随着探头分辨率的改进，这些所谓的粗大颗粒，在提高探头频率、局部放大图像等条件下，发现为多个微小钙化聚集而成，经病理证实为砂粒体。粗大钙化（斑块状钙化）多伴声影，在良、恶性结节内都可出现，一般认为其本身对诊断没有特异性，但更常见于良性结节，对于其良恶性的判定取决于其所在结节的表现,而不是其本身。相关文献报道,不连续的、薄厚不均的周边钙化支持恶性。囊性及混合性结节内出现的点状强回声伴彗星尾征,此乃结节内浓缩的胶体聚集,不要将之误认为微钙化灶,这种误判会带来截然不同的诊断。但是需要注意的是,最新文献以及 2017 版美国放射学会(ACR)甲状腺影像与数据系统(TI-RADS)指南中把点状强回声伴彗星尾征根据强回声后方彗星尾的长短分为大、小彗星尾征:大于 1mm 的为大彗星尾征,小于 1mm 的为小彗星尾征。如果小彗星尾征位于实质性结节中(尤其是低回声结节),其意义基本上等同于微钙化灶。无论如何,鉴于钙化灶在甲状腺结节诊断中的重要性,需要在超声报告的描述上,甚至在诊断结论中做出较为明确的提示,重要的是钙化类型。此外,在甲状腺左叶背侧食管旁出现的强回声,一定要注意食管憩室的诊断。食管憩室内的强回声为气体回声,声影与钙化灶不同。可以嘱受检者做吞咽动作,或者做饮水试验,在超声实时显示下观察肿块内气体或者液体进入情况。

4. 甲状腺癌　典型的超声恶性征象:极低回声(与颈部带状肌比较,低于带状肌的回声)、高 > 宽、边缘的异常和微钙化灶。其中极低回声对于恶性的判定具有较高的特异性,但是甲状腺癌也可以为其他回声类型:低回声、中等回声及高回声等。高 > 宽多数见于甲状腺微小癌,较大恶性病灶较少表现为高 > 宽。边缘的异常可以有多种改变:

边缘欠整齐、锯齿状、小分叶、毛刺状等。一般认为，微钙化灶是超声诊断甲状腺乳头状癌的高度可靠的征象，但其诊断甲状腺癌敏感性低，特异性强，即一部分或者大部分甲状腺癌并不合并微钙化灶。即使合并微钙化灶（有学者认为使用点状强回声更合适），也不能完全判定其就等同于病理上的砂粒体，除了部分无明显声影的粗钙化、不伴彗星尾征的胶质外，与超声仪器的分辨率、操作者的经验等均有关。因此，结节的良恶性一定要结合各种征象综合判定，而不能仅仅依靠微钙化灶。

5. 关于甲状腺结节危险分层 / 分级　目前采用的标准较多，和乳腺影像与数据系统（BI-RADS）不同，尚无统一的评估指标和分类方式。2015 版 ACR TI-RADS 词典中对相关征象进行了解释和说明。2017 版 ACR TI-RADS 进行了评分分类，具体见图 5-7。

（1）物理性质评分项中，海绵样评为 0 分，但如果实性结节内仅仅存在少量、散在分布的囊性回声，不属于海绵样结节。另注：结节至少 50% 以上由微小囊样回声组成定义为海绵结节。

（2）在边缘评分项中，边界模糊评为 0 分。边界光滑、清晰常见于良性结节，但是 33%～93% 的恶性结节也可以有这种表现。同时边界模糊同恶性之间并没有显著的相关性，反而更容易出现在良性增生性结节和甲状腺炎。

（3）在边缘评分项中，分叶或者不规则评为 2 分。当结节的边缘 / 边界特征无法确定时，此项评

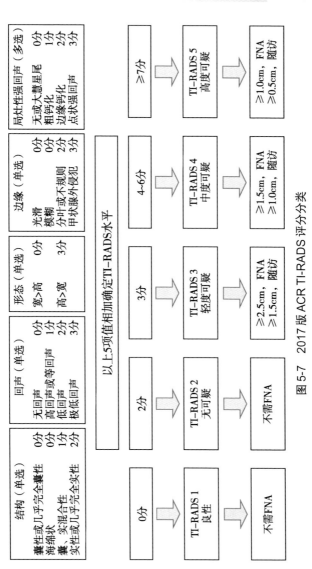

图 5-7 2017 版 ACR TI-RADS 评分分类

分为 0 分,见于结节的边界模糊、结节位于回声不均匀的腺体内,结节紧邻多个其他结节(与其他结节相互融合)。

(4)在局灶性强回声评分项中,无/大彗星尾评为 0 分(大彗星尾:V 形 >1mm);边缘钙化评为 2 分,因有较多文献报道,边缘钙化与恶性的相关性要高于粗大钙化,因此,将边缘钙化计 2 分。点状钙化评为 3 分,但实质性结节内的高回声伴小彗星尾属于此类内。其他说明:结节钙化伴声影遮盖,无法评价其内部回声和物理性质,此类结节判定为实质性,评为 2 分,回声(不能确定)评为 1 分,因此,该类结节评分为 3 分(2+1=3)。

6.囊、实混合性结节良恶性的判定 高>宽、边缘异常的典型恶性征象可作为判定依据。但是,如果没有形态和边缘的异常征象,当肿块内的实质性部分内伴有微钙化灶时应高度怀疑。此外,肿块内的实质性部分偏心分布且与相邻的囊壁间呈锐角、实质性部分的边缘不规则也支持恶性。

7.多结节区分对待原则 甲状腺多源性病变的特点造成多种病变共存。多发结节一定要区别对待,不同性质的结节要分别描述,对可疑恶性或者高度怀疑恶性的结节要在诊断中区别于其他结节单独提示,为临床缩短随访时间或者手术治疗提供依据。

8.甲状腺不常见的恶性肿瘤 甲状腺良性肿瘤多为结节性甲状腺肿,恶性肿瘤多为甲状腺乳头状癌。但是其他类型的甲状腺恶性病变,虽然不常见,但是其超声表现与乳头状癌是不同的,有的很难进行诊断。甲状腺超声声像图上有一类结节,表现为缺乏恶性征象的"滤泡状肿瘤样结节":实性或者实性为主,内部为均匀的低、中等、高回声,形态规则、边界清楚,周边可伴有薄厚均匀的声晕,周边、内部血流丰富。

(1)甲状腺滤泡状腺癌:大多数表现为"滤泡状肿瘤样结节",缺乏、甚至没有明显的恶性征象,超声诊断缺乏特异性,十分困难。有的即使进行细针或者粗针活检也无法确诊,有的甚至术后病理诊断都存在困难。结合相关文献,与甲状腺滤泡状腺瘤比较,滤泡状腺癌更易发生于老年男性,易出现下列超声表现:内部低回声、缺少周边声晕或者合并周边薄厚不均的声晕、较少合并囊性变、钙化灶(微钙化灶、粗大钙化灶、不连续或者薄厚不均的边缘钙化)、肿块相对较大。

(2)甲状腺髓样癌:结节多为实性低回声,多位于甲状腺上半部,多为单发;边界多清晰,形态可不规则,一般不伴周边声晕;常伴钙化灶,可为微钙化或者粗钙化,以粗钙化多见;与其他类型癌比较,囊性变多见;可伴颈部淋巴结转移,与乳头状癌的表现基本一致;CDFI 示,常呈混合性血供,多为高血供。但如果表现为呈良性改变的"滤泡状肿瘤样结节",则很难进行诊断。

(3)甲状腺淋巴瘤:超声表现分为结节型、弥漫型、混合型,结节型较常见。结节型常发生在桥本甲状腺炎的基础上,回声很低,不均匀,钙化较少见，后方回声增强，有的可呈较大的"假囊"改变。部分肿物可有高回声分隔，或呈"蜂窝状"回声，边缘欠规则，边界清晰。常伴颈部淋巴结肿大，肿大的淋巴结回声较低，不伴钙化及液化。对于弥漫型超声很难诊断。

对于颈部肿物迅速增大并伴有桥本甲状腺炎的患者，尤其是老年女性，超声显示肿块呈显著低回声，后方回声增强，应高度警惕甲状腺淋巴瘤的可能。诊断主要依靠穿刺活检及手术活检。超声引导下穿刺活检简便、安全迅速，有助于早期诊断和治疗。

（4）弥漫性硬化型甲状腺癌：是一种具有特殊病理及超声表现的甲状腺乳头状癌。是甲状腺乳头状癌的一个特殊类型，其病理表现为癌组织呈弥漫性纤维组织增生、硬化，含大量砂粒体，可见不典型乳头形成。该特殊病理类型与一般传统意义上的甲状腺乳头状癌不同，具有高侵袭性、高颈部淋巴结转移率及肺转移率，而且预后一般较差。

超声表现：甲状腺弥漫增大；病灶呈弥漫分布，可累及甲状腺左、右叶及峡部，也可累及单侧叶；内部回声弥漫增强，不均匀，多不能探及明显肿块回声，可见弥漫或散在分布的点状高回声（典型者呈"暴风雪"样改变），有的可见边界模糊的低回声；颈部可探及肿大的淋巴结，淋巴结内可见微钙化灶。

典型的超声表现结合颈部转移性淋巴结征象，诊断并不困难。但是一定注意少数桥本甲状腺炎也可出现这种改变，但是没有颈部淋巴结转移征象。此时诊断要慎重，需要进行 FNA 或者组织学活检确定诊断。

9.甲状腺癌颈部淋巴结转移 对于甲状腺癌患者，若年龄 <45 岁，出现多灶、癌灶大（多数认为 >1cm），被膜侵犯等要高度警惕颈部淋巴结转移。颈部中央区（Ⅵ区）转移实际发生率最高，但是超声漏诊率最高。侧颈区较多出现在Ⅲ、Ⅳ区，但绝不能忽视Ⅱ区。因为甲状腺癌颈部淋巴结可以出现跳跃式转移，即中央区无转移，而侧颈区出现转移。有文献报道，跳跃式转移最常见的部位为Ⅱ区，且为单一区转移，即仅转移至Ⅱ区。而且多个区同时发生转移要高于单区转移。因此，上述情况均提示我们对于颈部各区全面扫查的必要性。与其他恶性肿瘤不尽相同，除了一般超声表现（淋巴门消失、血流等），甲状腺癌颈部转移性淋巴结有其较特殊的超声征象：回声多数增强（与周围肌肉比较）；内部易合并微钙化灶及液化灶。尽管对于甲状腺癌手术颈部淋巴结的清扫方式尚存争议，但是大多数都对中央区淋巴结进行常规清扫。而侧颈区淋巴结是否清扫，要取决于术前的影像学诊断，主要是超声诊断。

10.甲状腺癌术后超声检查

（1）甲状腺分化型癌：行甲状腺全切或接近全切手术后，其复发率在 9%～30% 之间。而且大多数发生在术后 10 年内。超声检查是甲状腺癌术后非常重要的监测方法。

（2）虽然甲状腺癌术后甲状腺床的复发和术后淋巴结转移有一些相似之处，但两者仍有以下不同之处：①术后甲状腺床的复发是源于术后甲状腺床的残留或复发的恶性组织生长，需要局部血运。②甲状腺癌术后的转移是发生于原来存在的淋巴结。③术后甲状腺床复发的位置要比术后淋巴结转移的位置深。④术后甲状腺床复发的预后比淋巴结转移的预后差。因此，对于术后甲状腺床复发进行超声监测非常重要。

（3）甲状腺癌术后颈部的正常超声表现：①在甲状腺全切术后，剩余的甲状腺床为回声增强的狭窄区，位于中央的气管和两侧的颈总动脉之间。②中央区包括了甲状腺床和气管、食管旁的淋巴结，即包括了气管和颈总动脉之间的区域。甲状腺全切术后该区域的正常表现应是"空的"。仅可见少量的高回声区，呈条状或者倒三角形，为纤维脂肪组织。在这个区域出现的任何的异常的肿块回声，都应仔细扫查、鉴别除外复发、转移灶。

（4）甲状腺癌中央区复发的超声表现：术后甲状腺床复发病灶绝大多数为低回声或者极低回声团块。可呈圆形或者椭圆形，可表现为高大于宽。CDFI多可见较丰富的血流信号。如果肿块内出现微钙化灶，则高度怀疑甲状腺癌复发。

中央区（包括侧颈区）甲状腺癌术后淋巴结转移的超声表现与术前甲状腺癌淋巴结转移基本一致。

（5）其他改变：除了复发或转移灶，甲状腺床还可以有多种改变，有的与复发灶相类似，甚至较难鉴别。①术后瘢痕，甲状腺床可见高回声的增厚区，为纤维性瘢痕所致。在连续的随访中，这种回声大小不发生改变或者变小。②术后残存的甲状腺组织，在没有进行其他治疗的情况下，残存甲状腺的诊断一般较容易，为正常甲状腺实质回声改变。但如果进行了放射性治疗，残存的甲状腺组织就会发生纤维化，表现为回声不均匀的低回声团块，CDFI 无血流信号显示。③缝线肉芽肿，由于缝线异物造成的异物反应或者非特异性炎症反应，在手术区甲状腺床形成肉芽肿。有的位置比较表浅，位于胸锁乳突肌或皮下组织内。超声表现为低回声团块，一般边界欠清、形态欠规则。团块中央可见高回声，代表着缝线，直径大于 1mm，呈条状或者等号状改变。CDFI 无明显血流信号。随访病灶可减小或者消失。但有的缝线肉芽肿的内部高回声与微钙化灶相类似，要注意鉴别诊断。④炎症性或者增生性结节，较为常见。如表现为边界清楚、形态规则的低回声，无典型恶性征象，可嘱患者随诊观察。但如果表现为形态不规则、边界欠清楚，则较难进行鉴别诊断。超声引导下穿刺可明确诊断，超声造影对诊断有一定的帮助。⑤食管憩室，参见本节关于食管憩室的相关内容。⑥反应性的淋巴结增生，参见浅表淋巴结章节的相关内容。⑦正常甲状旁腺或者甲状旁腺腺瘤：甲状腺全切术后，没有甲状腺回声的衬托，也缺乏准确的定位，甲状旁腺腺瘤较难诊断。除了自身的超声表现，还应该结合患者的病史和实验室检查结果综合考虑。正常甲状旁腺多为高回声，较小，一般较易判断。

11. 甲状旁腺 对于位于典型位置的甲状旁腺，超声技术有其重要的价值。但部分甲状旁腺可发生异位（发生率为 15%～20%），如位于气管、咽喉、食管的后方，甚至在纵隔内，则超声的价值有限。上旁腺一般位于甲状腺中部后缘旁（背侧），但实际上大部分上旁腺是以该点为中心，有上下 1～2cm 的移动；下旁腺常位于甲状腺下极旁，靠近甲状腺下动脉（位于其足侧）；但是与上旁腺比较，下旁腺的位置较为多变，其可以位于甲状腺实质内，也可位于颈动脉分叉处，或者上纵隔。对于鉴别甲状腺还是甲状旁腺，以下两点有一定的帮助：①下旁腺来源的结节位于甲状腺下动脉的足侧（下方），甲状腺下动脉有利于定位；上旁腺来源的结节虽然有一部分、甚至大部分重叠于甲状腺实质内，但是结节周围与甲状腺实质间的膜状高回声支持甲状旁腺的定位。②甲状旁腺结节的血流有一定的特点：单支、极性血供，呈拱形包绕结节周围分布。对于甲状旁腺具体疾病，下面诊断思路供参考。

（1）甲状旁腺腺瘤：最常见，单发多见；呈均匀的低回声，形态规则，边界清楚，多数可见高回声的包膜。CDFI 参见前面内容。不典型者回声可不均匀，有的可为高回声，形态可呈分叶状，可伴有囊性变及钙化（多为粗钙化）。

（2）甲状旁腺增生：最常见于慢性肾功不全进行透析的患者，是继发性甲状旁腺功能亢进的主要病因。单凭二维及 CDFI 与腺瘤很难鉴别。多发（常大于两个）及患者病史有帮助。

（3）甲状旁腺癌：甲状旁腺癌极其罕见，多发生于下旁腺。超声表现：多为实质性低回声，形态不规则，呈分叶状，少数可呈圆形或椭圆形，后方可有声衰减，易发生钙化。但部分缺乏典型的恶性征象，较难进行诊断。病灶较大及患者的血钙及甲状旁腺激素（PTH）水平非常高时要警惕此病。

（4）甲状旁腺囊肿：较少见，多是在进行颈部超声检查时偶然发现。一般都是非功能性的，功能性的、可以引起原发性甲旁亢的非常罕见。典型的部位加上囊肿的回声，一般较易诊断。

（四）颈部常见肿物超声诊断

颈部肿物在临床上很常见，是超声诊断的重要内容。下面简要介绍颈部常见肿物的临床和超声诊断要点，这些肿物常以儿童多见，也可发生于成人。颈部肿物与后面软组织肿物章节重复的内容，如脂肪瘤、神经来源肿瘤以及皮肤来源的囊性病变等在此不赘述，浅表淋巴结、甲状腺、唾液腺来源的肿物均请参考相关章节的内容。

1. 甲状舌管囊肿　甲状舌管囊肿是最常见的颈部先天性肿块。可以发生在从舌根部盲孔到甲状腺锥状叶的线路上。大小直径多在 1.5～3cm 之间。多数位于或低于舌骨水平，罕见部位为口底部。

超声表现：一般位于颈前中线的舌骨水平，或者偏离中线位于带状肌内。表现为边界清楚的、薄壁的囊性回声，后方回声增强。囊肿内常透声差,可见点状中等回声,系囊壁的分泌物,或者出血或积脓所致。CDFI:内多无血流信号。

2. 鳃裂囊肿　属于先天性疾病,系胚胎发育过程中鳃弓和鳃裂未能正常融合或者闭锁不全所致。发病年龄大多在10~29岁。

超声表现:根据鳃裂来源可将一侧颈区分为上、中、下三部分,发生于下颌角以上及腮腺区者,常为第一鳃裂来源;发生于胸锁乳突肌前缘舌骨水平或其上下者,多为第二鳃裂来源;发生于颈根部者,多为第三、第四鳃裂来源。其中以第二鳃裂囊肿最常见。为椭圆形、边界清楚的无回声,多数囊壁较薄,少数可见带状分隔。但很少表现为单纯的囊性无回声,通常透声差,伴有细点状或者碎屑状回声,也可呈类实质回声、不均质回声等改变。如合并感染,囊壁可增厚、不规则。CDFI:内无血流信号。

3. 囊状水瘤　是最常见的淋巴管瘤,是由于淋巴道阻塞引起的先天性病变,大约占婴幼儿颈部所有良性肿瘤的5%。好发于颈后三角区。可以延伸至周边的软组织、肌层,可以包绕血管结构,约2%~10%可以向纵隔生长。

超声表现:呈多腔的囊性无回声,壁薄、边界清楚,内可见薄厚不均的分隔。内部的分隔及囊壁可见强回声实质性成分。如果合并感染或者出血,内可见点状或者絮状回声。CDFI:多没有血流信号。

4. 颈动脉体瘤　为一种化学感受器肿瘤,较少见。正常颈动脉体位于颈总动脉分叉处的外鞘内。颈动脉体瘤多为单发、单侧发病。肿块位于颈前三角颈总动脉分叉处。患者多以颈部搏动性肿物来诊。

超声表现：于颈动脉分叉处见低回声肿块，边界清楚，肿块包绕颈内、外动脉及颈静脉，使血管受挤压。CDFI：内可见丰富的血流信号。

5. 颈纤维瘤病　是发生于新生儿胸锁乳突肌的良性病变，可被误诊为肿瘤。2～4 周婴儿常见，右颈部多见，颈部可触及坚硬肿块。婴儿头部一般会向受累侧颈部倾斜（即斜颈）。大多数婴儿有臀位生产史或者使用产钳的难产史。一般认为是由于肌肉内出血或者纤维化所致。

超声表现：颈部肿块为局部增厚的胸锁乳突肌，呈椭圆形，与正常胸锁乳突肌相比，其回声偏强，内部可不均匀，边缘回声减低，上下两侧与正常胸锁乳突肌相延续。CDFI：可见少量血流信号。

6. 颈部异位胸腺　较少见，最常发生于婴幼儿。为胚胎期胸腺正常下降过程受阻或停滞所致。在颈部，异位胸腺可位于沿胸腺咽管走行自下颌角至胸廓入口的所有部位。但多位于下颌角附近，腮腺至颌下腺周围。

超声表现：正常胸腺典型的回声为多发、断续的条状及点状高回声，代表着胸腺内的结缔组织分隔。颈部异位胸腺的"肿块"边界清楚，内部回声与正常胸腺相一致。有的可与位于前纵隔上方的胸腺相连续。

第三节 乳 腺

一、扫查方法及基本扫查切面

受检取仰卧位,双侧上肢适当向外上伸展,充分暴露乳房及腋下。可以选择以乳头为中心,由内向外或由外向内、探头沿导管长轴方向进行顺时针或逆时针旋转扫查;也可采取反辐射状扫查,即探头从乳房边缘向乳头方向沿导管垂直方向顺时针或逆时针扫查。同时结合纵向和横向扫查方法对乳腺进行全面扫查,扫查范围应有部分重叠,以免漏诊。同时注意乳头及其深方的扫查。乳腺的拟诊肿瘤患者应同时检查双侧腋下淋巴结。

二、正常超声测值

正常乳腺在声像图上由浅入深分为皮肤、浅筋膜及皮下脂肪层、腺体层及乳腺后间隙。皮肤:呈带状强回声,厚度小于 2mm,乳晕周围区域和乳房下皱襞皮肤厚度可达 4mm;浅筋膜及皮下脂肪层:浅筋膜为线状高回声,脂肪组织为低回声,其间为条索状高回声分隔;腺体层:由腺叶和间质组成,其厚度及回声个体差异较大,为中高回声,间杂有低回声。乳腺导管尚无公认的正常值标准,多数认为正常乳腺导管内径 <2mm;乳腺后间隙:主要包括中等回声的乳腺后脂肪层、强回声细带状的浅筋膜深层、低回声的乳腺后结缔组织间隙、

稍强或中等回声的胸肌筋膜等四个部分。正常乳腺超声声像图见图5-8。

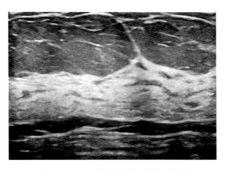

图5-8 正常乳腺超声声像图

除了常规超声检查方法,乳腺弹性成像技术在乳腺广泛应用。乳腺弹性成像评分分为5分评分法和改良5分评分法。5分评分法(Itoh等)如下:1分,受压后肿块整体发生变形,显示均匀的绿色;2分,肿块大部分发生变形,但小部分未变形,呈绿色和蓝色的马赛克状;3分,边缘变形,中心部分未变形,显示中心蓝色,周边绿色;4分,肿块整体未变形,为整体的蓝色;5分,病灶及周边均未变形,整体及周边均为蓝色。改良5分评分法(罗葆明等)如下:1分,病灶整体或大部分显示为绿色;2分,病灶显示为中心呈蓝色,周边为绿色;3分,病灶范围内显示为绿色和蓝色所占比例相近;4分,病灶整体为蓝色或内部伴有少许绿色;5分,病灶及周边组织均显示为蓝色,内部伴有或不伴有绿色。

乳腺结节的测量:在长短轴切面上测量三个

径线，如果肿块周围有高回声的晕环回声，测量应包括周围的晕环的边缘。

三、相关急症的超声诊断要点

急性乳腺炎超声表现如下：

1. 急性乳腺炎早期　声像图无特异性。炎症肿块边缘局部增厚，边界不清，探头挤压肿块，局部压痛明显。

2. 脓肿形成期　乳腺内可见混合回声，囊性回声不均匀，可呈点状或团状回声，某些气体所致可呈强回声，挤压探头点状回声有流动感，脓腔边界不清，可有分隔，边界增厚且不光滑，脓肿壁及周围可见血流信号（图 5-9）。

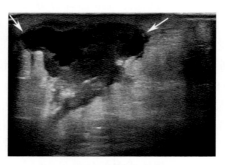

图 5-9　急性乳腺炎
箭头示脓肿灶

3. 邻近病灶处皮肤增厚，皮下脂肪层水肿，回声增强。

4. 同侧腋下可见淋巴结肿大。

四、经验分享及相关诊断标准

(一)扫查技巧和注意事项

乳腺超声扫查方法主要有旋转扫查法,又称放射状扫查法,即以乳头为中心由内向外、沿导管长轴顺时针或者逆时针方向扫查,其他扫查方法还有纵向及横向扫查法等。其中对于乳头 - 乳晕区域的扫查推荐使用乳头根部斜切扫查法,即探头放于乳头旁,使声束斜切向乳头根部的后方,可以较清楚地显示乳头的深部结构,尤其对于合并乳头溢液的患者,可以显示导管的病变。扫查速度不宜太快,扫查切面要相互覆盖以避免遗漏区域。要适当加压探头,以发现深部的肿块,也可以避免假衰减。但在显示肿块内血流信号时,应避免加压。腋窝的扫查要全面,可沿血管(腋动、静脉)的走行进行,探头加压扫查可以发现位置较深的肿块。

(二)相关变异、易混淆的正常结构

不同于其他大多数脏器,乳腺的正常超声表现差异较大,不仅仅是在不同年龄段及生理状态下不同,即使在同一年龄段也存在差异。不要把一些正常结构误认为异常,如 Cooper 韧带,腺体内脂肪回声以及肋骨和肋软骨。Cooper 韧带:走行在脂肪层内的条状高回声,两端分别连于皮肤、浅筋膜浅层与浅筋膜深层,不要把 Cooper 韧带在脂肪的分隔回声误认为肿块。腺体内脂肪回声有的是皮下脂肪深入至腺体层内,较易鉴别;但有的并

不与脂肪层相连,除了与脂肪回声一致或者类似外,加压探头脂肪可变形是主要的鉴别点。肋骨和肋软骨位于胸壁,前者为强回声伴声影,后者边界清楚、形态规则,后方回声衰减,若肋软骨合并骨化,其中央可见斑片状高回声,位于胸壁的部位及后方回声特点是主要鉴别点。

(三)乳腺疾病相关诊断原则及注意事项

1. 乳腺囊、实混合性肿块 乳腺的囊性及囊、实混合性病变非常常见,其大致分为:①单纯性囊肿(simple cyst);②复杂性囊肿(complicated cyst);③混合性肿块(complex cyst)。其中前两者分别为BI-RADS 的 2 类和 3 类,基本上属于良性病变。复杂囊肿是指在单纯囊肿的基础上,无回声内透声差,可见均匀的低回声或者点状、碎片回声或者低回声 / 无回声分层平面的囊肿。需要关注的是混合性肿块,其涵盖了乳腺的诸多的良恶性病变:纤维囊性增生、导管内或囊内乳头状瘤、纤维瘤、叶状肿瘤、非典型导管增生、导管原位癌、囊内乳头状癌、浸润性导管癌等。此外,血肿、脓肿、积乳囊肿、脂肪变性也都可以表现为混合性改变。国外 Hsu 等关于乳腺混合性肿块的超声分型供参考:①伴厚壁和 / 或厚分隔(厚度 > 0.5mm);②囊壁伴有一个或者多个实性成分;③混合性肿块中,囊性成分 > 50%;④混合性肿块中实质成分 > 50%,囊性部分偏心或者中心分布。Hsu 的结果表明,各型具有不同的恶性比率。分别是:Ⅰ型,14%;Ⅱ型,16%;Ⅲ型,14%;Ⅳ型,41%。其中Ⅳ型的恶性比率最高,同时肿块直径≥2cm、边缘不光滑或者 X 线钼靶怀疑恶性者,其恶性可能性较大。有研究结果显示,乳腺混合性肿物的总恶性比率为 23%～36% 不等,其中第 Ⅳ 型混合性肿块恶性比率较高的报道为 62.3%,需要引起足够的警惕和重视。按照超声 BI-RADS 分类原则,这类混合性肿块应分为 4 类,建议活检明确性质。国内学者詹维伟等建议这类结节评估为 BI-RADS 4B 或者 4C 较为合适。当然,也要具体分析肿块的形状、边界、边缘、包膜以及血流等情况进行综合判定。

2. 乳腺导管扩张　乳腺导管扩张在日常乳腺超声检查中非常常见,其涵盖了诸多病变,有良、恶性肿瘤,也有非肿瘤性病变。学者 Hsu 将乳腺导管扩张的超声表现分为 4 个类型,Ⅰ型:导管扩张,管腔部分或完全被内容物充填;Ⅱ型:导管扩张,管腔内伴有或者没有内容物,扩张的管腔一端与肿块相连或者邻近;Ⅲ型:肿块与扩张的导管相邻或者导管穿过肿块;Ⅳ型:上述改变的混合型。该研究结果表明,总恶性率为 15%;各型的恶性比率分别为:Ⅰ型 9%、Ⅱ型 13%、Ⅲ型 43%、Ⅳ型 17%。其中Ⅲ型的恶性比率最高。Ⅰ、Ⅱ型主要以良性病变为主:导管内乳头状瘤、纤维囊性变、乳腺炎等。导管内出血、碎屑及黏稠的分泌物也是此型的表现。导管扩张合并病变,其总的恶性比率为 7.7%～15%,需要重视。但是 BI-RADS 并没有对导管病变提出分类指导,国内学者詹维伟等建议将导管内病变评估为 BI-RADS 4 类,再根据病变的具体表现进行亚分类。乳头溢液是临床上重要的乳腺疾病症状，尤其是老年女性伴有乳头血性溢液，一定要仔细扫查，寻找导管内病灶，但超声检查并不能判定其良恶性，需病理结果最终确定。

对于乳腺良性乳头状病变，尤其是乳腺导管内乳头状瘤，Han 等提出了较为实用的超声分型，供参考。Ⅰ型，肿块位于导管内，又分 3 个亚型，a：管腔内肿块型；b：囊内肿块型；c：实性肿块周围无回声包绕。Ⅱ型，导管外型，实性肿块位于扩张导管的一端。Ⅲ型，单纯实性肿块型。Ⅳ型，混合型，导管内外肿块共同存在。

3．乳腺非肿块型病变 乳腺的非肿块型病变（non-mass like lesion，NML）被定义为乳腺内的低回声区，其造成乳腺实质的扭曲（变形），但是无确切的边界，无占位效应的肿块形成。综合文献报道，大致分为：片状低回声型；管状（条状）低回声型。如果病变具有明确的边界，在两个不同的超声扫查切面上具备占位效应，则不属于 NML。NML代表着较广泛的病变范围：纤维囊性变、纤维化、乳腺炎、乳腺癌等。目前尚没有公认的 NML 的超声标准分类。而且，NML 并不包括在 BI-RADS 的分类内。但在日常工作中，我们会经常遇到乳腺的 NML。恶性 NML 即非肿块型的乳腺癌，尤其值得我们注意。其中导管原位癌和浸润性小叶癌占多数，其实质是恶性肿瘤沿导管或者小叶呈浸润性生长，不形成明显的实质性肿块。在临床上，多数患者可以触及肿块，有的范围较大，有的质地较硬。因此,对于临床医生及患者提示的肿块处要仔细扫查,多表现为局限的管状或者片状低回声区,多回声杂乱,无肿块的球体感,有的仅表现为回声衰减区。如在片状或者条状低回声区内探及微钙化灶,则应高度怀疑恶性 NML 的可能。腋窝异常肿大淋巴结有助于诊断;可行乳腺钼靶或者 MRI 检查。必要时可行超声引导下穿刺活检明确诊断。一定要认识到这类乳腺癌的存在,才能避免漏诊和误诊。

4. 乳腺不常见肿瘤 总结一些乳腺不常见,甚至是罕见病变的超声诊断思路如下,供参考。

(1) 乳腺错构瘤:由正常和发育异常的乳腺组织构成,时常包含正常的导管和腺小叶,被称之为"乳腺中的乳腺"(a breast inside a breast)。

超声表现:除了具有一般良性肿瘤的形态和边界外,最常见的为高低回声混杂的混合型,病理显示各种成分混杂相间,是超声表现最具特征性的一种类型。部分可见小点状强光斑及小无回声区,周边可见低回声包膜环绕;如在以低回声为主的肿块内分布不规则高回声团,呈"水中浮岛"征;有时可见条带状分隔,呈"腊肠切面"改变。脂肪为主的错构瘤与脂肪瘤类似,但是脂肪瘤位于皮下脂肪层内。而以纤维腺体为主的错构瘤与纤维腺瘤十分相似,常难以鉴别。

(2) 乳腺叶状肿瘤:肿块较大,可呈分叶状,边界清,内部可见裂隙状无回声,腋窝一般无异常肿大淋巴结。该肿瘤分为良性、交界性和恶性。与纤维瘤,尤其是巨纤维瘤有时很难鉴别,需要手术及病理进行诊断。好发于中年妇女、肿块短时间内增大是其主要的临床特点,对诊断有一定的帮助。

(3)炎性乳癌:乳腺增大,伴有红肿热痛改变,可见橘皮样改变。但并非一种独立病理类型的乳腺癌,因其阻塞浸润皮下淋巴管,引起局部炎症改变,主要病理类型是浸润性导管癌。该病罕见,进展快,预后极差。一部分患者没有明确的肿块,影像学表现缺乏特异性,给诊断带来了困难。

超声表现:皮下水肿改变;可见皮下淋巴管扩张,皮下脂肪层内淋巴管扩张分割呈"鹅卵石样"改变。大部分可见肿块回声,单发或者多发,具有比较典型的恶性征象。少部分没有肿块,超声表现为腺体层正常解剖层次消失,回声杂乱不均;有的可见弥漫的回声衰减;少部分可见微小钙化灶。CDFI:血流信号常较丰富,内部血管常常走行不规则、粗细不一。腋窝及其他部位(锁骨上、下等)可见淋巴结肿大。可行超声引导穿刺活检明确诊断。

(4)佩吉特病(Paget病):是一种少见的皮肤恶性肿瘤,主要发生于乳腺,乳腺外的 Paget 病非常罕见。乳腺 Paget 病又称乳头湿疹样乳腺癌,主要表现为乳头乳晕区的湿疹样改变,常伴发乳腺导管原位癌或浸润癌。该病多发生于中老年女性患者,60~70 岁常见。

超声表现:乳头 - 乳晕复合体(nipple-areolar complex,NAC)改变:乳头乳晕皮下组织出现形态异常,变扁、不对称、增厚,可出现导管扩张、微钙化灶；与之相伴的乳腺癌表现：肿块可位于乳晕旁或者深部，或者在腺体的其他部位。MRI 比钼靶和超声更具诊断价值。

5．非哺乳期乳腺炎 浆细胞性乳腺炎、肉芽肿性乳腺炎是目前临床上最常见的非哺乳期乳腺炎类型。发病年龄相对年轻，发病部位以乳头周围较常见（尤其是浆细胞性乳腺炎）。其超声表现如下：

（1）浆细胞性乳腺炎：超声声像图大致可分为导管扩张型、囊肿型、囊实混合型以及实性肿块型。导管扩张型：导管不同程度扩张，多位于乳头或乳晕深面，管腔内呈极低回声至无回声，也可呈稍高回声，内透声差，部分可见低及中等点状回声，探头加压时内有流动感。本型为该病早期的超声表现。实性肿块型多表现为乳晕后区肿块，多位于乳头周围的表浅位置内，前缘接近皮肤。形态不规则，可呈哑铃状、梭形等，边界模糊，后方回声无衰减。常伴同侧腋窝淋巴结肿大，呈反应性增生改变。实性肿块的临床表现和超声图像与乳腺癌类似，常被误诊为乳腺癌。

（2）特发性肉芽肿性乳腺炎：又称为慢性肉芽肿性乳腺炎。根据病变的范围和程度不同，超声表现多种多样。如有脓肿形成，呈混合回声团块，内可见点状回声，此时诊断较易，但并不多见；不形成脓肿者，常多发，为形态不规则、边界欠清的低回声，可通过条状手指样低回声相互连接，缺乏肿块的球体感。有的病灶较广，并没有确切肿块形成,超声显示为乳腺组织增厚、回声减低。病灶同侧腋窝可见反应增生性肿大淋巴结。该病的超声表现常与恶性相类似。

6.副乳 ①超声显示与乳腺腺体一致或者类似的回声,位于腋窝皮下浅表位置。但是并非所有副乳超声均能显示,如腺体组织很少,超声则无法做出明确诊断。有的为局部的脂肪增厚,并非副乳。②副乳也可发生各种病变,如增生、肿瘤。如果腋窝发现肿块,在用其他来源无法解释时,要想到副乳来源的可能。

7.乳腺增生 分为纤维囊性增生(是乳腺最常见的良性病变,约 50% 的发病率)和硬化性腺病。超声表现多样,可表现为实性肿块、囊肿、局限性腺体回声紊乱不均匀,也可以表现为上述几种改变不同程度并存。其中实性肿块大多具有良性征象,但与纤维腺瘤比较,没有包膜回声。但是少部分增生病变,尤其是硬化性腺病的超声表现,与乳腺癌的超声表现相似,为 BI-RADS 4 类,甚至 5 类,硬化性腺病是 BI-RADS 4 类中活检病理为良性的主要疾病。回声紊乱、不均匀的增生病变要与前面提到的非肿块型乳腺癌鉴别,病灶多呈片状、缺乏肿物的球体感,可见与周边正常组织相延续等。但不典型者应严格按照 BI-RADS 分类诊断,进行穿刺或者手术。有的乳腺增生,超声无明显异常改变。

8.隆胸术后超声评价 隆胸方法包括聚丙烯酰胺水凝胶注射、硅胶囊假体置入以及自体脂肪注入。其中第一种方法已经不再使用,最常见的是硅胶囊假体置入。假体植入后在其周围形成一层纤维组织膜,即纤维包膜。因此,正常超声显示的不仅仅是假体的回声,还有包绕其周围的纤维包膜回声,被称为纤维包膜 - 假体复合体(capsule-shell complex)。正常的假体复合体超声显示为三条线状高回声,最外层为纤维包膜的最外层,最内层为假体的内层,中间为纤维包膜的内层与假体的外层重叠融合而成。假体置入有诸多并发症,其中超声诊断有较大价值的是假体破裂,包括包膜内破裂和包膜外破裂,其中包膜内破裂最常见。包膜内破裂最典型的改变是在假体无回声内见多个条状、片状高回声,沿水平方向平行排列,称之为"扶梯征"(stepladder sign),其代表着漂浮于硅凝胶内破裂的假体。该征象是假体在囊内完全破裂的表现。如果破裂不完全,或者较小,则可见纤维包膜与假体之间分离,内可见硅凝胶的无回声或者点状回声。包膜内破裂的间接征象是正常的纤维包膜 - 假体复合体的回声消失,仅剩纤维包膜一条高回声。包膜外破裂是硅凝胶突破纤维膜进入乳腺组织,典型的超声表现为高回声,称之为"暴风雪"(snowstorm)样改变。对双侧乳腺图像采取并幅、左右对比观察非常有助于诊断。同时要适当加压以消除近场的混响伪像,关键在于掌握乳腺假体复合体的正常超声表现。这是因为,如果仅发生囊内破裂,由于外层纤维膜的存在,临床上可能并无异常表现。当然,超声诊断假体并发症有其局限性,对于完整显示假体存在困难,特异性较差等。MRI 是较为理想的影像学方法。

9. 男性乳腺病变 大多数男性乳腺病变为良性,其中乳腺增生(发育)占多数,乳腺癌较罕见。男性往往因为乳腺出现症状来诊,如疼痛、包块等。

(1)男性乳腺增生:单侧或者双侧,结合文献超声声像图分为 3 型。①结节型,为早期乳腺增生的改变。超声表现为乳晕后方的低回声团块,呈扇形或者蝶形,边缘可呈分叶状,边界较清楚。②树枝型,为后期的乳腺增生改变。超声表现为乳晕后方的低回声团块(或者低回声区),形态不规则,边界较清,呈树枝样改变,或者"手指状"或者"蜘蛛足"样改变,伸入周围高回声的纤维组织内。如果不了解该型改变,可误认为恶性病变。其典型的树枝形改变,位置直接源于乳头后方,病史较长、且无恶性体征等均是重要的鉴别点。③弥漫腺体型,常见于接受外源性雌激素的患者,该型没有确切的肿块回声,基本上与女性乳腺不均匀腺体回声改变类似或者一致,很容易诊断。

(2)男性乳腺癌:发病多为高龄(平均年龄约 67 岁),多触及乳腺包块来诊,可有皮肤增厚及乳头内陷。超声表现与女性乳腺癌类似,在此不赘述。但是,男性乳腺癌与女性的生长位置不同:女性多位于外上象限,而男性多位于乳晕后方。相对于乳头,多呈偏心分布,这也是与乳腺增生重要的鉴别点。有文献报道,部分男性乳腺癌可呈囊、实混合回声改变。因此,如果男性乳腺肿块为混合回声改变,需要引起重视,必要时应行活检明确诊断。

(3)其他病变:乳腺炎、乳腺脓肿、脂肪瘤、导管内乳头状瘤等,不一一赘述。

10.超声报告注意事项　①使用 BI-RADS 标准术语进行描述;②对于可疑恶性病灶,要详细描述(包括区域淋巴结);③对于多发的、超声声像图相似的囊性或者实性病灶,考虑为良性病变时,可只描述最大的病变,测量每侧最大肿块的最大径线,存储最有代表性的图像;④针对乳腺其他检查方法(如 X 线钼靶)的异常区域,或者患者、医生关注的区域,超声检查需要对目标区域进行描述和记录;⑤腋窝正常淋巴结可以不予记录;⑥超声诊断:首先确定病变的物理性质(囊性、混合性、实质性),给出 BI-RADS 评估分类,可以根据检查者的临床经验推测病变的临床或者病理诊断。美国放射学会(ACR)超声 BI-RADS 分类以及处理建议见表 5-1。

表 5-1　超声 BI-RADS 分类以及处理建议

评估	处理建议	恶性可能
0 类:评估未完成 - 需要进一步影像学检查	召回,进一步影像学检查	N/A
1 类:阴性	常规筛查	恶性可能基本上为 0
2 类:良性	常规筛查	恶性可能基本上为 0

续表

评估	处理建议	恶性可能
3类：可能良性	短期随访（6个月）或继续监控	恶性可能＞0但≤2%
4类：可疑恶性	组织病理学诊断	恶性可能＞2%但＜95%
4A：低度可疑恶性		恶性可能＞2%但≤10%
4B：中度可疑恶性		恶性可能＞10%但≤50%
4C：高度可疑恶性		恶性可能＞50%但＜95%
5类：高度提示恶性	组织病理学诊断	≥95%
6类：活检证实的恶性	当临床上合适时，手术切除	NA

引自中国医师协会超声医师分会．中国浅表器官超声检查指南．北京：人民卫生出版社

第四节　浅表淋巴结

一、扫查方法及常用扫查切面

使用高频探头（推荐使用 10～15MHz）在头颈部、腋窝、腹股沟、腘窝、滑车等浅表淋巴结分布区域进行扫查。

二、正常超声测值

正常淋巴结类似肾脏，具有皮质、髓质、门部

等结构。参比邻近肌肉组织的回声,其皮质呈低回声,在标准长短轴切面上其厚度均匀,髓质呈强回声,皮质围绕髓质,髓质偏于一侧,皮质在此侧不连续并稍向内凹陷,此乃淋巴结门。在超声声像图上,髓质和淋巴结门统称"门 - 髓强回声"(可简称为淋巴门回声),淋巴门回声可较窄或者较宽(图 5-10)。正常淋巴结呈长条状、梭形或椭圆形,在最大长轴切面测量长径(L)和短径(S),并计算出 L/S 比值。通常良性淋巴结以 L/S > 2 为参考值。淋巴结超声声像图见图 5-10。

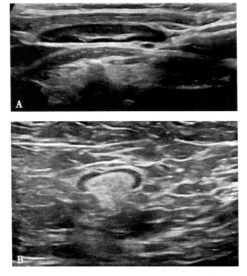

图 5-10　浅表淋巴结超声声像图
A. 窄淋巴门;B. 宽淋巴门

三、相关急症超声诊断要点

急性淋巴结炎（淋巴结反应性增生）

1. 肿大淋巴结可单发或者多发，多呈椭圆形或扁圆形，L/S＞2，有的也接近圆形。边界清楚，皮质均匀性增厚，为均匀的低回声（图5-11A）。除腹股沟区外，淋巴门回声相对较窄。

2. CDFI 显示淋巴结内血流信号明显增多，沿门部、髓质、皮质呈放射状分布（图5-11B）。PW：动脉血流收缩期峰值速度加快，频谱为高速低阻型。

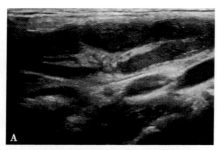

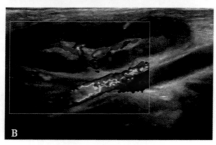

图5-11 急性淋巴结炎
A．二维图像；B．CDFI

3．如合并脓肿形成，出现不规则无回声区，髓质显示不清，脓肿区无血流信号显示。

四、经验分享及相关诊断标准

（一）浅表淋巴结超声相关参数

1．淋巴结大小　短轴径（S）在淋巴结诊断中非常重要，判定肿大的上限无统一标准：5 或 8mm。

2．纵横比（L/S）　临界值为 2，即 L/S＞2。

3．淋巴门回声　绝大多数"正常"淋巴结具有淋巴门回声，特别小的较难显示，长径大于 5mm 的正常淋巴结 90% 都可以显示淋巴门。

4．CDFI　淋巴门型血流多见于良性淋巴结，周边型血流对于恶性淋巴结的诊断最有价值，但结核性淋巴结炎也可见此型血流。

需要注意的是，位于下颌下的部分正常淋巴结 L/S＜2，较小者也可以没有淋巴门回声。

（二）浅表淋巴结相关疾病诊断原则及注意事项

1．随着高频超声的广泛应用，对于浅表淋巴结的超声检查需求不断增大。除了恶性肿瘤患者已经成为常规检查外，大量的颈部、腋窝、腹股沟包块、疼痛，乃至不适的患者也要进行超声检查。一般情况下，超声显示浅表淋巴结在技术上不存在问题，问题是显示了淋巴结，如何评价？如何做出诊断？甚至需不需要做出诊断？常令人困惑。其主要原因是对于人体大部分脏器，超声多能显示正常和异常两种情况，发现异常征象后，可以按照异常的各种可能进行分析。而浅表淋巴结不同，超声可以显示"正常"的浅表淋巴结，虽然有国外学者认为，即便是"正常"表现的淋巴结也是经过反应性改变的淋巴结。而对于浅表淋巴结，转移性淋巴结如果仅在周边皮质区域有少量转移灶，淋巴结完全可以为"正常"表现。如果转移灶继续扩大，不同程度地累及中央区域的淋巴门时，会呈现"中间状态"：皮质突出、不对称增厚，淋巴门受压、偏移等改变（在腋窝、腹股沟区更为明显），直至最后出现典型的转移性淋巴结的异常改变。淋巴瘤也是如此，早期阶段也缺乏明显的恶性征象。从这个角度讲，浅表淋巴结的超声诊断是复杂的。因此，浅表淋巴结超声诊断原则的核心问题是追求敏感性还是特异性？如果追求敏感性，扫查到淋巴结就描述，就做相应的诊断，这样基本上不会漏诊，但牺牲的是特异性，也给患者造成心理负担。如果追求特异性，针对不同的临床表现及特定患者人群（如恶性肿瘤患者）具体情况具体分析，可能会漏诊早期转移的淋巴结或者处于早期的淋巴瘤。

　　综上所述，目前并没有一个公认的浅表淋巴结的超声诊断规范。以下建议仅供参考。对于有明确恶性肿瘤病史的患者，进行超声检查的目的是发现是否存在转移性淋巴结，所以应该仅描述及诊断具有转移性特征改变的淋巴结。对于腋窝、腹股沟的"中间"状态的淋巴结：如皮质突出、不对称增厚，淋巴门受压、偏移等改变，也要进行描述和诊断。但对于完全"正常"改变的淋巴结不建议在超声报告上进行具体描述及给出诊断。不建议将恶性肿瘤患者的"正常"改变的淋巴结诊断为"肿大淋巴结"。而对于不具备典型良性或者恶性者,处于良、恶性之间,即"中间状态"的淋巴结,可能为早期转移的淋巴结或者早期的淋巴瘤,或者为淋巴结核、反应性淋巴结,此时要具体情况具体分析,结合患者的病史以及超声医生自身的经验进行综合判断、分析,做出相应的诊断。

2. 淋巴结核 内部回声不均匀、杂乱,易相互融合或者呈串珠样排列,边界较模糊,可以合并部分、甚至完全液化,可以合并钙化灶,以块状粗大钙化灶为主。淋巴门和血流分布有时和恶性相同,需结合病史、临床表现综合分析。

3. 传染性单核细胞增多症引起的淋巴结肿大 是由 EB 病毒感染所引起的淋巴细胞增殖性疾病。多发生于儿童、青少年和年轻人。发热、咽炎、颈部淋巴结肿大是其典型的三联征。约 90%的患者出现无痛性淋巴结肿大,其中以颈部淋巴结肿大最常见。超声表现:多表现为 L/S < 2 的类圆形低回声,多数双侧分布,常相互融合,边界常不清晰,多数淋巴门消失、皮质回声不均匀。即使淋巴门消失,CDFI 多数可显示中央淋巴门样血流信号。国内有学者认为,中央淋巴门型血流可能是区分本病与其他恶性病因导致的淋巴结肿大最有价值的征象。

4. 浅表淋巴结的特殊病变

(1)猫抓病:又称猫抓热,是立克次体人畜共患病的一种，是由汉塞巴尔通病原体感染后引起的一种自限性感染性疾病。以皮肤炎症及淋巴结坏死性肉芽肿为主要病理改变。急性期抓痕处可见丘疹、脓疱、溃疡，随后结痂，留有色素沉着；1～2周后，颈部、四肢淋巴结肿大，有压痛，或形成脓肿，可伴发热等全身症状。触及浅表部位的肿大淋巴结常成为患者就诊的常见原因。肿大淋巴结的常见部位：多数位于颈部和上肢，其中又以肱骨内上髁内侧区域最常见。超声表现：呈椭圆形、圆形低回声或者极低回声，L/S 常 <2，有的形态欠规则，可呈大的分叶状、不对称状，多数可见淋巴门回声。CDFI 显示丰富的淋巴门型血流。国外文献报道，部分猫抓病肿大淋巴结周围可见局限性低回声或者无回声区，有的可包绕淋巴结，为化脓或者坏死所致。

（2）组织细胞坏死性淋巴结炎（菊池病）：是一种较罕见的良性淋巴结肿大，多见于亚洲的年轻女性（小于 30 岁），80% 以上的病例以颈部淋巴结肿大为首发症状，腋下、腹股沟等处浅表淋巴结也可累及，可有低热等症状，抗生素治疗无效。该病为自限性疾病，一般不需要特殊治疗，大多数在数周至6 个月内自行缓解。超声表现：椭圆形低回声（L/S可 >2 或者 <2），多数可见淋巴门回声。CDFI：多数显示较丰富的淋巴门型血流。低回声淋巴结周围常可见高回声带包绕，有学者认为该征象具有一定特异性，与其他颈部肿大淋巴结的鉴别有帮助。但是对于腋窝处的菊池病，有文献结果显示大部分肿大

淋巴结超声具有恶性征象，与良性肿大淋巴结鉴别困难，需要超声引导下活检明确诊断。

5. 卡斯尔曼病（Castleman 病）　又称巨大淋巴结增生症或血管淋巴性滤泡组织增生，是一种少见的、以不明原因淋巴结肿大为特征的慢性淋巴组织增生性疾病。Castleman 病临床上分为局限型和多中心型。局灶型青年人多见，发病的中位年龄为 20 岁。80%～90% 病理上为透明血管型。患者呈单个淋巴结无痛性肿大，生长缓慢形成巨大肿块。病变可发生于任何部位的淋巴组织，但以纵隔淋巴结最为多见，其次为颈部、腋下及腹部淋巴结，偶见于结外组织如喉、外阴、心包、皮下肌肉、肺、眼眶等。超声表现：缺乏特征性表现。局灶型多为单发肿块，较一般肿大淋巴结大，一般 3～7cm，平均 5cm，呈类圆形，分叶状，边界清晰，内部呈均匀或不均匀的低回声，多无明显淋巴门回声，少数病变内可见粗大钙化，CDFI 多显示丰富彩色血流信号。超声引导下穿刺活检可明确诊断。

6. 甲状腺癌颈部转移性淋巴结　有其较特殊的超声征象，详见甲状腺章节相关内容。

（三）浅表淋巴结分区

1. 头颈部　美国癌症联合委员会（AJCC）将头颈部淋巴结自上而下分为 7 个区域（图 5-12）。

Ⅰ区，又分成ⅠA 和ⅠB 两个亚区。ⅠA 区为颏下淋巴结，位于二腹肌前腹与舌骨之间；ⅠB 区为颌下淋巴结，位于二腹肌前后腹、茎突舌骨肌、下颌骨体之间。

Ⅱ区，颈内静脉上组淋巴结，位于颈内静脉上1/3段周围，上界为颅底、下界为舌骨下缘，前内侧界为茎突舌骨肌，后外侧界为胸锁乳突肌后缘。此区又以副神经穿出斜方肌部位为界（相当于颈内静脉外侧缘），分为前方的ⅡA和后侧的ⅡB两个亚区。

Ⅲ区，颈内静脉中组淋巴结，位于颈内静脉中1/3段周围，上界为舌骨下缘，下界为环状软骨下缘（相当于肩胛舌骨肌跨越颈内静脉之起点），前内侧界为胸骨舌骨肌外侧缘，后外侧界为胸锁乳突肌后缘。

Ⅳ区，颈内静脉下组淋巴结，位于颈内静脉下1/3段周围，上界为环状软骨下缘，下界为锁骨。

Ⅴ区，颈后三角淋巴结，上界为胸锁乳突肌和斜方肌之交汇角，下界为锁骨，前内侧界为胸锁乳突肌后缘，后外侧界是斜方肌前缘。又以环状软骨下缘水平为界，分为其上的ⅤA和其下的ⅤB。

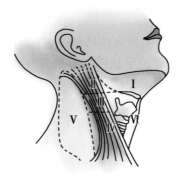

图 5-12　AJCC 头颈部淋巴结分区示意图
本示意图仅可显示Ⅰ～Ⅵ区，Ⅶ区无法显示

Ⅵ区，颈前中央区淋巴结，包括喉前、气管前和气管旁淋巴结，上界为舌骨，下界为胸骨上切迹，外侧界为颈总动脉。

Ⅶ区，前上纵隔淋巴结，包括气管前、气管旁和气管食管沟淋巴结，上界为胸骨上切迹，下界为无名动脉。

2.腋窝　腋窝淋巴结，即胸肌间和沿腋静脉及其属支分布的淋巴结。可分为 3 个亚区，Ⅰ区（下组）位于胸小肌外侧缘；Ⅱ区（中组）位于胸小肌内外侧缘之间和胸肌间淋巴结；Ⅲ区（上组）位于胸小肌内侧缘，因位于锁骨中外侧段的下方，亦称锁骨下淋巴结（图 5-13）。

内乳淋巴结，即沿胸骨旁、胸内筋膜分布的淋巴结。

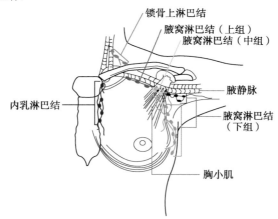

图 5-13　腋窝淋巴结分区示意图

引自中国医师协会超声医师分会.中国浅表器官超声检查指南.北京：人民卫生出版社

　　锁骨上淋巴结,即位于颈内静脉、肩胛舌骨肌、锁骨及锁骨下静脉围成的三角形区域内的淋巴结。

　　乳腺内淋巴结,即位于乳腺内的淋巴结。

　　3.腹股沟　腹股沟区淋巴结可分为浅、深两组(图 5-14)。浅组:位于皮下浅筋膜内,上群分布于腹股沟韧带下方,下群沿大隐静脉近心端分布。深组:位于深筋膜下、股静脉内侧。

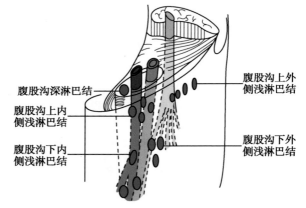

图 5-14　腹股沟淋巴结分区示意图

引自中国医师协会超声医师分会. 中国浅表器官超声检查指南. 北京:人民卫生出版社

第五节　眼　　睛

一、扫查方法及基本扫查切面

　　目前用于眼部疾病超声检查有 A 型超声(包括用于生物测量的 A 型超声和标准化 A 型超声)、

B 型超声、彩色多普勒超声（CDFI）及超声生物学显微镜。

B 型超声检查方法最基本的扫查切面有 3 种，即横向、纵向和轴向扫查。其中轴位扫查可以判断眼球内病变的位置。首先做 12～6 点的轴位图（晶状体、视神经应位于图像中央），探头标记向上，图像上方即为 12 点位置，下方为 6 点位置。以此点为轴转变探头方向，依次对 1～7 点、2～8 点、3～9 点、4～10 点、5～11 点位置进行全面扫查。

眼球运动试验和后运动试验　探头固定不动，嘱受检者眼球运动，观察玻璃体内病变运动情况，如随眼球运动而运动，则运动试验阳性，否则为阴性；嘱受检者眼球运动后立即停止运动，如玻璃体病变仍有运动则为后运动试验阳性，否则为阴性。

二、正常超声测值

成人眼球具体测量方法及正常参考值如下：

眼轴长度：角膜前缘中心至球壁外侧视神经颞侧缘的距离。参考值为 23～24mm。

角膜厚度：角膜前缘中心至角膜内缘中心距离。参考值为 0.5～1.0mm。

前房深度：角膜内缘中心至晶状体前囊外缘中心距离。参考值为 2.0～3.0mm。

晶状体厚度：晶状体前囊外缘中心至晶状体后囊内缘的垂直距离。参考值为 3.5～5.0mm。

玻璃体长度：晶状体后囊内缘至视神经颞侧球壁内缘距离。参考值为 16～17mm。

球壁厚度：视神经颞侧缘球壁内缘至外缘的厚度。参考值为 2.0～2.2mm。

眼直肌厚度：于球后极划一切线与直肌外缘相交，自交点向直肌作一垂线，垂线长度为直肌厚度。外直肌、上直肌、下直肌厚度参考值为 1.0～3.0mm；内直肌厚度参考值为 2.0～4.0mm。

视神经鞘直径：于球后 3mm 处测量视神经两侧缘的距离。参考值为直径 <5mm。

正常眼睛超声声像图见图 5-15。

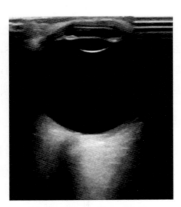

图 5-15　正常眼睛超声声像图

常用眼部血管检查如下。

（一）视网膜中央动脉

视神经内可探及红色血流信号，为视网膜中央动脉（图 5-16A），伴行蓝色血流为视网膜中央静脉。

（二）睫状后短动脉

球后 2～5mm，在视神经的两侧可以探及多个条状红色血流为睫状后短动脉（图5-16B）。

（三）眼动脉

球后15～25mm处，在视神经鼻侧旁探及类似S形的粗大红色血流为眼动脉（图5-16C）。

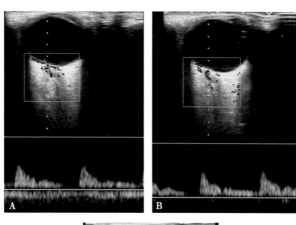

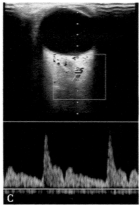

图5-16　正常眼睛球后动脉血流频谱

A. 视网膜中央动脉；B. 睫状后短动脉；C. 眼动脉

（四）视网膜中央静脉

视神经内探及的蓝色血流信号，即为视网膜中央静脉。流速正常参考值：5～10cm/s。

（五）眼上、下静脉

正常情况下，在病理条件下发生扩张时才能显示。

要注意，探头应置于眼球的水平切面，要清晰显示视神经，视神经是进行眶内血管定位的重要标志。眼部各动脉具体的血流参数见表5-2。

表 5-2 首都医科大学附属北京同仁医院眼科中心正常人眼部血管血流参数值($\bar{x}\pm s$)

	收缩期峰值/（cm/s）	舒张期峰值/（cm/s）	阻力指数
眼动脉	31.47±9.63	7.11±2.34	0.77±0.06
视网膜中央动脉	10.82±2.97	3.28±1.11	0.71±0.08
睫状后短动脉	11.61±3.41	3.34±1.25	0.70±0.09

引自杨文利，王宁利. 眼超声诊断学. 北京：科学技术文献出版社

三、相关急症的超声诊断要点

（一）眼异物

1. 眼球内异物　不管异物是何种性质，金属或者非金属，其均表现为眼球内的最强回声，形态多不规则，回声较均匀，后方伴有声影，尤其金属异物，降低二维增益，球壁回声消失，但仍可见其后有声影，或伴有"彗星尾"征（图 5-17）。有的非

金属异物，如木屑、植物等，由于易被包裹，可呈团块状强回声，但降低增益后会消失，且这类异物易将细菌带入眼内，合并眼内炎，变化较快，早期可为强回声，过数小时后就有可能出现低回声或无回声区的脓腔。

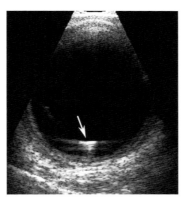

图 5-17　眼球内异物
箭头示异物

需要注意的是，眼球穿通伤后，也可将气泡带入眼内，气泡的回声与金属异物相似，伴有"彗星尾"及声影，但气泡一般为球形且随体位改变而动，可随时间变小。

2. 球壁异物　采取降低增益的方法，可以较清楚地显示异物的回声。但是如果异物位于球后，因为球后脂肪呈强回声，异物常较难显示。

（二）晶状体脱位

1. 不完全脱位　可以探及晶状体部分脱离正

常的解剖位置,但仍有部分与正常附着点相附着(图 5-18A)。

2. 完全脱位 可在前房、瞳孔区及玻璃体内探及类椭圆形环状中强回声,内为无回声区。如脱位入玻璃体,椭圆形环可与球壁回声相连,亦可独立地存在于玻璃体内,可见轻度的运动(图 5-18B)。

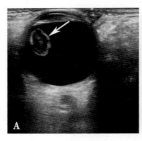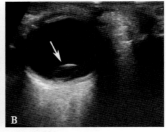

图 5-18 晶状体脱位

A. 不完全脱位;B. 完全脱位;箭头示脱位的晶状体

(三)视网膜脱离

1. 部分性视网膜脱离 表现为玻璃体内与视盘相连的带状强回声,一般与视盘之间呈 15°～30°,称为视盘斜入现象(图 5-19A)。

2. 完全性视网膜脱离 表现为玻璃体内 V 形或 Y 形条带状回声,尖端与视盘相连,两端分别与周边球壁相连(图 5-19B)。运动试验一般为阳性,且视网膜运动方向与球壁垂直。新鲜的视网膜脱离,带状强回声表面光滑、菲薄,与球壁回声的弧度一致,凹面朝向玻璃体腔。陈旧的视网膜脱离带状强回声增厚、毛糙、不光滑。

3．CDFI　脱离的视网膜上可见点状、条带状血流信号，且与视网膜中央动脉的血流信号相延续。频谱与视网膜中央动、静脉血流频谱相同。

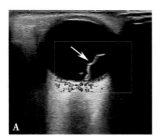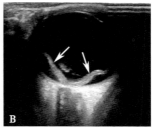

图 5-19　视网膜脱离

A．部分性；B．完全性；箭头示脱离的视网膜

（四）脉络膜脱离

1．玻璃体内可见多条弧形条带状回声，与球壁相连，但不与视盘相连，且弧形条带状回声凸面朝向玻璃体腔，嘱患者眼球向鼻侧转动，做类冠状位扫查，玻璃体内弧形条带状回声形似花瓣，即"玫瑰花征"（图 5-20A）。脉络膜完全脱离时，两条带状回声呈 X 形，于中部相吻合（图 5-20B）。

2．CDFI　玻璃体内带状回声上可见血流信号，频谱为低速动脉血流频谱，与睫状后短动脉相似。

（五）玻璃体积血

如为少量积血，可在玻璃体局部探及少量的点状低回声；如大量出血，点状、絮状回声可充满整个玻璃体，可部分与球壁相连，但不紧密（图 5-21A）。运动试验及后运动试验均阳性。陈旧性积血形成

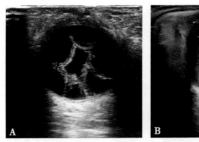
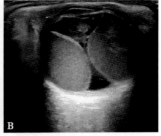

图5-20 脉络膜脱离

A. 玫瑰花征；B. 呈X形中部相吻合

机化条索后，在玻璃体内可见形态不规则的中等回声带，弯曲分叉，粗细不等（图5-21B）。如出血位于玻璃体后界膜之下称为玻璃体下积血，表现为玻璃体内的连续低回声条带，其与球壁间可探及均匀分布的细点状低回声。由于玻璃体后界膜的遮挡，积血回声与正常玻璃体间界限清楚。

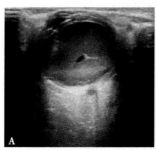
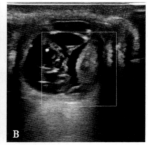

图5-21 玻璃体积血

A. 出血呈点状回声；B. 出血机化改变

（六）视网膜动脉阻塞

以总干阻塞为最常见。根据阻塞程度分为完全性和不完全性阻塞。各血管的具体表现如下。视网膜中央动脉：完全阻塞时，CDFI 和 PW 无法显示视网膜中央动脉的红色血流及血流频谱。如为不完全性阻塞，发病 24 小时内收缩期血流峰值和舒张末期血流速度显著下降，以舒张末期血流速度下降更为明显，阻力指数升高。睫状后短动脉：血流参数变化较小，收缩期血流峰值和舒张末期血流速度轻度下降。眼动脉：无明显异常改变。视网膜中央静脉：无明显异常改变。

（七）视网膜静脉阻塞

根据阻塞部位分为总干阻塞、半侧阻塞和分支阻塞。临床上又分为两型：轻型，即非缺血型；重型，即缺血型。在引起视网膜静脉阻塞的原因中，视网膜中央动脉血流动力学发生异常改变是主要的因素之一。各血管的具体表现如下：视网膜中央静脉：非缺血型血流速度较正常增加，缺血型较正常轻度下降；视网膜中央动脉：非缺血型和缺血型收缩期血流峰值和舒张末期血流速度均下降，以缺血型下降更为明显，阻力指数升高。睫状后短动脉和眼动脉：无明显异常改变。需要引起注意的是，虽然视网膜静脉发生阻塞，但是视网膜中央动脉会发生明显的异常改变。

（八）颈动脉海绵窦瘘

常由头部外伤引起，少部分由于自发性动脉瘤破裂等原因所致。分为直接型和间接型。直接型多由头部外伤引起,属于高流量瘘;间接型又称硬脑膜海绵窦瘘或者红眼短路综合征,属于低流量瘘,多见于中老年妇女,与直接型比较,进展慢,症状较轻。典型的临床表现为:球结膜水肿、充血;搏动性突眼、震颤与杂音。眼上静脉扩张是其特征性超声表现。眼上静脉位于上直肌和视神经之间,呈迂曲的管状无回声。CDFI:眼上静脉内为搏动性血流信号;PW:为高速低阻的动脉血流频谱(图5-22)。但需要注意,低流量瘘(红眼短路综合征),多数超声可显示眼上静脉扩张,但少数眼上静脉可正常,即无法显示扩张的眼上静脉。

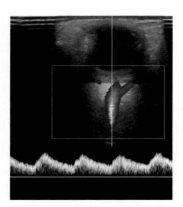

图5-22　颈动脉海绵窦瘘

四、经验分享及相关诊断标准

(一)玻璃体内膜状回声鉴别

正常玻璃体超声表现为无回声区,但合并玻

璃体、视网膜病变,尤其是一些复杂的玻璃体视网膜病变,玻璃体无回声区内常会出现各种各样的膜状回声,而且各条带状回声之间的关系复杂,容易造成误诊。下面列出各种膜状物的大致诊断思路,供参考。

1. 纤细、光滑的膜状回声　多为玻璃体后脱离的后界膜,为连续的条带状回声,可与(不完全性脱离)或不与(完全性脱离)后极部和周边球壁回声部分相连。运动试验和后运动试验均为阳性,表现为自眼球壁一侧向另一侧波浪状推进。CDFI:无血流信号。如玻璃体不完全脱离与后极部的视盘相连,与视网膜脱离鉴别存在一定困难。应用 CDFI 及结合临床表现对鉴别诊断有帮助。

2. 呈半球状隆起的膜状回声　多为视网膜脱离和脉络膜脱离。这类膜状回声一般较玻璃体后界膜厚,回声强度高,CDFI 均可见血流信号。这类膜状物根据视网膜脱离和脉络膜脱离典型的超声表现一般较易诊断。

3. 复杂性膜状回声　多为玻璃体机化膜,常继发于外伤、糖尿病视网膜病变等。表现为形态多样的膜状回声,往往粗大杂乱,与眼球壁之间的关系复杂,可不与球壁回声相附着,亦可有一点甚至多个附着点,其运动及后运动试验通常是阳性。CDFI:其上多无血流信号。有的可呈丛状回声,一端连于眼球壁,另一端为多个分支与视网膜相粘连、牵引视网膜,造成牵引性视网膜脱离,可呈一点牵引的"帐篷样"或多点牵引的"平台样"改变。但是糖尿病性视网膜病变会形成新生血管膜，CDFI 显示点状血流信号，其血流频谱并不与视网膜中央动脉或与睫状后短动脉相同并延续。

但是，如果各类病理膜状物呈非典型表现，此时容易相互混淆，甚至难以鉴别。需要多切面、全面扫查，仔细观察膜状物的位置、厚度、活动度、附着点，及与球壁、视盘的关系，结合病史、临床表现及其他检查结果才能明确诊断。

（二）硅油填充眼

超声在硅油填充的玻璃体腔内声速变慢，速度为 987m/s，而在正常眼玻璃体中的声速为 1 532m/s。超声检查硅油填充眼时，眼球显示假性扩张，眼轴变长，需要引起重视，不能按照常规的测量方法进行。国外学者采用如下公式进行修正：硅油填充眼玻璃体腔实际长度等于其超声测量值 × 0.64（987m/s 和 1532m/s 之比）。因此，实际眼轴长 = 玻璃体腔实际长度 + 前房深度 + 晶状体厚度。此外，需要注意的是，在硅油填充眼，常在球后壁前方显示规则的弧形高回声，其是硅油与视网膜间的油液界面，并非视网膜脱离的征象。

（三）眼眶常见肿瘤

1. 眼眶表皮囊肿或者眼眶皮样囊肿　比较常见，多位于眼缘外上的泪腺区。

超声表现：低回声、囊性回声或者囊实混合回声，因内容物不同可呈现不同表现。后方回声增强。CDFI：肿块内无血流信号。

2. 眼眶海绵状血管瘤　成人眼眶最常见的肿

瘤。多位于眼球后肌锥内及眶前区。

超声表现：呈圆形或者椭圆形，形态规则，边界清楚，周边可见高回声包膜。内部回声均匀，可呈筛网状改变。位于眶前的肿块加压探头可压瘪。CDFI：无血流信号或者少量点状血流信号。探头加压后血流减少，放松后瞬间血流信号增多，为该肿瘤特有的 CDFI 表现。

3．眼眶静脉性血管瘤　多发于幼年及青少年。

超声表现：呈不规则的无回声区，边界欠清楚，内部可见条状分隔，部分内可见团状强回声，伴声影，此为静脉石。CDFI：内部无明显血流信号或者较少血流信号。

4．眼眶泪腺混合瘤　又称泪腺多形性腺瘤，是最常见的泪腺上皮性良性肿瘤。好发于成年，单侧发病。

超声表现：位于眼眶外上方，呈圆形或者类圆形肿块，边界清楚，内部常为均匀的中等回声，可见无回声区，探头加压无压缩性。CDFI：内部可见少量血流信号。

5．眼眶炎性假瘤　可位于一侧或者两侧眼眶的任何部位。根据细胞成分的不同分为三型：淋巴细胞增生型、纤维硬化型、混合型。

超声表现：病变部位不同超声表现也不同。泪腺炎型病变位于泪腺区，表现为单侧或者双侧泪腺增大，回声不均匀。肿块型病变主要位于泪腺及眼外肌，泪腺区低回声肿块，眼外肌呈梭形或者球形增大。视神经周围炎型病变累及视神经及周围组织，视神经增粗，内部回声不均匀，如并发眼球筋膜囊水肿，与增粗的视神经形成所谓的 T 形征；混合型：上述表现混合存在。CDFI：可见或者无血流信号。

6. 眼眶淋巴瘤　眼眶原发性恶性淋巴瘤少见，多见于中老年人。

超声表现：常见于眼睑或者泪腺区，呈长条状或者不规则低回声，内部可见点线状高回声，常沿肌锥后间隙向后延伸生长。也可位于球后，呈形态不规则的低回声肿块。有的表现为包绕眼球壁生长，造成眼球壁厚度增加。有的可沿眼球壁、眼外肌、泪腺呈浸润性生长，形态不规则，回声不均匀，内部常见条索状或者小片状高回声。CDFI：肿块内部可见较丰富的血流信号。

7. 眼眶神经鞘瘤　来源于眼眶周围神经鞘细胞，可发生于肌锥内外。

超声表现：常沿眼眶长轴生长，常呈椭圆形，也可为圆形、分叶状、哑铃形，为低回声或者中等回声，边界清楚，周边可见高回声包膜。有的周围可见增粗的神经干。内部常可见无回声区，使肿块呈混合性改变，为其重要的超声表现。CDFI：内部可见较丰富的血流信号或者较少血流信号。

8. 眼眶视神经鞘脑膜瘤　是一种来源于视神经鞘蛛网膜细胞的良性肿瘤，可发生恶变，多见于成年女性。

超声表现：视神经增粗，呈管状或者锥状，边界清楚，内部回声不均匀，有的可见强回声钙化灶。CDFI：内部血流信号丰富。

9. 眼眶横纹肌肉瘤 多见于 10 岁内的儿童，是儿童最常见的眶内恶性肿瘤。眼眶肿物快速出现及眼球突出症状是该病的显著特点。

超声表现：肿块多位于眼眶上部，为低回声，形态不规则，边界较清楚，可压迫造成眼球变形及视神经移位。如合并坏死或者出血，内部可见无回声区。CDFI：肿块内可见丰富的血流信号。

第六节　软组织肿物

一、扫查方法及常用扫查切面

一般选用 10～15MHz 的高频探头，对于较大、位置较深的肿物采用更低频率（5MHz 或者 3.5MHz）效果更好。适当采用宽景成像功能能更好地显示软组织肿物的全貌以及与周围结构的关系。根据软组织肿物的不同部位选择合适的扫查体位。对于肿物的部位要纵、横切面全面扫查。如需定位，应用十字交叉法。应用 CDFI 及 PW 观察肿物内的血流信号及血流频谱。但要注意探头要轻压，可更清楚地显示小的血管。肿块大小要在纵、横切面上测量 3 个径线。

二、常见软组织肿物的超声诊断

（一）皮肤层常见肿物

1. 毛母质瘤 又称钙化上皮瘤，来源于毛囊

343

的毛基质细胞，是发生在皮肤真皮深部与皮下脂肪交界处的良性肿瘤。好发于颈部、腋窝、臀部、关节周围、四肢。

超声表现：皮下低回声结节，边界清楚，内部回声不均匀，多数伴有点状、斑块状甚至宽大的弧形强回声钙化。CDFI：部分结节内部及周边可探及丰富血流信号。本病一般头面部及颈部多发，结节内部可见钙化为特征性表现。

2. 表皮样囊肿　可发生于全身任何部位的皮肤或皮下软组织浅层，尤以头颈部及躯干多见。其囊壁为含有角质透明颗粒的鳞状上皮，囊内为黏稠的干酪样角化物。

超声表现：根据其组织成熟度不同，囊内角化物含量及是否合并感染，声像图表现不尽相同。可表现为皮下的低回声结节，边界清楚，形态规则，其前壁与皮肤层关系较为密切，内部回声可均匀或不均匀，有时可见到裂隙状无回声，点状或线状高回声。典型者呈"假睾丸征"。CDFI：无血流信号，合并感染时，囊肿周边血流增多。

3. 皮肤基底细胞癌　为最常见的皮肤恶性肿瘤。起源于表皮及皮肤附属器的基底细胞。好发于头面部，鼻及鼻周发病率最高。

超声表现：皮肤层内低回声或极低回声实性结节，形态不规则，大者可突出皮肤，深部呈浸润性生长。CDFI：内可见丰富血流信号，可见粗大的滋养血管。

4. 隆突性皮肤纤维肉瘤　是一种发生于真皮

和皮下间叶组织的低度恶性肿瘤。其好发于四肢、躯干和头颈部。

超声表现：皮肤及皮下组织内的紧贴皮肤的实性肿物，多可突出于体表，形态多规则，边界较清晰，回声不均匀，以低回声为主。肿瘤晚期较大时，由于浸润性生长，常表现为形态不规则，边界不清。CDFI：内可见丰富的血流信号。

（二）血管瘤

为最常见的软组织肿瘤之一。多发生于皮肤及皮下组织，也可发生于肌肉内。一般分为毛细血管瘤、海绵状血管瘤、蔓状血管瘤、肌内血管瘤。

超声表现：为形态不规则的混合性回声，边界清楚，无明显包膜，可呈蜂窝样改变，探头加压可压缩，因瘤体内血流速度缓慢，CDFI 常不能显示内部血流信号，加压探头后可显示内部血流信号。蔓状血管瘤内可见丰富的五彩镶嵌血流信号，可探及动脉或者动静脉瘘频谱。海绵状血管瘤常合并静脉石形成，内可见斑块状强回声钙化灶。

（三）脂肪瘤

脂肪瘤是一种由成熟脂肪细胞组成的良性肿瘤，是临床常见病，可单发亦可多发。它可以发生在所有脂肪组织的部位，主要是皮下组织。按照部位可分为：脂肪层脂肪瘤、肌间脂肪瘤、筋膜间脂肪瘤。肌间脂肪瘤主要累及大腿、肩部和上臂的大肌肉。

超声表现：根据瘤体内部脂肪细胞与纤维间隔比例的差异，可表现为高回声、低回声或等回声。呈圆形或椭圆形,边界清。CDFI:一般无血流信号。一般来说,位于较厚的脂肪组织中体积较小的脂肪瘤呈高回声,包膜不明显。而体积较大的脂肪瘤呈低回声,内部见条索状、带状高回声,呈典型的"羽毛状"改变。挤压探头可压缩。肌间脂肪瘤按生长情况分为边界清楚和浸润性生长两种。前者与浅表的脂肪瘤回声相似,较易诊断;而后者脂肪组织沿肌纤维走行分布,边界不清,内部为高低回声交织。MRI对于浸润性生长的肌间脂肪瘤有确诊价值。

(四)神经来源肿瘤

良性的周围神经肿瘤有两大类:神经鞘瘤和神经纤维瘤,临床上多数为神经鞘瘤。后者可表现为孤立性神经纤维瘤和神经纤维瘤病。

超声表现:位于神经走行区域,为低回声,呈形态规则的椭圆形,边界清楚,周围可见高回声包膜。内部可出现液化的无回声区。其典型改变为肿块两端与高回声的神经干相连,呈"鼠尾征"改变。但是超声对于区别神经鞘瘤与神经纤维瘤较为困难。神经进入肿块的方式对于鉴别有一定帮助:前者偏心进入,后者中央进入。

(五)弹力纤维瘤

弹力纤维瘤是好发于背部肩胛下角深方的良性纤维组织肿瘤。但有学者认为其实际上是纤维组织反应增生性瘤样病变,而非真正的肿瘤。

超声表现:肩胛下角区内侧,前锯肌、背阔肌及菱形肌的深面,肋骨与肋间浅肌之间可探及中等偏高回声肿物，呈扁椭圆形或扁平形，边界不清，内可见与病灶长轴平行的条索样高回声。CDFI：肿块内部一般无血流信号。该肿块于患者双臂胸前平屈交叉低头含胸姿势下明显突出体表，极易观察到，其回声与肌间脂肪瘤不易鉴别，但其特定的部位对鉴别诊断有帮助。

（六）肉瘤

诸多肉瘤如脂肪肉瘤、纤维肉瘤、横纹肌肉瘤等，超声表现均缺乏特征性改变，有时与良性肿瘤较难鉴别。但其往往体积巨大，位置较深，边界多较清楚，内部回声不均匀，可合并坏死液化改变。CDFI：内部多可见血流信号。如皮下软组织内出现上述表现的肿块，应高度怀疑肉瘤的诊断，可进一步行 MRI 检查，或者活检明确诊断。

（七）关节和肌腱周围肿物

1. 滑膜囊肿和腱鞘囊肿　是发生于关节和肌腱附近最常见的囊性肿物，以手指、手腕、踝、足背、膝部为多见。

超声表现：为囊性无回声，边界清楚、光滑，大多内透声良好或可见高回声细分隔，一些陈旧的腱鞘囊肿囊壁可不明显，囊内回声可类似实性改变。CDFI：囊壁及囊腔内无血流信号显示。对于二者，单纯依靠超声声像图很难鉴别，主要根据其所在位置及与关节腔的关系进行鉴别：滑膜囊肿一般位于关节旁，体积较大，仔细探查可见窄细的尖端与关节腔相通；腱鞘囊肿位于肌腱附近，体积较小，不与关节腔相通。

2. **腘窝囊肿** 又称 Baker 囊肿,为腓肠肌内侧头与半膜肌间的滑囊积液所致,常和膝关节腔相通连。

超声表现:于腘窝处见无回声,可呈椭圆形或者分叶状,多数壁薄光滑,有的内部可见细分隔或者絮状低回声。囊肿于深部呈细锥形连于关节缝隙。需要注意的是,大的腘窝囊肿可发生破裂,引起周围组织炎症反应,出现小腿疼痛、肿胀等症状。超声显示囊肿形态失常,有时在腓肠肌与比目鱼肌间可见渗出的液体回声。

3. **腱鞘巨细胞瘤** 是起源于关节、滑囊和腱鞘滑膜的肿瘤,主要发生在手指,其次是腕、踝、膝等。

超声表现:为邻近指、趾等关节或肌腱旁的低回声实性结节,部分可包绕肌腱,边界清晰,无明显包膜回声,内部回声多均匀一致,也可合并液化和钙化。CDFI:内部可见丰富的血流信号。

4. **血管球瘤** 含大量的感觉神经纤维,因此对痛觉异常敏感,患者多因发作性剧痛、遇冷刺激引发疼痛等来就诊。指甲或甲床下出现紫蓝色或紫红色斑点。

超声表现:指甲下或甲床下可探及椭圆形低回声结节,边界较清楚,加压扫查疼痛明显。CDFI:内部常见丰富血流信号,少数结节内血流稀少。

(八)结节性筋膜炎

又称假肉瘤性筋膜炎,非炎性和肿瘤病变,为肌成纤维细胞反应增生性瘤样病变。多见于成年人，20～40岁多见。最常见部位为上肢，尤其前臂的屈侧，头颈部、胸壁和后背也可发生。其有特征性的临床表现：病史较短、肿块体积较小、肿块生长迅速，常伴有疼痛和触痛。病程大多不超过1～2个月，大小一般小于3cm，很少超过5cm。按生长部位可分为皮下型、筋膜型、肌内型，以皮下型多见。

超声表现：以椭圆形或梭形为主，少部分可呈分叶状，边界清楚或者欠清楚。内部多为低回声或以低回声为主的混合回声，部分内部回声不均匀，与表皮样囊肿回声类似；部分内可见分布于周边的高回声结节，呈高低回声相间改变；部分周边可见条状高回声包绕；部分肿块紧邻筋膜生长，与筋膜相连，两端可呈"筋膜尾征"（需要注意，容易误诊为神经来源肿瘤）。CDFI：无或者可见少量血流信号。

（九）皮下脂膜炎

皮下脂膜炎是皮下脂肪的炎症性疾病，患者常因为于皮下触及结节来就诊，触之可伴或不伴有疼痛。

超声表现：皮下脂肪局部增厚，回声增强不均匀，边界不清，CDFI示内可见少量或无血流信号；部分皮下可见片状低回声或无回声区，边界清楚，CDFI示无血流信号；少部分皮下可见钙化灶，呈条状或不规则形强回声，后方伴声影。

（十）外伤性骨化性肌炎

又称为局限性骨化性肌炎，一般指创伤后，在创伤处肌肉或肌肉群中发生间质细胞的增生性反应、钙质沉着，形成异位骨化。多继发于肌肉挫伤，但是少部分人没有明确的外伤史。大多数发生于四肢的大肌肉。

超声表现：根据病程分为3期。

1. 早期　为急性水肿期。肌层内见不均匀低回声区，形态欠规则，边界清楚。CDFI：内可见点状血流信号。

2. 中期　为增殖期。出现钙化的强回声，在肿块周边呈环状分布。也可在肿块中央出现单个或者多个团状强回声，伴声影。CDFI：内可见少量血流信号。

3. 后期　为钙化修复期。由于肿块完全骨化，呈不规则片状或团块状强回声，伴声影。CDFI：内无血流信号。

（张宇虹　宣健媛　张　美）

第六章 血 管

第一节 颈 部 血 管

一、扫查方法及常用扫查切面

（一）颈动脉

患者通常采取仰卧位，也可根据具体需要采用其他体位，如侧卧位。从近心端向远心端进行二维、CDFI 及 PW 检查，先进行横切面，后进行纵切面扫查，要注意多切面、多角度扫查。检查部位：右侧颈总动脉（CCA）自无名动脉起始，左侧颈总动脉从主动脉弓起始处开始，连续观察颈总动脉的近、中、远段，颈总动脉分叉处，颈内动脉（ICA）的近、中、远段以及颈外动脉（ECA）主干。测量颈总动脉远段（分叉水平下方 1.0～1.5cm 范围）、颈动脉球部、颈内动脉近端的管径及内 - 中膜厚度（IMT）。观察有无动脉粥样斑块形成，如形成，要观察斑块的部位、形态、表面纤维帽的完整性及斑块内部的声学特征等。

（二）椎动脉

取平卧位，头可略伸向检查对侧，探头沿纵切面放于颈部偏外侧，由近心端向远心端进行二维、CDFI 及 PW 检查。纵切面扫查自椎动脉锁骨下动脉起始处至第六颈椎横突孔（V1）、横突段（V2）及寰椎段（V3），观察全程血管的走行、血管壁、管腔内结构与回声、血流充盈状态及频谱，尤其注意起始部有无狭窄。

（三）锁骨下动脉

取平卧位，受检肢体适度外展、外旋，常通过锁骨上窝，由近心端向远心端进行扫查，右侧自无名动脉分叉处、左侧自主动脉弓锁骨下动脉起始处扫查，可先横切面、后纵切面。观察血管结构及血流情况、有无动脉粥样斑块形成以及管腔狭窄。

（四）颈内静脉及颈外静脉

采用横切面及纵切面扫查。颈内静脉扫查至与锁骨下静脉汇合处，颈外静脉扫查至汇入锁骨下静脉处。二维超声观察有无血栓形成；CDFI 及 PW 观察静脉管腔血流充盈情况及血流频谱。

二、正常超声测值

相关血流动力学参数介绍如下。

1. 收缩期峰值血流速度（peak systolic velocity，PSV）　多普勒血流频谱纵轴最大振幅，单位为 cm/s。

2. 舒张末期血流速度（end-diastolic velocity，EDV）　多普勒血流频谱舒张末期的最高血流速度，单位为 cm/s。

3. 平均速度（Vmean）　一个心动周期内血流速度的时间平均值，即一个心动周期多普勒频谱包络线下的时间速度积分除以时间得到的值，单位为 cm/s。超声仪器可以自动给予计算。

4. 阻力指数（resistant index，RI）　RI＝（PSV－EDV）/PSV。该指标反映血流灌注的阻力。不同部位的动脉，RI 也不相同，RI 值越大，说明血管阻力越大，反之亦然。正常情况下，颈总动脉、颈内动脉及椎动脉为低阻力血流，而四肢动脉为高阻力血流。

5. 搏动指数（pulsatility index，PI）　PI＝（PSV－EDV）/ Vmean。该指标反映血管的顺应性。

6. 加速时间（acceleration time，AT）　指一个心动周期内从收缩期开始至收缩期顶峰的时间，单位：ms 或者 s。但要注意，肾动脉 AT 的测量是一个心动周期内从收缩期开始至收缩早期峰值的时间。该收缩早期峰值有时并非收缩期的顶峰值。

7. 收缩早期加速度（acceleration time，AC）　AC是一个心动周期内从收缩期开始至收缩期顶峰期间的血流速度变化，为频谱上升的斜率，单位 cm/s²。

8. 血流量（volume flow，V）　手动或者自动包络血流频谱，获得血流的平均血流速度，测量血管内径，超声仪器可根据平均血流速度和血管横截面积自动计算出结果，单位 ml/min。

（一）颈动脉

1. 内径及血流参数测量　在纵切面上，测量内膜表面间的垂直距离。颈总动脉具体测量部位：分叉处下 1.5cm 处；分叉处测量部位：最宽处；颈内、外动脉测量部位：分叉处上 1.0～1.5cm 处。正常颈动脉超声声像图见图 6-1。颈内动脉与颈外动脉的鉴别见表 6-1。测量 PSV、EDV 及 RI、正常参考值如下：颈总动脉 PSV（91.3 ± 20.7）cm/s，EDV（27.1 ± 6.4）cm/s，RI 为 0.70 ± 0.05；颈内动脉 PSV（67.6 ± 14.3）cm/s，EDV（27.3 ± 6.4）cm/s，RI 为 0.59 ± 0.06；颈外动脉 PSV（70.9 ± 16.1）cm/s，EDV（18.1 ± 5.1）cm/s，RI 为 0.74 ± 0.09。

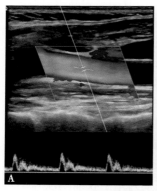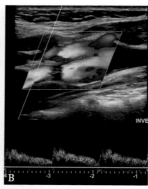
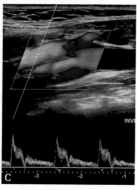

图 6-1　正常颈动脉超声声像图
A. 颈总动脉；B. 颈内动脉；C. 颈外动脉

表 6-1　颈内动脉和颈外动脉鉴别

	颈内动脉	颈外动脉
血管内径	较粗	较细
位置	颈部后外侧	颈部前内侧
血流阻力	低阻力型	高阻力型
有无分支	无分支	有分支
颞浅动脉叩击试验	无变化	震颤性血流波形

2. 内 - 中膜厚度（IMT）测量　在颈总动脉距分叉处 1.0～1.5cm 处的后壁测量。自血管内膜内表面至中膜外表面的垂直距离，为血管壁内膜与中膜的联合厚度。正常颈动脉 IMT < 1.0mm；IMT≥1.0mm 为内 - 中膜增厚，局限性 IMT≥1.5mm 定义为动脉粥样斑块形成。测量斑块的大小，以长（mm）×厚（mm）表述大小，多发性斑块测量最大的责任斑块。

3. 狭窄的判定

（1）形态学方法：直径狭窄率和面积狭窄率。

直径狭窄率：主要用于对称性狭窄，在纵切面上测量。

$$直径狭窄率 =[(D-d)/D]×100\%$$

其中 D：狭窄远心端正常的颈动脉内径；d：最狭窄处颈动脉内径

面积狭窄率：主要用于非对称性狭窄，在横切面上测量。

$$面积狭窄率 =[(A-a)/A]×100\%$$

其中 A：原动脉管腔面积；a：残余管腔面积

（2）血流动力学方法：目前对于颈内动脉狭窄多采用 2003 年美国放射年会超声会议公布的标准，具体见表 6-2。关于颈动脉置入支架的狭窄目前尚无统一标准，推荐国外学者 Armstrong 等的标准，见表 6-3。

有关颈动脉粥样斑块的超声评估、颈动脉内膜剥脱术（CEA）、颈动脉 / 椎动脉支架置入术超声评价的相关内容参见后述。

表 6-2　颈内动脉狭窄诊断标准

狭窄程度 /%	PSV/（cm/s）	EDV/（cm/s）	PSVICA/PSVCCA
正常或＜50	＜125	＜40	＜2.0
50～69	125～230	40～100	2.0～4.0
70～99	＞230	＞100	＞4.0
闭塞	探测不到	无	无

表 6-3　颈内动脉支架狭窄诊断标准（Armstrong 等）

狭窄程度 /%	PSV/（cm/s）	EDV/（cm/s）	PSV 比值*
50%	＞150	＜125	＞2
75%	＞300	＞125	＞4

* 支架狭窄处 PSV 与颈总动脉 PSV 比值

（二）椎动脉

测量 V1、V2、V3 段的内径，测量血流参数 PSV、EDV 及 RI。正常椎动脉超声声像图见图 6-2。椎动脉正常血流参数参考值见表 6-4。椎动脉狭窄目前没有统一的标准，推荐诊断标准见表 6-5。

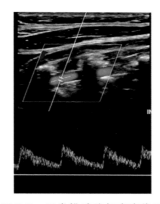

图 6-2 正常椎动脉超声声像图

表 6-4 椎动脉血流参数正常参考值

D/mm	PSV/(cm/s)	EDV/(cm/s)	RI	PI
3.7±0.45	52.1±14.0	19.2±5.8	0.62±0.05	0.97±0.30

引自唐杰,温朝阳. 腹部和外周血管彩色多普勒诊断学. 3 版. 北京：人民卫生出版社

表 6-5 椎动脉狭窄诊断标准

狭窄程度/%	PSV/(cm/s)	EDV/(cm/s)	PSV 起始段/PSV 椎间隙段
正常或<50	<170	<34	<2.5
50～69	≥170,<200	≥34,<60	>2.5,<4.1
70～99	≥200	≥60	>4.1
闭塞	无血流信号	无血流信号	无血流信号

（三）锁骨下动脉

测量近、中、远段内径,测量血流参数 PSV、EDV

及 RI。锁骨下动脉狭窄目前没有统一的诊断标准，首都医科大学宣武医院华扬等的标准见表 6-6。

表 6-6 锁骨下动脉重度狭窄标准

狭窄程度 /%	PSV/(cm/s)	EDV/(cm/s)	PSVOR/PSVdis
70～99	≥343	≥60	≥4.0

PSVOR：狭窄段；PSVdis：狭窄远段

锁骨下动脉窃血综合征分型：①隐匿型窃血（Ⅰ级），患侧椎动脉血流频谱显示收缩期"切迹"征，即仅在收缩期早期有短暂的反向血流，收缩中晚期和舒张期为正向血流；②部分型窃血（Ⅱ级），患侧椎动脉收缩期血流方向逆转，舒张期血流方向正常，呈现双向"震荡性"血流频谱；③完全型窃血（Ⅲ级），患侧椎动脉收缩期及舒张期血流方向完全逆转，与同侧颈总动脉血流方向完全相反（图 6-3）。

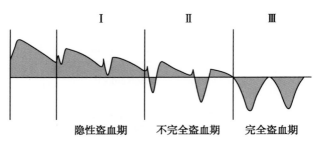

图 6-3 锁骨下动脉窃血综合征分型示意图

三、相关急症超声诊断要点

颈动脉夹层多见于颈内动脉。患侧颈动脉内

径增宽，管腔内见一菲薄的膜状回声，其将颈动脉管腔分为真腔和假腔两部分，呈"双腔管征"。收缩期膜状回声向假腔飘动，舒张期摆向真腔。CDFI：真腔血流速度快，呈五彩镶嵌状，假腔血流色彩暗淡。有时可显示血流由真腔进入假腔。短轴切面呈典型"双腔管征"。颈动脉夹层远心段动脉管腔内血流频谱呈低速低阻改变。

但是，部分颈动脉夹层表现为壁内血肿或者管腔闭塞，并没有上述的典型超声表现，容易漏诊。此外，由于颈内动脉管径细、位置深，加上夹层发生的位置较高，检查的范围受限。造成颈内动脉的夹层比颈总动脉更易漏诊。

该病好发于青壮年，外伤、各种体育活动、剧烈咳嗽以及推拿按摩等均是青壮年颈动脉夹层形成主要因素。颈内动脉夹层典型临床表现为三联征：包括一侧头颈部的疼痛、Horner 综合征及脑或视网膜缺血。因此，对于青壮年，在没有颈动脉粥样斑块的情况下，出现颈内动脉的狭窄、闭塞，结合相应的临床表现，要仔细检查是否存在颈动脉夹层。

四、经验分享及相关诊断标准

（一）颈内动脉闭塞的诊断

颈内动脉（ICA）闭塞超声表现如下：①完全闭塞，二维超声显示 ICA 管腔内被实性回声充填；彩色、能量多普勒超声显示无血流信号，PW 无血流频谱显示；慢性闭塞时，ICA 血管变细；颈总动表现为高阻力血流频谱,可见反向波。②接近闭塞,颈内动脉颅外段血管腔内 CDFI 显示血流充盈呈"细线征"。多普勒频谱呈收缩期单峰型或低流速高阻力型特征。③远段闭塞,闭塞病变位于颅内段,需要根据颈内动脉血流频谱特征改变进行初步判断。当血流频谱出现无舒张期、单纯收缩期低速血流信号 - 单峰型改变者,应考虑为颈内动脉于眼动脉分支前闭塞;若舒张期血流存在,但出现低速高阻力型血流频谱特征者,应考虑为颈内动脉于眼动脉分支以远闭塞。

鉴别 ICA 完全闭塞和接近闭塞具有重要的临床意义。但要注意:①速度标尺(scale)要降低;②仔细扫查,寻找最佳切面,尽量避免钙化的影响;③有时使用 PW 检测低速血流频谱比 CDFI 更敏感,增高多普勒增益,可以显示微弱的血流频谱信号;④在纵切面的基础上,应用横切面扫查,同时显示 ICA 和 ECA,会获得较好效果。此外,在 ICA 闭塞或者接近闭塞时,ICA 和 ECA 的判定需要注意。由于 ICA 闭塞,ECA 参与部分侧支循环形成(通过滑车上动脉到眼动脉),由原来的高阻力变为低阻力,血流频谱与 ICA 类似。但与典型的 ICA 血流频谱比较仍有区别,虽然为低阻力改变,其尖锐的收缩期上升支仍会存在,也可以行颞浅动脉叩击试验进行证实。

(二)锁骨下动脉窃血综合征诊断注意的问题

1. 椎动脉出现反向血流频谱是该病的典型征象。发现该征象后,应该明确锁骨下动脉起始部或者无名动脉有无狭窄或者闭塞改变，寻找病因。即使某些患者由于各种原因，左锁骨下动脉及无名动脉无法清楚显示，也应该提示该病的诊断，建议进一步检查明确病因。当然，最常见原因除了动脉粥样硬化以外，其他如多发性大动脉炎、先天性血管畸形、胸廓出口综合征、肿瘤压迫、动脉血栓形成等也可导致该病发生。

2.即使左锁骨下动脉起始部及无名动脉存在狭窄或者闭塞，在下列情况下，患侧椎动脉并不出现反流：①合并双侧颈总动脉重度狭窄或者闭塞；②合并远端锁骨下动脉或者肱动脉重度狭窄或者闭塞；③合并椎动脉闭塞。

3.多数锁骨下动脉窃血综合征的患者是以上肢脉搏减弱或者无脉来诊。一般上肢动脉表现为彩色血流暗淡，峰值流速减慢，正常三相波消失。需要注意的是，出现上述改变并非都合并锁骨下动脉窃血，如果锁骨下动脉远段、腋动脉狭窄也可以造成上述改变，但并无锁骨下动脉窃血发生。

（三）颈动脉粥样斑块的超声评估

颈动脉粥样斑块的超声评估分为形态学评估、声学特征评估及斑块的易损性评估。

1.形态学评估　①规则形斑块：二维超声显示斑块为扁平形，表面纤维帽完整。②不规则形斑块：二维超声显示斑块表面不光滑，纤维帽显示不完整。CDFI显示斑块所在的管腔血流充盈不全。③溃疡性斑块：斑块表面纤维帽破裂不连续，形成"火山口"征，"火山口"长度≥1.0mm。CDFI显示血流向斑块内充盈。

2. 声学特征评估　评估分为均质性回声和不均质回声。①均质性回声：二维超声显示斑块内回声均匀一致。根据斑块回声与血管壁回声强弱的差异分类：低回声斑块，斑块内回声低于内膜层；中等回声斑块，斑块内回声与内膜层相等；强回声斑块，斑块内回声等于或略高于外膜层。②不均质回声：斑块内有 20% 以上的回声不一致为不均质回声斑块。

3. 斑块的易损性　斑块的易损性是通过对斑块的形态学、内部回声、表面纤维帽的完整性等信息进行综合分析判断，另外与患者脑血管病变危险因素的治疗有效性密切相关。应通过超声检查所见描述并结合患者的危险因素进行综合评估与治疗随访，客观评估斑块的易损性。出现以下表现的斑块常为易损性（不稳定性）斑块：①极低回声的均质性斑块（尤其厚度 > 2mm）；②不均质斑块为低、中、强回声混杂。斑块内合并出血，内见无回声或者混合不均质回声；③不规则斑块：形态不规则，表面不光滑，表面有血栓形成；纤维帽破裂呈锯齿样改变；斑块破溃呈"火山口"样改变；④超声造影显示斑块内有新生血管，斑块肩部增强或者内部大面积增强。

（四）颈动脉内膜剥脱术、颈动脉支架置入术及椎动脉支架置入术超声评估相关内容

评估相关内容一般分为术前、术中及术后进行不同项目超声检测。详见表 6-7。

表 6-7 颈动脉内膜剥脱术、颈动脉支架置入术及椎动脉支架置入术超声评估

	颈动脉内膜剥脱术	颈动脉支架置入术	椎动脉支架置入术
术前	颈动脉超声检测：①检测评估病变血管狭窄程度与斑块累及的范围，斑块上肩部距颈动脉分叉的距离。②检测病变血管的残余管径、原始管径及血流动力学参数，可为 CEA 术后成功率的评估提供重要的基础信息，评估记录血管狭窄程度。③检测评估斑块的声波特征，观察纤维帽结构的完整性，检测溃疡性斑块，预防 CEA 术中 CCA 与 ICA 夹闭前微栓子的发生	动脉超声检测：①检测记录颈动脉狭窄段残余与原始管径，评估狭窄段与狭窄以远段血流速度、判断血管狭窄程度。②评估责任斑块的回声性质，特别要注意基底部钙化斑块的提示，减少残余狭窄及支架内血栓形成的风险度	①检测血管狭窄位置、长度，评估狭窄程度。②颅外段椎动脉狭窄术前评估应包括残余管径、原始管径，狭窄段狭窄远段血流速度比值
术中	颈动脉超声检测：①测量记录血管内径与血流速度，与术前比较血管内径的改善，评估血流的通畅性。②检测是否存在残留斑块、内膜，发现动脉夹层、测量残余狭窄（斑块剥脱不全或血管壁缝合狭窄）等		

续表

颈动脉内膜剥脱术	颈动脉支架置入术	椎动脉支架置入术
术后		
颈动脉的通畅性及周边软组织的结构变化是CEA术后常规检测的重要内容。通常是在术后1周内，局部伤口不影响检测时进行。当临床怀疑患者出现软组织血肿等情况时，CDFI检测没有时间的限制。①CEA术后1周内CDFI检测评估血管内径、血流速度的改善。②及时发现围软组织血肿，预防血肿压迫造成患者呼吸困难或窒息。③及时发现急性颈动脉闭塞。④CEA远期疗效的随访评估	颈动脉超声检测：①检测记录颈动脉支架的位置、长度、类型。②检测记录颈动脉支架近、中、远段内径及对应的血流速度存在残余狭窄者时计算残余狭窄率。③支架术后第3、6、12个月及以后每12个月复查一次评估支架的通畅性，再评估远期疗效	①检测椎动脉支架的位置、长度、类型。②检测椎动脉支架内径及血流速度，存在残余狭窄者应计算残余狭窄率。③支架术后第3、6、12个月及以后12个月复检

引自国家卫生和计划生育委员会（现国家卫生健康委员会）脑卒中防治工程委员会. 中国脑卒中血管超声检查指导规范

第二节　四肢血管

一、扫查方法及常用扫查切面

（一）上肢动脉

通常采取平卧位，被检肢体外展、外旋，掌心向上。顺序扫查无名动脉、双侧锁骨下动脉、腋动脉、肱动脉、尺动脉及桡动脉。先应用二维超声进行横切面和纵切面扫查，观察有无 IMT 增厚及粥样斑块形成，然后应用 CDFI 显示血流，最后用 PW 测定相应的血流参数。

（二）下肢动脉

通常采取平卧位，被检肢体略外展、外旋。膝关节略弯曲。顺序扫查双侧股总动脉、股深动脉近端、股浅动脉、腘动脉、胫腓动脉干、胫后动脉、腓动脉、胫前动脉及足背动脉。观察内容同上肢动脉。

（三）上肢静脉

常用平卧位，被检上肢外展、外旋。二维超声采用纵切面及横切面间断加压法扫查。由锁骨上窝、下窝或胸骨上窝纵切扫查双侧锁骨下静脉；然后间断加压依次横切扫查腋静脉、肱静脉、头静脉、贵要静脉。在纵切面，应用 CDFI 及 PW 依次检查上述静脉。应用二维超声观察静脉有无血栓，应用 CDFI 及 PW 观察静脉管腔充盈情况及频谱特征。

（四）下肢静脉

常用平卧位，被检下肢略外展、外旋。检查腘静脉、小隐静脉也可采用俯卧位或侧卧位。对于下肢静脉慢性血栓患者，评价瓣膜功能时可采取站立位、头高足低卧位及坐位。二维超声采用横切面间断加压法扫查。顺序扫查股静脉、腘静脉、大隐静脉、小隐静脉、胫后静脉、腓静脉以及小腿肌间静脉。在纵切面，应用 CDFI 及 PW 依次检查上述静脉。观察内容基本与上肢静脉相同，但瓣膜功能的检查主要用于下肢静脉。

二、正常超声测值

（一）四肢动脉

二维超声显示管壁清晰光滑，无局限性狭窄或者扩张，无粥样斑块或者血栓形成。CDFI：为充盈良好的搏动性彩色血流。通常显示为红蓝相间的色彩交替。PW：为高阻力的血流频谱，在静息状态下，正常频谱为三相波形，即收缩期的快速上升波、舒张早期的短暂反向波和舒张晚期的低速上升波。四肢动脉的血流速度从近端到远端逐渐下降。四肢动脉正常超声声像图见图 6-4。四肢动脉的正常血流参数参考值见表 6-8。四肢动脉的狭窄的诊断标准目前多采用 Cossman 等提出的标准，具体参见表 6-9。

（二）四肢静脉

二维超声显示静脉壁菲薄或者难以显示，内膜光滑、平整，管腔内呈无回声。探头加压可使管腔消失,即管腔具有可压缩性。部分管腔内可见静脉瓣回声。CDFI:显示单一方向的回心血流信号,在挤压远端肢体放松后或者瓦氏动作时,血流信号中断。一些小的静脉,如桡静脉、尺静脉、胫

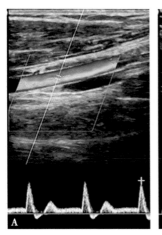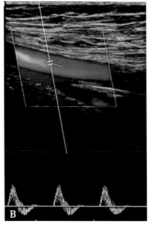

图 6-4 四肢动脉正常超声声像图

A. 肱动脉; B. 股动脉

表 6-8 四肢动脉血流参数正常参考值 单位:cm/s

	收缩期流速峰值	舒张期反向流速峰值
腋动脉	54～125	25～45
肱动脉	53～109	20～40
桡动脉	38～67	～
股总动脉	90～140	30～50
股浅动脉	70～110	25～45
腘动脉	50～80	20～40

引自唐杰,温朝阳. 腹部和外周血管彩色多普勒诊断学. 3 版. 北京:人民卫生出版社

表 6-9　四肢动脉狭窄和闭塞的超声诊断标准（Cossman 等）

狭窄程度 /%	狭窄处收缩期峰值 血流速度 /（cm/s）	收缩期流速 峰值比△
正常	<150	<1.5：1
30～49	150～200	1.5～2：1
50～75	200～400	2～4：1
>75	>400	>4：1
闭塞	无血流信号	

　　引自唐杰,温朝阳.腹部和外周血管彩色多普勒诊断学.3 版. 北京：人民卫生出版社。△：病变处与相邻近侧正常动脉段相比； 动脉狭窄程度：直径狭窄率

静脉、腓静脉等，管腔内可没有自发性血流信号， 通过挤压远端肢体时，可出现血流信号。四肢静 脉正常超声声像图见图 6-5。

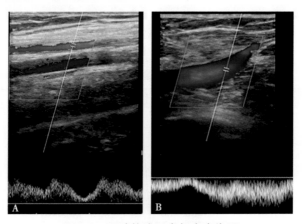

图 6-5　四肢静脉正常超声声像图

A. 肱静脉；B. 股静脉

三、相关急症超声诊断要点

（一）急性四肢动脉栓塞

1. 二维超声　栓塞部位动脉管腔内见低回声或者中等回声团块，急性动脉栓塞时，近端动脉管腔往往较整齐，栓子与管壁分界清楚，可显示较明显的栓子轮廓。管壁结构尚清晰、完整，动脉搏动减弱或消失（图 6-6A）。

2. CDFI　完全栓塞时，栓塞处彩色血流中断，其远端血流也可消失（图 6-6B）。不完全栓塞时，栓塞处可见充盈缺损及变细的彩色血流束。

3. PW　动脉不完全栓塞时，管腔栓塞段血流 PSV 增快，其远心端 PSV 不同程度减慢，呈单相低速、低阻力血流频谱。完全栓塞时，动脉阻塞部位无血流频谱显示，栓塞远端动脉管腔内血流频谱微弱或消失。

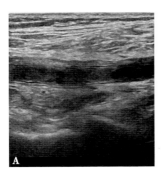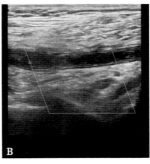

图 6-6　腘动脉栓塞

A. 二维图像；B. CDFI

（二）四肢深静脉血栓形成

1．二维超声 急性血栓形成时（2周内），静脉管腔增宽，内呈低或者无回声，管腔不能被压瘪。

2．CDFI 管腔内血流信号消失或充盈缺损。

3．PW 血流频谱期相性消失。瓦氏动作消失或减弱。挤压远端血管血流增强消失或减弱。

4．随着病程的进展，进入亚急性期（2周～6个月），血栓回声增强，血栓的体积缩小、固定，静脉管径可为正常大小。CDFI可显示血栓再通。在血栓慢性期（6个月以上），如血栓未溶解，会发生纤维化，导致管腔狭窄、闭塞及瓣膜功能受损。

具体超声表现见图6-7。

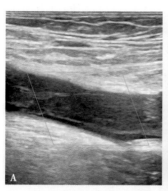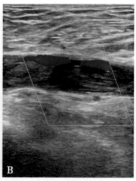

图6-7 股静脉血栓形成
A. 完全阻塞；B. 伴部分再通

（三）四肢动脉夹层动脉瘤

超声表现与腹主动脉夹层动脉瘤相类似，参见第六章第四节的相关内容。

四、经验分享及相关诊断标准

（一）扫查技巧和注意事项

1. 动脉硬化闭塞症主要累及下肢动脉。在诊断动脉闭塞时，除了二维超声表现外，CDFI 及 PW 不能在闭塞段探及彩色血流及频谱，但要注意调整好相关参数：如彩色增益、速度标尺、多普勒角度等。同时，闭塞动脉的远端，正常三相波消失，呈双相波，严重者可呈"小慢波"改变。反过来，如动脉频谱三相波消失，可以推断探查动脉的近心端往往存在狭窄或者闭塞。但要注意，老年人或者心脏排血功能较差的患者，以及肢体运动、感染及温度升高时，均可以出现正常三相波消失的改变。

2. 四肢静脉　　上肢深静脉多成对，与同名动脉伴行，以同名动脉寻找静脉较为容易；要双侧对比扫查，横切面加压扫查更利于显示血栓回声；上肢浅静脉及部分深静脉位置表浅，探头扫查时要轻压。下肢静脉扫查与上肢静脉类似。此外，小腿静脉检查时宜采用横切按压结合纵切扫查的方法，以伴行的动脉作为寻找标志。因为小腿静脉内的血流信号并非自发性，正常时常不显示，需要挤压远端肢体或者足部来显示血流。

3. 在进行超声检查前，了解受检者的病史和临床表现非常重要。比如糖尿病、心力衰竭、盆腔恶性肿瘤、既往深静脉血栓形成等病史，以及四肢急性疼痛、水肿等症状均有助于诊断。

（二）四肢血管疾病相关诊断原则及注意事项

1. **动脉硬化性闭塞与动脉栓塞的鉴别** 动脉硬化性闭塞是局部斑块形成凸向管腔，导致管腔狭窄、闭塞，或者在动脉粥样斑块形成的基础上常并发慢性血栓形成。而动脉栓塞为栓子脱落导致的局部管腔闭塞。前者动脉斑块常较多、较严重，动脉管腔充填斑块回声，或者在管壁斑块的基础上，管腔内充填低回声团块，团块与管壁分界欠清楚。而后者动脉也可存在斑块回声（有的动脉壁光滑，无斑块回声），但管腔内的实质性团块（栓子）与管壁分界清楚，可显示较明显的栓子轮廓。此外，要密切结合临床表现。前者病史较长，缺血症状为渐进性加重。后者常有典型的临床表现，即5P征：疼痛、苍白、无脉、运动障碍以及感觉异常。两者 CDFI 表现类似，但性质截然不同，后者为急性病变，临床常需要紧急处理。但要注意，少数患者可在动脉斑块的基础上并发急性血栓形成，与动脉栓塞的表现相似。

2. **假性动脉瘤** 常见诱因是局部创伤，医源性以股动脉假性动脉瘤常见。二维超声显示动脉周围的局限性包块较容易，往往为无回声或者混合回声。但是如果没有考虑到假性动脉瘤的诊断，可能诊断为"囊性或者混合性肿物"，该诊断与假性动脉瘤的诊断大相径庭。应用 CDFI 显示肿块内的血流是正确诊断的关键。当然，PW 可显示瘤"颈部"特征性的双期、双向血流频谱。超声报告应反映以下内容：①瘤的大小，与什么动脉相连、相连的位置；②瘤"颈部"的长度和直径；③瘤体内是否合并血栓，如合并血栓，血栓的大小；④瘤体内的血流情况。上述内容对临床决定保守治疗或是手术治疗非常重要。

3. 四肢深静脉血栓形成

（1）按压不要过度用力，尤其是对于漂浮于管腔内的急性血栓，应避免按压。对于四肢明显肿胀或者较肥胖者，通过按压观察管腔压瘪常较为困难，可以采用站立位置，或者采用低频凸阵探头可获得较好效果。对于髂静脉以及小腿深静脉按压效果较差，不能仅凭按压法诊断血栓，应该结合二维及 CDFI 综合考虑。

（2）在急性血栓形成时，短期形成的新鲜血栓可呈无回声，此时仅仅依靠管腔内的实质性回声诊断就会误诊，需要结合按压和 CDFI 表现。有时静脉管腔内血流缓慢流动，可显示为云雾状回声，与血栓相似，此时管腔可以压瘪，并非血栓形成。

（3）超声可以通过血栓的回声推断血栓形成的时间，但是并非绝对准确，尤其是对于急性和亚急性血栓的判定。因此，不建议或者应非常慎重做出"急性血栓"的诊断。

（4）期相性是四肢静脉正常频谱的一个特征，即血流速度及血流量受呼吸影响，PW 血流频谱可清楚显示。对于四肢深静脉血栓，一般情况下，通过按压结合二维超声及 CDFI 表现能够确定诊断。但不应忽略静脉的期相性，否则会发生漏诊。如果静脉期相性消失，在绝大多数情况下，意味着其近心端静脉存在梗阻。除了血栓外，尤其要注意盆腔或者腹股沟肿块对髂静脉或者股静脉的外压，如宫颈癌盆腔转移的患者，会出现下肢明显肿胀。此时按压、二维超声及 CDFI 可均无异常表现。但是，应用 PW 可显示股静脉血流频谱期相性消失，频谱平直，提示近端梗阻。通过进一步检查可明确下肢肿胀的原因。此外，如果由于各种原因造成髂静脉扫查不清，可以通过远端股静脉频谱的期相性间接反映髂静脉的通畅程度。

4. 与正常静脉的期相性不同，如果髂静脉、股静脉频谱呈现非常明显的搏动性改变，是由于充血性心力衰竭所致。此时，不要把静脉误认为动脉。结合患者病史及其周围正常动脉频谱改变较易鉴别。

5. 小腿肌间静脉丛血栓　可以孤立性存在。因此，当患者小腿存在较为明显的临床症状时，如压痛、饱满肿胀等，尽管小腿并非超声常规的检查部位，但也应该根据具体情况进行检查以明确诊断。

6. 胸廓出口综合征　是指臂丛神经、锁骨下动脉、静脉在经过锁骨后方的第一肋骨前的胸廓出口处，受到软组织或者骨性组织压迫而产生的一组神经和 / 或血管受压综合征。少数情况下也可累及腋动、静脉。临床表现分为神经受压、动脉和静脉受压引起的不同症状。

超声表现：用于判断锁骨下动脉、静脉及腋动脉、静脉是否受压。对上肢位于不同的体位进行检查，观察动脉、静脉是否存在狭窄、血栓等改变。

其中两个比较特殊的检查体位：①受检者坐位，头转向对侧，上肢外展约 90°，肘关节弯曲呈锐角，挺胸，上臂向后，称之为"行军礼位"；②与上述体位类似，不同的是肘关节弯曲呈直角或者钝角，称之为"宣誓位"。如果受检者存在特殊的引起症状的体位，可按相应体位进行检查。具体动脉狭窄、闭塞及静脉狭窄、扩张、血栓形成的超声表现在此不赘述。

7. 血栓闭塞性脉管炎　又称 Buerger 病。主要侵犯下肢中小动脉、静脉，节段性炎症和血栓同时存在，好发于 20～40 岁吸烟的男性。早期症状可有足趾发冷、麻木及感觉异常等。后期可出现间歇性跛行等症状。

超声表现：多累及腘动脉以下动脉，呈节段性分布，受累管腔内径不均匀变细、甚至闭塞，内膜粗糙、增厚，呈"虫蚀样"改变。CDFI：受累管腔血流变细或者消失。PW：较重者三相波消失或无法探及血流频谱，远端管腔血流频谱可呈"小慢波"改变。

8. 经外周穿刺中心静脉导管（peripherally inserted central catheter，PICC）置入超声评价　PICC 是指经外周静脉（贵要静脉、肘正中静脉、肱静脉、头静脉等）穿刺插管，并将导管末端送达上腔静脉管腔。PICC 存在诸多并发症，如感染、堵塞、脱落、血栓形成等，其中较严重的并发症是导管相关性静脉血栓形成。PICC 正常超声表现：为静脉管腔内的高回声，呈长条平行的双线状，横切面呈直径不同的"环套环"改变。导管在静脉管腔内走行延伸，表面光滑，管壁无异常团块状回声附着。
CDFI：静脉管腔内血流充盈良好，导管回声在彩色
血流信号中浮现。PICC 相关性上肢静脉血栓形成
超声表现：置管静脉管腔增宽，可见 PICC 管壁周
围包绕着实质性团块回声，管腔不完全阻塞时实
性回声团与静脉壁分离，CDFI 显示为周围血流迂
曲通过；完全阻塞时可见实性团块充满静脉管腔，
CDFI 显示无血流通过。需要注意的是，有时在穿
刺点附近由于 PICC 管与血管直径相似，超声显示
导管壁与血管壁紧贴在一起，CDFI 没有血流信号
显示，但连续扫查进入较宽的静脉后可显示血流，
不要误认为完全性静脉血栓形成。

9. 四肢静脉除了血栓形成和静脉反流疾病，还
有一些疾病可以引起与其类似的临床表现，如四
肢肿胀、疼痛等。这些疾病主要有：淋巴水肿、血
肿、蜂窝织炎和脓肿、肌肉损伤、腘窝囊肿破裂等。
除了这些疾病具有各自的超声表现外，静脉血流
通畅也是鉴别要点。

（三）下肢静脉反流超声检查方法及诊断

评估下肢静脉瓣膜功能，为治疗方案提供依据，
中国医师协会超声医师分会血管超声检查指南中
关于下肢静脉反流的超声检查方法和诊断如下：

1. 下肢静脉反流超声检查方法

（1）从腹股沟经大腿前、内侧扫查与同名动脉
伴行的股总静脉、股深静脉和股浅静脉；从腘窝开
始，分别向大腿远侧和小腿近侧扫查腘静脉，分别
采用远侧肢体挤压法检测各静脉是否存在反流。

（2）从腹股沟部显示隐股交界，采用远侧肢体挤压法或瓦氏动作法检测其瓣膜功能。测量隐股交界直径。显示隐腘静脉交界，采用远侧肢体挤压法检测其瓣膜功能。测量隐腘静脉交界直径，测量隐腘静脉交界与腘窝皮肤皱褶之间的距离。

（3）扫查大隐静脉、小隐静脉主干及其属支，采用远侧肢体挤压法检测是否存在反流。分段测量大隐静脉、小隐静脉主干直径。

（4）穿静脉超声检查：横切扫查大腿、小腿深静脉全程，显示与其相连接并穿过筋膜的穿静脉。采用远侧肢体挤压法检测是否存在反流。测量瓣膜功能不全的穿静脉直径。利用穿静脉与下肢的浅表解剖标志（如腹股沟皮肤皱褶、腘窝皮肤皱褶、内踝、外踝、胫骨前缘等）之间的距离描述穿静脉的解剖部位。

2. 下肢静脉反流的超声诊断　超声检查时可用以下几种方法诱发静脉反流（下行血流）。一般认为，正常静脉内无反流或反流时间 < 0.5 秒；静脉反流时间持续 1 秒以上即可诊断静脉瓣膜功能不全。以下几种检查方法中，第 1～3 种方法均利用被检静脉内血液的重力作用诱发静脉反流，必须在站立位、头高足低位或坐位下进行；第 4 种方法利用瓦氏动作时腹压增高，而不是静脉血液的地心引力诱发静脉反流，可在平卧位下进行，评价某些静脉瓣功能。

（1）远侧肢体挤压法：远侧肢体挤压法是观察被检静脉的远侧肢体挤压解除后，被检静脉内是否出现静脉反流（下行血流）并测量反流时间，为超声检查时诱发静脉反流的最常用方法。

（2）小腿袖带充气法：小腿袖带充气法是观察被检静脉的远侧小腿充气袖带快速减压时，被检静脉内是否出现静脉反流并测量反流时间。

（3）踝关节屈曲运动法：踝关节屈曲运动法是观察经过数次踝关节跖屈和背屈运动后，被检静脉内是否出现静脉反流并测量反流时间。

（4）瓦氏动作：瓦氏动作是深吸气后，屏气过程中用力做呼气动作以增加腹压，观察被检静脉内是否出现静脉反流并测量反流时间，主要用于评估隐股交界瓣膜功能。瓦氏动作法不适用于检测下肢远侧静脉反流。

第三节　血液透析通路超声评价

　　血液透析是终末期肾病即尿毒症患者的肾脏替代治疗方式之一，是目前最常应用的血液净化疗法。通路由动脉与邻近静脉吻合而成，最常选用非惯用侧的桡动脉和头静脉，因为该部位容易反复穿刺及维护，一般内瘘成熟需6～8周。超声对于血液透析通路血管的术前、术后评价具有重要作用。

一、透析造瘘术前超声评估

（一）扫查方法及常用扫查切面

患者取仰卧位，受检肢体略外展。动脉检查

从锁骨下动脉远端向桡动脉顺序进行。纵、横切面相结合进行二维超声及 CDFI 检查,对桡动脉及头静脉的中远段重点进行扫查,以确定是否存在狭窄或闭塞。具体包括以下评估内容。

1. 桡动脉 血管的走行、内径、血流速度及血管壁情况。在腕部拟手术部位桡动脉横切面上测量内径,在长轴切面测量桡动脉的流速。如桡动脉出现流速减低合并频谱异常,如频谱呈"小慢波"改变,要对肱动脉、腋动脉及锁骨下动脉进行检查。

2. 头静脉 血管的走行、分支、血流充盈情况及血管距皮肤深度等。检查时手法要轻柔,应用足量耦合剂,避免头静脉受压变窄,在拟手术部位头静脉横切面测量内径。如果静息状态下头静脉扩张明显,频谱期相性消失,要对肱静脉、腋静脉、锁骨下静脉进行检查。

完成上述检查后在体表做出描记。

(二)正常超声测值

1. 对于造瘘术较理想且合适的桡动脉最小内径为 1.6~2.0mm,头静脉最小内径为 2.0~2.5mm。

2. 目前桡动脉流速尚没有公认的标准,参照有关文献,建议桡动脉 PSV>40cm/s。

二、透析造瘘术后超声评估

(一)扫查方法及常用扫查切面

应用二维超声观察流入道动脉、动静脉瘘、流出道静脉及属支,并检查瘘后远心端动脉。在横切面显示血管,测量管径、管壁厚度并观察可压缩性。在纵切面应用 CDFI 和 PW 检测血流和频谱。如果流出道静脉存在多条分支，且影响动静脉瘘流量时，应在体表标记走行，并在超声报告中明确记录各条分支流量情况。

（二）正常超声测值

正常动静脉内瘘超声表现如下。

1. 流入道动脉　低阻血流频谱，血流速度可增高。

2. 动静脉瘘　瘘口处血流呈漩涡状、五彩镶嵌的血流信号，为低阻血流频谱，可出现频谱紊乱，血流速度较流入道动脉增高。

3. 流出道静脉　呈动脉样低阻血流频谱，从动静脉内瘘处向近心端方向血流速度逐渐减低。探头加压后静脉管腔消失。

由于流入道动脉、瘘口及流出道静脉的内径及血流对于估测血流量存在诸多问题，而上臂肱动脉的血流量与内瘘血流量具有较好的相关性。因此，可以通过计算肱动脉血流量来反映瘘口血流量。

血流量的计算公式：血流量（ml/min）＝ 管腔横截面积（cm^2）× 平均流速（cm/s）× 60，可采用手动或者由仪器描记完成。

推荐采用 2006 美国肾脏基金会血管通路实践指南（NKF-KDOQI）中成熟内瘘的标准：自然血流量 > 600ml/min；内瘘静脉内径 > 6mm；内瘘静脉前壁距皮肤 < 6mm。

正常动静脉瘘口处血流频谱见图 6-8。

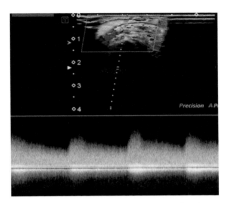

图 6-8　正常动静脉瘘口血流频谱

三、相关并发症的超声诊断要点

1. 狭窄　最常发生于吻合口,其次为流出道静脉。二维超声可见局部管壁增厚,管腔内径变窄,PW 显示血流速度增高,流入道动脉血流阻力升高,趋向变为正常动脉血流频谱(图 6-9A)。动静脉瘘口狭窄的诊断一般应用瘘口处流速与流入道动脉流速的比值,流出道静脉狭窄的诊断应用狭窄处流速与相邻静脉段内流速的比值。推荐标准:流速比值≥2.5,狭窄率≥50%。应在体表标记狭窄长度,同时测量正常流出道静脉的内径并标记体表位置,为患者行球囊扩张术或动静脉瘘手术提供参考。

2. 血栓形成　是人工动静脉内瘘最常见的并发症,可发生于人工动静脉内瘘相关的动、静脉和瘘口处。超声表现：相应部位的管腔内完全或者部分充填不均质的低至中等回声（图 6-9B）。CDFI：未见明显血流信号或少量星点状血流信号。PW：流出道静脉血流恢复为连续性静脉频谱，流入道动脉血流恢复为正常动脉频谱。

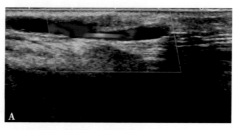

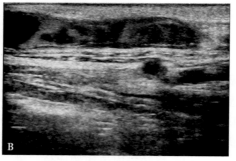

图 6-9　头静脉狭窄和头静脉血栓形成

A. 头静脉狭窄；B. 头静脉血栓形成

3. 窃血综合征　是动静脉内瘘少见的并发症，发生机制与建立动静脉内瘘后血流动力学的变化有关。严重时患者表现为肢体的疼痛和肿胀，运动和透析时疼痛加重。超声表现：瘘口处为端侧或侧侧吻合时，可见流入道动脉及瘘口远心端桡动脉血流全部汇入瘘口处及流出道静脉,尺动脉血流通过手掌动脉弓从桡动脉反向流入头静脉。CDFI:瘘口两端桡动脉血流方向不一致,均流向瘘口;PW:尺动脉正常三相波消失,血流阻力降低。

4.动脉瘤形成

(1)静脉瘤样扩张:流出道静脉常可出现局部内径膨大,超声表现为局部管径明显增宽,常发生于吻合口处或透析时反复穿刺的静脉处(图6-10)。由于扩张处血流缓慢,导致动静脉内瘘发生血栓的风险增高。应具体测量其最大内径、范围,并描述其具体位置。

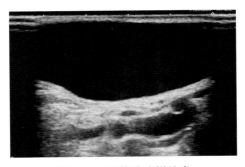

图6-10 头静脉瘤样扩张

(2)假性动脉瘤:主要是由于多次穿刺或穿刺位置不当导致血管局部破裂,通路内的血液向外流出,形成通路周围的血肿,若血肿与穿刺血管间存在持续性交通则形成假性动脉瘤。假性动脉瘤的并发症包括内瘘功能失效及感染等。小的动脉瘤可采用弹性绷带保护,大者需手术治疗。超声可见低至无回声瘤体，边界清晰，瘤体内为红蓝相间血流信号，瘤颈处可见明亮的红蓝血流束进出于瘤体。

四、经验分享及相关诊断标准

1. 检查时应使用足量耦合剂，探头轻放于皮肤上，尤其检查静脉时，切勿加压，否则会人为造成管腔细小。检查过程中应注意随时调节仪器条件，根据血流速度及方向，随时调整流速标尺、取样框角度等。流出道静脉走行迂曲时，可呈连续不规则 S 形或扭结，横向或向深层走行，此时仪器调节及追踪管腔尤为重要。

2. 桡动脉满足透析内瘘要有足够的血流量。供血动脉桡动脉内径越小，内瘘失败可能性就越大。直径 > 1.6mm 时内瘘成功率较高，而直径 < 1.6mm 时造瘘手术难度增大，且动静脉瘘成熟的时间较长。

3. 高频超声可清晰显示头静脉位置、形态。适合于造瘘的头静脉表现为管壁薄而光滑，走行平直，管腔可被完全压瘪，止血带加压状态下内径大于 2mm。头静脉位置不能过深，以免造成穿刺困难。部分患者前臂头静脉无明显优势主干，分支较多，走形迂曲且彼此互相交通，术后常无一支成熟较好的静脉，导致造瘘失败。因此，建议选用无过多分支的头静脉为宜。

4. 报告基本内容和要求　常规超声描述：瘘口处、流入道动脉、流出道静脉是否通畅及血流情况，描述有无并发症，如狭窄、血栓、闭塞、静脉瘤样扩张等,若存在则需进一步描述病变位置、范围、严重程度。流出道静脉存在粗大属支时应描述其位置、内径及血流情况。前臂血管通路走行需要做体表标记。当血透患者需改变穿刺位置或选择新的穿刺静脉时,应具体测量拟穿刺部位的静脉内径,距皮肤深度及血流量,并做出体表标记。最后,检查结论应包括动静脉瘘的通畅性及并发症的诊断。

第四节　腹　部　血　管

一、扫查方法及常用扫查切面

(一)腹主动脉和肠系膜上动脉

通常取平卧位。先横切面扫查确定腹主动脉的位置,然后转动探头方向纵切扫查。在纵切面上可以获得肠系膜上动脉的长轴。二维超声观察动脉有无局部狭窄或者扩张、内膜是否连续光滑、有无异常回声及粥样斑块形成。CDFI 及 PW 观察管腔血流充盈情况、血流速度及血流频谱。

(二)肾动脉

取平卧位,经腹部正中横切面扫查,腹部横切面于腹主动脉的侧壁可显示左、右肾动脉的起始部。右肾动脉前方为下腔静脉,左肾动脉前方为左肾静脉。经侧腰部冠状切面可扫查主肾动脉及肾内各级动脉,充分利用肾脏为透声窗,以避开肠道气体的干扰。冠状切面可先在肾门部显示肾动脉,然后沿着血流方向追踪扫查至腹主动脉起始部;也可先显示腹主动脉,显示起始部后再追踪扫查至肾门部。经前腹部肋间或者肋缘下横切面,以肝脏为透声窗,可较清楚地显示右肾动脉。

(三)髂动脉

取平卧位。探头放于近腹股沟区的下腹部,先纵切扫查显示髂外动脉,再向上移动探头至近端处,向内下方倾斜扫查髂内动脉,向内上方倾斜扫查髂总动脉。也可从近端腹主动脉至左右的髂总动脉,然后至腹股沟处外侧的髂外动脉和内侧的髂内动脉。

(四)下腔静脉

取平卧位或者左侧卧位。先将探头置于剑突下正中线偏右约 2cm 处,自上而下做纵切面扫查,然后横切面扫查,显示不同水平的横断面图像。左侧卧位可做冠状切面扫查,探头置于右前腹肋间或者右侧腰部,以肝脏和右肾作为透声窗显示下腔静脉的长轴切面。

(五)肠系膜上静脉

取平卧位,沿门静脉主干长轴向下扫查,于胰腺颈部下方显示肠系膜上静脉的长轴图像。也可于胰腺后方先显示脾静脉长轴,胰头后方为脾静脉与肠系膜上静脉的汇合部,向下扫查可获得肠系膜上静脉的短轴图像,探头转动 90° 即可获得其长轴图像。

(六)髂静脉

检查方法参见前面髂动脉检查方法。

二、正常超声测值

（一）腹主动脉和肠系膜上动脉

正常成人腹主动脉内径：近、中、远段内径不同，近段为 2.0～3.0cm，中段为 1.6～2.2cm，远段为 1.3～1.7cm。CDFI：近段管腔为单一红色血流，中央速度较快，颜色亮，远段呈"红 - 蓝 - 红"三相血流改变。PW：近肾动脉侧频谱显示快速上升的收缩期及前向的舒张期；肾动脉远侧，尤其近分叉处频谱呈三相波，与下肢动脉相类似。正常成年人 PSV 参考值：近心段为 70.0～181.0cm/s（平均 104.5cm/s），远心段为 67.0～149.1cm/s（平均 94.6cm/s）。正常腹主动脉超声声像图见图 6-11A。腹主动脉狭窄的判定没有公认的标准，如果局部 PSV 为正常的 2 倍，则判定为直径狭窄率 >50%。

正常肠系膜上动脉超声声像图见图 6-11B。需要注意：肠系膜上动脉在禁食和进食后的血流频

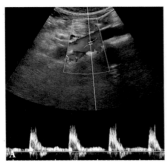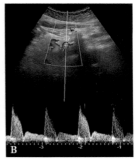

图 6-11　正常腹主动脉和肠系膜上动脉超声声像图
A. 腹主动脉；B. 肠系膜上动脉

谱会发生变化,前者为高阻力血流频谱,后者阻力降低,为中等阻力的血流频谱。

（二）肾动脉

主肾动脉正常内径: 0.5～0.7cm。PSV: <100cm/s, RI<0.7, 收缩期加速时间(SAT)<0.07s。

正常肾动脉超声声像图见图6-12。

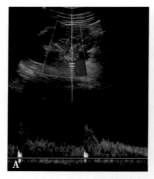
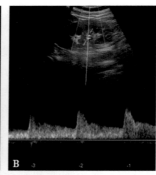
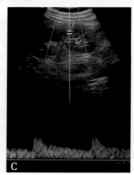

图6-12　正常肾动脉超声声像图
A. 肾门肾动脉; B. 肾段动脉; C: 肾叶间动脉

（三）髂动脉

二维超声可显示管腔内部光滑，可见管壁的三层结构。一般情况下，髂外动脉最易显示，髂总动脉次之，髂内动脉较难显示。CDFI 显示管腔内呈红 - 蓝 - 红血流。PW：髂外动脉为高阻力的三相波血流频谱，髂内动脉为中等阻力，髂总动脉的阻力处于两者之间。正常髂动脉超声声像图见图 6-13A。髂动脉管腔狭窄的判定可参照 Cossman 等的四肢动脉狭窄和闭塞的超声诊断标准（见第二节表 6-9）。

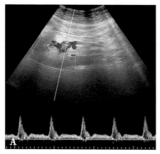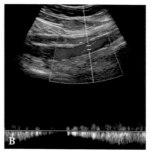

图 6-13　正常髂动脉和髂静脉超声声像图

A. 髂动脉；B. 髂静脉

（四）下腔静脉

内径正常参考值：肝后段左右径：2.0～2.4cm，前后径：1.0～1.3cm；中段（肾动脉水平）左右径：1.8～2.1cm，前后径：0.9～1.2cm；下段左右径：1.7～1.9cm，前后径：0.9～1.1cm。

CDFI：长轴管腔内充盈连续的血流信号，强度随呼吸及心动周期而变化。PW：近心段为多相型血流频谱。远心段受心脏舒缩的影响较小，为连续性的血流频谱。正常下腔静脉超声声像图见图6-14。

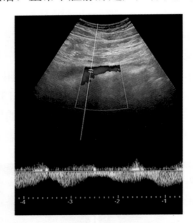

图 6-14 正常下腔静脉超声声像图

（五）髂静脉

管壁菲薄、光滑，髂外静脉最易显示，髂总静脉次之，髂内静脉常较难显示。CDFI 显示管腔内单色血流。PW 显示单相、具有期相性的血流频谱。正常髂静脉超声声像图见图6-13B。

三、相关急症超声诊断要点

（一）腹主动脉夹层动脉瘤

1. 二维超声　纵切面显示病变动脉管腔较正常增宽，呈双腔改变，假腔内径常大于真腔。动脉管腔内出现漂浮内膜回声，收缩期真腔增大，内膜片向假腔摆动。假腔内可有血栓形成。有时可探及内膜中断处（破口）。横断面呈"双环状"改变。

2．CDFI　真腔内血流为类似正常的动脉血流，血流受剥离假腔影响而变窄，颜色明亮。假腔内血流颜色暗淡，甚至无血流信号。如能发现破口，收缩期CDFI可显示血流经破口从真腔流入假腔；舒张期假腔内血流经破口流入真腔。

3．PW　真腔内可探及近似正常的血流频谱；假腔内可探及低速、逆向血流频谱或无血流频谱显示。

具体超声表现见图6-15。

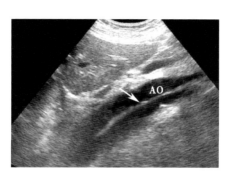

图6-15　腹主动脉夹层动脉瘤
AO：主动脉；箭头示剥离的内膜回声

（二）急性肠系膜缺血

主要包含肠系膜上动脉病变（狭窄、闭塞、栓塞或者血栓形成）、肠系膜上静脉血栓形成以及非闭塞性肠系膜缺血等病理类型。下面主要介绍肠系膜上动脉病变和肠系膜上静脉血栓形成。

1．肠系膜上动脉病变

（1）二维超声：狭窄，管腔内壁不光滑、增厚，可见斑块回声,造成管腔不同程度的狭窄或者闭塞。栓塞,管腔内见低回声至中等回声栓子填塞。

(2)CDFI:狭窄,当直径狭窄率＞50%时,狭窄位置血流变细,狭窄即后段可见五彩镶嵌血流信号,闭塞时无血流通过。栓塞,完全栓塞时,栓塞处彩色血流中断,其远端血流消失;不完全栓塞时,可见栓塞处充盈缺损及变细的血流信号。

(3)PW:狭窄,禁食时PSV＞275cm/s,判定狭窄率＞70%。栓塞,完全栓塞时,栓塞处及其远端动脉管腔内血流频谱消失;不完全栓塞时,栓塞段血流峰值速度增快,其远心端动脉收缩期峰值流速减慢。狭窄诊断注意:不能仅凭PSV增高来确定诊断,因为存在血流速度代偿性增高的情况(由于腹腔动脉或者肠系膜下动脉一支或者双支均狭窄或者闭塞),此时是否存在狭窄即后段的湍流频谱是判定狭窄的重要依据。

如受患者肥胖、腹腔胀气重等因素影响,对于肠系膜上动脉显示欠清楚或者无法显示时,应进一步选择CTA检查明确诊断。

2.肠系膜上静脉血栓形成

(1)二维超声:急性静脉血栓,静脉管腔明显增宽,内呈低-无回声。

(2)CDFI:完全性静脉血栓形成时受累部位管腔内无彩色血流充盈;不完全性静脉血栓形成时受累静脉管腔内血流充盈缺损、血流束变细。

(3)PW:病变部位的静脉管腔内无血流频谱显示。

（4）间接征象：可见肠管扩张、肠壁增厚及腹腔积液。

对于本病的诊断，超声受肠道积气重及操作者手法的影响较大，当临床高度怀疑本病而超声结果为阴性或者扫查不清时，应首选腹部增强CT检查明确诊断。

四、经验分享及相关诊断标准

（一）腹主动脉瘤诊断注意事项

超声应该反映5项内容。①动脉瘤的大小：长径、前后径及横径。纵切面测量最大长径和前后径，横切面测量最大横径，均测量外膜与外膜间的距离。最大前后径的测量应垂直于瘤腔的纵轴，而不是人体的纵轴，尤其是瘤体迂曲严重时。②上、下端瘤颈的内径。③病变是否累及双侧肾动脉。但有时由于患者腹腔胀气重或者肥胖，肾动脉的起始段较难显示，此时可应用肠系膜上动脉（SMA）的起始部进行判定，肾动脉的起始部多位于其开口下方2cm内，如动脉瘤低于该水平，一般不会累及肾动脉。④病变是否累及双侧髂动脉，如累及需要测量内径和长度。⑤瘤体内是否合并附壁血栓，如合并，需要测量血栓的最大厚度。扫查时避免过度加压，造成破裂的严重后果。

（二）腹主动脉瘤血管内修补术（内支架、人工血管）并发症超声评价

1. 内漏形成　根据CDFI显示血流进入瘤体的部位，内漏可分为4型。1型：血流从腹主动脉的

近端或者远端进入瘤腔，系移植物封闭不全引起，移植物附着部位的漏血；2 型：血流从腹主动脉分支反流进入瘤腔，如肠系膜下动脉、腰动脉、骶动脉等；3 型：血流从内支架的连接部或者破裂处流入瘤腔，系移植物纤维撕裂或者组装型移植物连接不良所致；4 型：血流从内支架的孔隙处流向瘤腔。

2．支架狭窄或者闭塞应用 CDFI 和 PW 进行诊断。

3．支架扭曲或者移位显示支架变形或者离开原来位置，CDFI 可显示异常血流。

（三）内脏动脉瘤

虽不常见，但也容易误诊。如在脾门、肾门、第一肝门等处发现囊性无回声，很容易诊断为囊肿。应用 CDFI 才可明确动脉瘤的诊断。对于内脏血管进出部位的囊性回声，应用 CDFI 可以明确是否动脉瘤的诊断。当然，有的囊性回声为动静脉瘘等改变。

（四）肾动脉超声扫查及测量注意事项：

直接法：①要注意特定的发病部位，如老年人注意起始段，年轻女性注意全程；②多种扫查路径相结合，尤其是采用侧卧位及经侧腹部扫查更易显示；③尽量减少呼吸的影响。嘱患者做好配合，国内学者邓学东推荐以下方法：在设置好多普勒取样点后，在听到多普勒音频信号时，嘱患者立即停止呼吸，会获得较好的取样效果。

间接法：肾内动脉加速时间（AT）的测量非常关键。肾动脉收缩期常可见两个峰，AT 应从收缩期起点至收缩期的第一个峰（收缩早期波峰）顶点处。但有时第一峰并非最高点，如果测量至第二峰的顶点就会造成 AT 的延长，导致诊断的假阳性。将频谱放大观察，可以较清楚地确定测量位置。

中国医师协会超声医师分会血管超声指南中关于肾动脉狭窄（RAS）诊断标准（直接法和间接法）包括 3 项内容：

1．内径减少≥60% 的 RAS 标准

（1）肾动脉湍流处 PSV≥180cm/s。

（2）RAR≥3（腹主动脉 PSV≤50cm/s 时不宜使用，此时如果肾动脉 PSV≥200cm/s，可提示≥60% 的 RAS；严重 RAS 肾动脉 PSV 可在正常范围内）。

2．重度 RAS（内径减少≥70% 或者 80%）的诊断标准

（1）狭窄远端小慢波改变，表现为收缩早期波消失，频谱低平，收缩早期频谱斜率减低。

（2）收缩早期加速时间≥0.07 秒。

3．肾动脉闭塞诊断标准

（1）肾动脉主干管腔内无血流信号，也不能探及血流频谱。

（2）出现小慢波。

（3）肾长径＜8cm 往往提示肾动脉慢性闭塞。

（五）肾动脉狭窄超声诊断局限性

直接法：可造成假阳性和假阴性。假阳性：①代谢旺盛的年轻人或者甲状腺功能亢进患者；②由于取样角度等问题人为造成的峰值流速增高。假阴性：①未能获得真实的高速血流峰值；②肾动脉

直径狭窄程度小于60%。③极其严重的狭窄（如直径超过85%的狭窄，血流峰值反而下降）；④伴有副肾动脉或者丰富的侧支循环者；⑤弥漫性或节段性狭窄；⑥合并同侧肾脏萎缩者。

间接法：①仅用于诊断肾动脉直径狭窄程度大于或者等于60%的狭窄；②在肾动脉弥漫性硬化和/或肾实质循环阻力增高的病变（如糖尿病肾病），肾动脉主干狭窄对肾内动脉的影响有限；③腹主动脉的狭窄或者闭塞会造成肾内动脉频谱的异常。

（六）左肾静脉压迫综合征（胡桃夹现象）

超声诊断注意事项：除了掌握相应的诊断标准外，对于左肾静脉的测量非常重要，直接影响诊断结果。除了多次测量外，在图像放大的情况下进行测量更为准确。

（七）髂静脉压迫综合征

较明显的临床症状是不明原因的下肢水肿和乏力，以女性多见，伴有月经量增多。由于左髂总静脉位于右髂总动脉与骶骨岬之间，其受压最常见，即左侧髂总静脉被右髂总动脉压迫。左、右髂外静脉受压较少见。

超声表现：左侧髂总静脉受压的局部管腔变窄或者闭塞，远心段静脉扩张，可伴有血栓形成。CDFI：受压管腔内血流变细或者消失。PW：狭窄处血流速度增高，远端静脉期相性消失。

（八）中弓韧带压迫综合征

又称腹腔动脉压迫综合征，是指由中弓韧带压迫腹腔动脉所致的临床综合征，主要发生于20～40岁，特别是体型偏瘦的女性。该病典型的三联征为餐后腹痛、体重下降和腹部血管杂音。中弓韧带为连接主动脉裂孔两侧膈脚的纤维韧带，形成主动脉裂孔的前缘。腹腔动脉常于中弓韧带稍下方发出，随后分为其他动脉分支。有少部分人的腹腔动脉紧邻中弓韧带发出，并被其压迫，导致相应脏器血供减少而产生临床症状。

超声表现：测量吸气相、呼气相腹腔动脉的 PSV 值，如果呼气末明显增高，吸气末恢复正常则要考虑该病的诊断。但是没有公认的腹腔动脉的 PSV 诊断阈值。下列标准仅供参考：呼吸末 PSV > 350cm/s 或呼吸末腹腔动脉的 PSV 值是膈肌下水平腹主动脉 PSV 值的 3 倍以上。

（九）肝小静脉闭塞症

又称肝窦阻塞综合征。如果临床高度怀疑巴德 - 吉亚利综合征，超声未见下腔静脉及肝静脉明显梗阻征象时，要考虑到肝小静脉闭塞症的可能。肝小静脉闭塞症是一种肝小叶中央静脉和小叶下静脉损伤导致管腔狭窄或闭塞使肝窦流出道阻塞产生的肝内窦后性门静脉高压症。临床表现主要有肝大伴右上腹痛、顽固性腹水和黄疸等，其进展快，病死率高。在我国以服用中草药土三七为最常见病因。有关该病的超声报道较少，结合相关文献，归纳超声表现如下，供参考：①肝脏多数增大；②肝脏回声粗糙不均匀，可见"地图状"低回声区；③肝静脉变细、管壁增厚回声增强，但血流充盈良好。部分肝静脉周围可见带状肝实质回声减低；④下腔静脉肝段受压变扁，但血流通畅；⑤门静脉血流速度减低；⑥门静脉高压征象（脾大、腹水、胆囊壁增厚等）。该病最常误诊为巴德-吉亚利综合征，国内学者王学梅总结两者的鉴别诊断，见表 6-10。

表 6-10　巴德-吉亚利综合征与肝小静脉闭塞症鉴别诊断

	巴德-吉亚利综合征	肝小静脉闭塞症
骨髓造血干细胞移植史，食服土三七	−	+
病程	亚急性/慢性较常见	通常表现为急性肝损害
阻塞部位	肝静脉出口和/或肝后段下腔静脉	肝中央静脉、小叶间静脉等小静脉
血液高凝状态	+	−(PT 延长)
下腔静脉闭锁、栓子或隔膜梗阻	+	−
肝静脉血栓形成	常有	多无
肝静脉间交通支形成	+	−
下腔静脉狭窄部位	下腔静脉近膈处或肝静脉出口	下腔静脉肝后段
最终确诊	血管造影	肝活检("金标准")

（十）经颈静脉肝内门体分流术超声评价

经颈静脉肝内门体分流术（transjugular intrahepatic portosystemic shunt，TIPS）为治疗门静脉高

压在门静脉（多为门静脉右支）与肝静脉（多为肝右静脉）之间建立的人工通道。超声要观察支架内血流是否通畅、血流的方向及测量血流速度。二维超声显示连接两者的管状、高回声支架。PW 一般要在三个部位测量速度：支架的近门静脉侧（距置入点 1cm）、支架中部及支架的近肝静脉（或者下腔静脉）侧（距置入点 1cm）。

正常 TIPS：CDFI 显示支架内血流通畅。PW 测量三点速度基本一致：为较高速的静脉血流频谱，存在期相性，正常速度为 90～190cm/s，至少应该达到 50～60cm/s。

TIPS 功能不全包括狭窄、闭塞。TIPS 闭塞：CDFI 显示支架内无血流信号通过。TIPS 狭窄：表现为支架内血流速度过低（＜50cm/s）或者过高（＞190cm/s）。一般情况下，血管狭窄时我们更关注局部的五彩血流及速度增高。但在 TIPS 狭窄，血流可以呈现为低速血流，如果血流速度＜50cm/s，则 TIPS 的功能很差。

（张宇虹　李　阳　石莎莎）

第七章 肺 部

肺脏为含气脏器，既往被认为是超声无法进行检查显像的器官。虽然超声无法显示肺内部结构，但可用来观察胸膜表面肺组织的异常病理改变，反映肺深部组织的变化。近几年来，肺部超声的应用范围明显扩大。在急诊室、重症监护室以及常规临床工作中，肺部超声已被证实具有重要的诊断价值。目前，肺部超声检查已经成为肺部急重症的重要影像学检查方法。

一、扫查方法及基本切面

高频线阵探头（7.5～10MHz）主要用于对成人胸壁、胸膜及胸膜下病变以及小儿肺部的探查。低频凸阵探头（2～5MHz），可对整个胸部的深部病变及体格肥胖的患者进行探查。

检查体位可以根据患者状况选取坐位、仰卧位，或侧卧位。扫查方法：将胸部以腋前线和腋后线为界纵向分为前区、侧区和后区，再以肋间隙进行横向分区和定位。在检查过程中，注意探头始终与胸壁垂直，进行垂直于肋骨的纵向扫查和经肋间隙的横向扫查。

二、正常肺部超声表现

肺脏是含大量气体的脏器,声波穿透胸壁软组织,在探头与肺泡之间发生强烈全反射,形成混响伪像,而不是肺组织的解剖图像。正常肺部超声包括以下征象:

(一)胸膜线

脏层胸膜深方的含气肺组织对声束产生强反射,形成线性强回声即胸膜线。

(二)蝙蝠征

纵向扫查时,上下肋骨被声束横断,声像图上表现为弓形强回声伴声影,与肋间的胸膜线强回声形成标志性的蝙蝠征,为肺部超声检查的基本征象(图 7-1)。

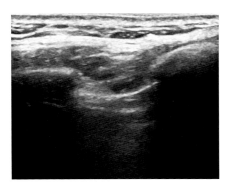

图 7-1　蝙蝠征

(三)肺滑动征和沙滩征

肺滑动征是脏层胸膜相对于壁层胸膜随呼吸

运动而产生,超声表现为条状高回声胸膜线随呼吸同步滑动,M型超声表现为特征性的"沙滩征",即固定不动的胸壁各层结构随时间勾画出静止的平行线,而深方的脏层胸膜随呼吸运动产生沙粒样图像,类似海边的沙滩,故而得名(图7-2)。

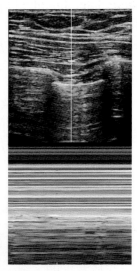

图7-2 沙滩征

(四)A线

来源于胸膜线,声波被反射回探头后,在探头表面与肺组织之间形成多重反射伪像,超声表现为自胸膜线下方重复的数条高回声线,随深度增加而衰减,是正常肺部标志线(图7-3)。相邻A线的间距与探头到胸膜的距离大致相等。一般而言,正常肺组织中可以显示2~3条A线。

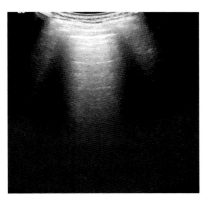

图 7-3 A 线

三、肺部异常超声征象

(一)B 线或彗星尾征

声束遇到肺泡气 - 液界面时反射形成的伪像，微量液体的存在使声束能够部分传播至胸膜下，该处气 - 液界面声阻抗差异明显，局部形成振铃效应，声波被多次反射且放大，形成彗星尾征（图 7-4）。超声表现为自胸膜线发出的垂直于胸膜线，呈条状、激光束样高回声直达屏幕底部且无声衰减。其可随胸膜线的移动而运动。少数正常人下胸壁靠近膈肌处可见少量 B 线。B 线被认为是肺间质病变征象，提示肺组织正常气水含量改变，肺组织内气体减少，肺组织密度增加时 B 线数量增多。

(二)类组织征和碎片征

各种原因导致肺组织发生实变时，含气组织被实变组织取代，声束能够传播并且成像。当实

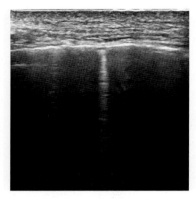

图7-4 B线

变范围较大，如累及某一肺叶，形成类似肝实质的图像，为类组织征。如实变范围较小，实变区域与周围含气肺组织边界不规则，超声表现为不规则的碎片状强回声，为碎片征。

（三）支气管充气征

当实变的肺组织内出现点状或线状强回声，为支气管充气征。根据其是否具有动态变化又进一步分为动态支气管充气征和静态支气管充气征。动态支气管充气征的存在提示局部支气管内气体与大气道相通，可随呼吸进出实变区，是鉴别肺实变与阻塞性肺不张的重要征象。

四、相关急症超声诊断要点

（一）气胸

胸膜滑动征消失，B线消失，M型超声出现"平流层征"，即胸膜线下出现相互平行的线状强回声，出现肺点。在胸壁特定的位置，在 M 型超声模式下，在正常肺组织与气胸交界处，沙滩征与平流层征随呼吸运动交替出现，此交界点即为肺点（图 7-5）。B 线及肺滑动征的消失对于诊断气胸的敏感性很高，但特异性不高，肺点的出现是诊断气胸的可靠证据，特异性达 100%。

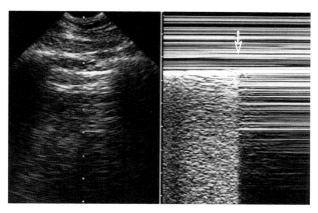

图 7-5　肺点

（二）胸腔积液

超声表现为脏层胸膜与壁层胸膜之间出现无回声区。

在一般情况下，漏出液常呈无回声，而渗出液可表现为无回声或无回声区有点状回声。血胸和脓胸常为无回声内均匀的点状回声。脓胸通常呈包裹性，非游离积液。结核性胸腔积液可表现为无回声内细小的点状回声及条带状高回声漂浮，或表现为多条带状回声形成多房样或蜂窝样结构。

（三）肺实变和肺不张

1. 肺实变　主要超声表现为不同程度和范围的类组织征或碎片征，其内可见支气管充气征，局部 B 线增多，有时可伴有胸腔积液。大范围的肺实变区可出现肺滑行征消失。

2. 压迫性肺不张　典型超声表现为压缩的肺组织呈低回声漂浮在无回声内。动态观察可见支气管充气征。阻塞性肺不张时病灶呈类组织征改变，早期肺泡内尚存气体可表现为静态支气管充气征。随着气体被吸收，支气管管腔内被分泌物填充，表现为树枝状低回声或无回声称支气管充液征，CDFI 有助于支气管充液征与肺内血管的鉴别。肺不张时还可能出现由于肺容量减少所致的继发征象，如肋间隙变窄、膈肌抬高，以及心脏和纵隔的移位等。

（四）急性肺水肿

当肺水肿发生时，由于肺内气 - 液比例发生变化，因而声像图上出现特征性的 B 线，在一个切面内存在 3 条以上 B 线。间质性肺水肿 B 线的间距 7mm，称为 B7 线，与 X 线胸片的 Kerley 线相对应，为胸膜下小叶间隔增厚所致。而肺泡性肺水肿 B 线的间距 3mm，称为 B3 线，与 CT 的毛玻璃影相对应，为胸膜下毛玻璃样病变所致。B 线的数量取决于肺通气功能障碍的程度。B 线的分布特点与急性肺水肿的病因相关，双肺弥漫性改变常由心源性肺水肿、急性呼吸窘迫综合征、肺间质纤维化、弥漫性肺炎等造成。而局灶性改变常提示肺炎、肺挫伤或肺不张的可能。

（五）急性肺栓塞

周围型肺栓塞的超声表现为胸膜下多发的楔形低回声团，基底朝向胸膜，尖端指向肺门，亦可表现为三角形或小圆形低回声病灶，可伴有局部或肺底的胸腔积液。超声心动图检查在肺动脉主干或左右分支内探查到血栓回声，此为肺栓塞的直接征象；间接征象为右心系统的负荷增加，肺动脉压力增高。血管超声还可以明确下肢深静脉是否存在血栓，对肺动脉栓子的来源进行判断。

五、经验分享与相关诊断标准

（一）胸腔积液容量的估计

坐位检查的患者，液体聚集在下部胸腔，此时液体量估计较为容易，推荐国外学者 Goecke 和 Schwerk 的方法：$E(ml)=[LH(cm)+SH(cm)]\times70$，其中 E 为积液容量，LH 为腋后线扫查侧胸壁最大液体高度，SH 为肺下液体高度（肺下缘至膈肌切线的距离）。但对于少量积液，此方法会高估积液量。

重症患者往往无法完成坐位检查，通常采取仰卧位，非常少量的背侧胸腔积液只有在探头置于患者和病床之间扫查才能显示，或者让患者部分侧翻。胸腔积液容量的估计较为困难。推荐国外学者 Eibenberer 等人的方法：$E(ml)=D(mm)\times47.6-837$，D 为仰卧位腋后线扫查测量液体的最大厚度，一般而言，20mm 对应积液量 380ml ± 130ml，40mm 对应积液量 1 000ml ± 330ml。

（二）创伤超声重点评估和扩展创伤超声重点评估

1. 创伤超声重点评估（focused assessment with sonography for trauma，FAST）　是指创伤患者到达医院后，立即应用超声快速判断患者有无胸腹腔积液和心包游离积液。对于腹部创伤患者，FAST检查作用主要在于筛查腹腔游离液体，而不是判断具体脏器损伤及程度。FAST检查主要应用超声扫查伤者腹部7个区域有无游离液体，即无回声区。7个区域包括右上腹、左上腹、盆腔、双侧结肠旁沟和双侧肾窝，其中肝肾间隙、脾肾间隙和盆腔（或Douglas腔）3个区域是重点。如腹腔有大量出血，可使患者免于进一步检查而尽快接受手术治疗。

2. 扩展创伤超声重点评估（extended FAST，EFAST）　指对于创伤患者不仅需要快速评估腹腔和心包腔的游离液体，还需评估胸腔，进而快速诊断气胸。气胸的诊断主要依据肺滑动征消失、B线消失、出现肺点。胸膜下存在B线则可以排除气胸。由于气体受重力影响，聚集在胸腔最高位，因此气胸的检出需要结合患者体位。当患者平卧位时，肺中叶区域应重点扫查；半卧位时肺上叶及肺尖区域需重点扫查。检查过程中如果发现胸前区域均无肺滑动征，则需要改变患者体位为侧卧位，进行侧胸壁扫查。胸膜滑动于肺尖处较弱，在此处扫查时要适当放慢速度，以免误诊。

但是肺滑动征并不是气胸的特异性表现，肺炎、肺不张、肺切除、肺纤维化等都可以出现此征象。

出现肺点对气胸的诊断具有高度特异性。因此对于气胸的诊断需要结合病史和其他征象进行综合判断。有学者提出气胸的诊断流程可参考图7-6。

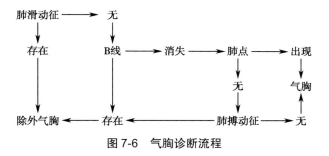

图7-6 气胸诊断流程

（宣健媛）

参考文献

1. 柏宁野，周宏良，张华玲，等．胆囊切除术后残余胆囊的声像图研究．中国超声医学杂志，2003，（10）：50-52.
2. 曹海根，王金锐．实用腹部超声诊断学．北京：人民卫生出版社，2006.
3. 崔立刚，张华斌，张武，等．粗大膈肌束的超声表现．中国超声医学杂志，2004，20（03）：196-199.
4. 崔立刚主译．胸部超声学．北京：北京大学医学出版社，2016.
5. 邓春华，商学军．精索静脉曲张诊断与治疗中国专家共识．中华男科学杂志，2015，21（11）：1035-1042.
6. 杜起军，崔立刚．超声正常值测量备忘录．北京：人民军医出版社，2013.
7. 谷青，卢川，孙明伟，等．膀胱尖的正常超声表现及临床意义．中国超声医学杂志，2010，26（09）：850-853.
8. 韩红，王文平，黄备建，等．肝移植术后彩色多普勒血流动力学研究．中华超声影像学杂志，2008，（7）：584-586.
9. 华扬，惠品晶，邢瑛琦．中国脑卒中血管超声检查指导规范．中华医学超声杂志（电子版），2015，12：599-610.
10. 贾译清．临床超声鉴别诊断学．南京：江苏科学技术出版社，2007.
11. 姜玉新．超声医学科诊疗常规．北京：人民卫生出版社，2003.
12. 李兵，肖秋金．超声在胰腺囊性及囊实性病变诊断中的价值. 南昌大学学报（医学版），2017，57（01）：55-58.

13. 李胜利. 胎儿畸形产前超声诊断学. 北京：人民军医出版社，2017.

14. 刘延玲，熊鉴然. 临床超声心动图学. 北京：科学出版社，2014.

15. 罗葆明，欧冰，智慧，等. 改良超声弹性成像评分标准在乳腺肿块鉴别诊断中的价值. 现代临床医学生物工程学杂志，2006，12（5）：396-398.

16. 吕国荣，杨舒萍. 肺部急重症超声. 北京：北京大学医学出版社，2018.

17. 任卫东. 心脏超声诊断图谱. 沈阳：辽宁科学技术出版社，1998.

18. 唐杰，温朝阳. 腹部和外周血管彩色多普勒诊断学. 3版. 北京：人民卫生出版社，2007.

19. 陶春梅，王学梅. 超声对肝脾重叠现象的诊断价值. 中国超声医学杂志，2005（10）：767-769.

20. 王松灵，丁刚. 慢性腮腺炎性疾病的诊断与治疗. 中国实用口腔杂志，2008，1（3）：132-135.

21. 王小花，潘尹，林益怡，等. 超声在小儿先天性梨状窝瘘诊断中的价值. 中国超声医学杂志，2016，（10）：865-867.

22. 王新房，谢明星. 超声心动图学. 北京：人民卫生出版社，2015.

23. 吴刚，吴强，袁建军，等. 彩色多普勒超声在阴茎异常勃起诊断中的价值. 中国医学影像技术，2006，（12）：1877-1879.

24. 吴国柱，孟宪彦，红华，等. 超声诊断儿童药物性胆囊结石：与成人胆囊结石对比分析. 中国超声医学杂志，2017，33（10）：910-912.

25. 徐智章，张爱宏. 外周血管超声彩色血流成像. 北京：人民卫生出版社，2002.

26. 燕山，詹维伟，周建桥. 甲状腺与甲状旁腺超声影像学.

北京：科学技术文献出版社，2009.

27. 杨文利，王宁利. 眼超声诊断学. 北京：科学技术文献出版社，2006.

28. 周永昌，郭万学. 超声医学. 北京：科学技术文献出版社，2006.

29. 张尧，李士星，时博，等. 小儿暂时性小肠套叠的超声表现及其临床特点. 中国临床医学影像杂志，2010，21（04）：293-295.

30. 张歧山，郭应禄. 泌尿系超声诊断治疗学. 北京：科学技术文献出版社，2001.

31. 中国医师协会超声医师分会. 儿科超声检查指南. 北京：人民卫生出版社，2018.

32. 中国医师协会超声医师分会. 中国妇科超声检查指南. 北京：人民卫生出版社，2017.

33. 中国医师协会超声医师分会. 腹部超声检查指南. 北京：人民军医出版社，2016.

34. 中国医师协会超声医师分会. 中国浅表器官超声检查指南. 北京：人民卫生出版社，2017.

35. 中国医师协会超声医师分会. 产前超声检查指南. 中华超声医学杂志（电子版），2012，9（7）：574-579.

36. 中华医学会超声医学分会超声心动图学组. 中国成年人超声心动图检查测量指南. 中华超声影像学杂志，2016，8（25）：645-666.

37. 中国医师协会超声医师分会. 血管超声检查指南. 中华超声影像学杂志，2009，18（10）：911-920.

38. 中国医师协会超声医师分会. 血管超声检查指南. 中华超声影像学杂志，2009，18（11）：993-1012.

39. Acharya G，Wilsggard T，Berntsen G，et al. Reference ranges for serial measurements of umbilical artery Doppler indices in the second half of pregnancy. Am J Obstet Gynecol，2005，192（3）：937-944.

40. Adler Y, Charron P, Imazio M, et al. 2015 ESC Guidelines for the Diagnosis and Management of Pericardial Diseases. Rev Esp Cardiol(Engl Ed), 2015, 68(12): 1126.

41. American College of Cardiology Foundation/American Heart Association Task Force on Practice, American Association for Thoracic Surgery, American Society of Echocardiography, American Society of Nuclear Cardiology, Heart Failure Society of America; Heart Rhythm Society, Society for Cardiovascular Angiography and Interventions, Society of Thoracic Surgeons. Gersh BJ, Maron BJ, Bonow RO, et al. 2011 ACCF/AHA guideline for the diagnosis and treatment of hypertrophic cardiomyopathy: a report of the American College of Cardiology Foundation/American Heart Association Task Force on Practice Guidelines. J Thorac Cardiovasc Surg, 2011, 142(6): 153-203.

42. Armstrong PA, Bandyk DF, Johnson BL, et al. Duplex scan surveillance after carotid angioplasty and stenting: a rational definition of stent stenosis. J Vasc Surg, 2007, 46(3): 460- 466.

43. Chintamani. "Friend or Foe" of a Thyroid Surgeon?-the Tubercle of Zuckerkandl. Indian J Surg, 2013: 75(5): 337-338.

44. Ebbing C, Rasmussen S, Kiserud T. Middle cerebral artery blood flow velocities and pulsatility index and the cerebroplacental pulsatility ratio: longitudinal reference ranges and terms for serial measurements. Ultrasound Obstet Gynecol, 2007, 30(3): 287-296.

45. Galie N, Humbert M, Vachiery JL, et al. 2015 ESC/ERS Guidelines for the diagnosis and treatment of pulmonary hypertension: The Joint Task Force for the Diagnosis and

Treatment of Pulmonary Hypertension of the European Society of Cardiology（ESC）and the European Respiratory Society（ERS）: Endorsed by: Association for European Paediatric and Congenital Cardiology（AEPC）, International Society for Heart and Lung Transplantation（ISHLT）. Eur Heart J, 2016, 37（1）: 67-119.

46. Grant EG, Tessler FN, Hoang JK, et al. Lexicon: White Paper of the ACR Thyroid Imaging, Reporting and Data System（TIRADS）Committee. J Am Coll Radiol, 2015, 12（12 Pt A）: 1272-1279.

47. Habib G, Lancellotti P, Antunes MJ, et al. 2015 ESC Guidelines for the management of infective endocarditis: The Task Force for the Management of Infective Endocarditis of the European Society of Cardiology（ESC）. Endorsed by: European Association for Cardio-Thoracic Surgery（EACTS）, the European Association of Nuclear Medicine（EANM）. Eur Heart J, 2015, 36（44）: 3075-3128.

48. Hadlock FP, Deter FP, Harrist RB, et al: Estimating fetal age: computer-assisted analysis of multiple fetal growth parameters. Radiology.1984, 152（2）: 497-501.

49. Han BK, Choe YH, Ko YH, et al. Benign papillary lesions of the breast: sonographic-pathologic correlation. J Ultrasound Med, 1999, 18（3）: 217-223.

50. Hsu HH, Yu JC, Hsu GC, et al. Ultrasonographic alterations associated with the dilatation of mammary ducts: feature analysis and BI-RADS assessment. Eur Radiol, 2010, 20（2）: 293-302.

51. Hsu HH, Yu JC, Lee HS, et al. Complex cystic lesions of the breast on ultrasonography: feature analysis and B-RADS assessment. Eur J Radio, 2011, 79（1）: 73-79.

52. Hua Y, Jia L, Li L, et al. Evaluation of severe subclavian artery stenosis by color Doppler flow imaging. Ultrasound Med Biol, 2011, 37(3): 358-363.

53. Israel GM, Bosniak MA. How I do it: evaluating renal masses. Radiology 2005, 236: 441–450.

54. Itoh A, Ueno E, Tohno E, et al. Comparison between ultrasonic elastogram and histologic findings in breast disease//Seventh Comgress of Asia Federation of Societies for Ultrasound in Medicine and Biology(AFSUMB 2004). Japan: Utaunomiya, 2004: 330.

55. Jung DC, Park SY, Lee JY. Penile Doppler ultrasonography revisited. Ultrasonography, 2018, 37(1): 16-24.

56. Kim WH, Chang JM, Moon WK, et al. Intraductal mass on breast ultrasound: final outcomes and predictors of malignancy. AJR Am J Roentgenol, 2013, 200(4): 932-937.

57. Labovitz AJ, Noble VE, Bierig M, et al. Focused cardiac ultrasound in the emergent setting: a consensus statement of the American Society of Echocardiography and American College of Emergency Physicians. J Am Soc Echocardiogr, 2010, 23(12): 1225-1230.

58. Lang RM, Badano LP, Mor-Avi V, et al. Recommendations for cardiac chamber quantification by echocardiography in adults: an update from the American Society of Echocardiography and the European Association of Cardiovascular Imaging. J Am Soc Echocardiogr, 2015, 28(1): 1-39 e14.

59. Levitov A, Frankel HL, Blaivas M, et al. Guidelines for the Appropriate Use of Bedside General and Cardiac Ultrasonography in the Evaluation of Critically Ill Patients-Part II: Cardiac Ultrasonography. Crit Care Med,

2016, 44（6）: 1206-1227.

60. Malinger G, Ginath S, Lerman-Sagie T, et al. The fetal cerebellar vermis: normal development as shown by transvaginal ultrasound. Prenat Diagn, 2001, 21（8）: 687-692.

61. McGahan JP, Phillips HE, Cox KL. Sonography of the normal pediatric gallbladder and biliary tract. Radiology, 1982, 144（4）: 873-875.

62. Melville DM, Jacobson JA, Downie B, et al. Sonography of cat scratch disease. J Ultrasound Med, 2015, 34（3）: 387-394.

63. Mendelson EB, Böhm-Velez M, Berg WA, et al. ACR BI-RADSR® Ultrasound. ACR BI-RADS® Atlas, Breast Imaging Reporting and Data System, Reston: American College of Radiology, 2013.

64. Nagueh SF, Bierig SM, Budoff MJ, et al. American Society of Echocardiography clinical recommendations for multimodality cardiovascular imaging of patients with hypertrophic cardiomyopathy: Endorsed by the American Society of Nuclear Cardiology, Society for Cardiovascular Magnetic Resonance, and Society of Cardiovascular Computed Tomography. J Am Soc Echocardiogr, 2011, 24（5）: 473-498.

65. Nagueh SF, Smiseth OA, Appleton CP, et al. Recommendations for the Evaluation of Left Ventricular Diastolic Function by Echocardiography: An Update from the American Society of Echocardiography and the European Association of Cardiovascular Imaging. J Am Soc Echocardiogr, 2016, 29（4）: 277-314.

66. Paul L. Allan, Grant M. Clinical ultrasound, third edition, 2011, CHURCHILL LIVINGSTONE ELSEVIER.

67. Ponikowski P, Voors AA, Anker SD, et al. 2016 ESC

Guidelines for the diagnosis and treatment of acute and chronic heart failure: The Task Force for the diagnosis and treatment of acute and chronic heart failure of the European Society of Cardiology (ESC) Developed with the special contribution of the Heart Failure Association (HFA) of the ESC. Eur Heart J, 2016, 37 (27): 2129-2200.

68. Rudski LG, Lai WW, Afilalo J, et al. Guidelines for the Echocardiographic Assessment of the Right Heart in Adults: A Report from the American Society of Echocardiography. J Am Soc Echocardiogr, 2010, 23 (7): 685-713.

69. Tessler FN, Middleton WD, Grant EG, et al. ACR Thyroid Imaging, Reporting and Data System (TI-RADS): White Paper of the ACR TI-RADS Committee. J Am Coll Radiol, 2017, 14 (5): 587-595.

70. Tétreau R, Julian P, Lyonnet D, et al. Intratesticular varicocele: an easy diagnosis but unclear physiopathologic characteristics. J Ultrasound Med, 2007, 26 (12): 1767-1773.

71. Youk JH, Kim EK, Ko KH, et al. Sonographic features of axillary lymphadenopathy caused by Kikuchi disease. J Ultrasound Med, 2008, 27 (6): 847-853.

索 引

B

C

D

E

F

G

H

J

S

X

Y

Z